普通高等教育医学类系列教材

医学信息检索与利用

主　编　赵文龙

副主编　侯筱蓉

编　者　（按姓名汉语拼音排序）

杜志银（重庆医科大学）

侯筱蓉（重庆医科大学）

胡　虹（重庆医科大学）

胡德华（中南大学）

黄　成（重庆医科大学）

李梦园（中国医学科学院　北京协和医学院）

吕亚兰（重庆医科大学）

浦科学（重庆医科大学）

任慧玲（中国医学科学院　北京协和医学院）

杨美洁（重庆医科大学）

于双成（吉林大学）

赵文龙（重庆医科大学）

科学出版社

北　京

内 容 简 介

本教材吸取国内相关优秀教材的精髓，并结合 20 余年的教学实践经验，重新架构了教材体系，以基础—资源（学习、学术、临床、管理）—利用（文献管理、分析评价、论文写作）为主线，以需求（提问）—资源（从哪儿去找）—重点资源使用（如何去找）—总结评价为副线组织各模块内容。以应用为主，强调综合应用。全书共八章。第一至二章为基础；第三至八章按用户的需求不同，分别从数字化学习、学术文献、临床信息、生物信息、公共卫生综合信息、医学信息等角度组织内容。

同时建立了配套的网络课程，网络课程提供了大量的习题和参考资源，以培养读者自主学习的习惯。通过专业、详细、典型案例，形成线上、线下互动，方便读者快速掌握课程的知识体系，帮助读者检验知识掌控及应用能力，解读检索与利用。

本教材适合医学及医学相关专业本科、研究生使用，也可作为医药卫生从业者的参考书和医学继续教育教材选用。

图书在版编目（CIP）数据

医学信息检索与利用 / 赵文龙主编. —北京：科学出版社，2019.6
ISBN 978-7-03-059617-8

Ⅰ. ①医… Ⅱ. ①赵… Ⅲ. ①医学信息–信息检索–高等学校–教材 Ⅳ. ①R-058

中国版本图书馆 CIP 数据核字(2018)第 272122 号

责任编辑：王 颖 / 责任校对：郭瑞芝
责任印制：吴兆东 / 封面设计：范 唯

科学出版社 出版
北京东黄城根北街 16 号
邮政编码：100717
http://www.sciencep.com

北京富资园科技发展有限公司印刷

科学出版社发行 各地新华书店经销
*
2019 年 6 月第 一 版 开本：787×1092 1/16
2025 年 8 月第七次印刷 印张：13 1/2
字数：332 000

定价：55.00 元

（如有印装质量问题，我社负责调换）

前　言

具备获取医学信息的能力与技巧是全球医学教育最基本要求（GMER）和我国医学教育对医学毕业生的明确要求，也是执业医师培训的必修课程，教育部于1984年、1985年、1992年曾3次专门发文要求高校加强文献检索课程教学。由此可见，掌握获取医学信息的知识，具备获取医学信息的技能，结合循证医学理念，充分利用现有知识，结合临床实际、服务临床是非常重要和必要的。

经过40余年的建设，与检索有关的教材已经超过了3500种，与医药相关的检索教材也突破了400种，建设成果丰硕。20世纪80年代多以“文献检索”为主，注重对科研文献的检索（主要是期刊论文）；90年代初期计算机检索开始普及，期刊论文以数据库形态存储，检索教材逐渐以计算机检索为主，手工检索为辅；90年代中期互联网络的广泛应用，互联网络提供的信息已经超越了传统期刊论文的“文献”范畴，到了2000年，教材名称大多冠以“信息检索”。早期的教材多数冠以“检索与利用”，但由于在教学实践中受到条件的限制，对“利用”的关注以文献整理、阅读技巧、论文选题与写作为主，其后相关教材冠有“利用”的不到相关出版教材总量的三分之一，从而对“利用”有所偏废。多数教材对知识系统做重点阐述，而对实际应用关注不够。增强大学生信息意识，培养其利用现代信息技术，提高检索和利用信息的技能，自觉获取知识、独立研究问题的能力，成为信息检索与利用课程长期的任务和挑战。

本书是在已出版3版的《医学文献检索》的基础上，重新架构体系结构，采用以问题为中心的全新编写模式组织通篇内容，强化对信息的分析评价和利用。以基础—资源（学习、学术、临床、管理）—利用（文献管理、分析评价、论文写作）为主线，以需求（提问）—资源（从哪儿去找）—重点资源使用（如何去找）—总结评价为副线组织各模块内容。

教材内容以应用为主，强调综合应用。全书共八章。第一至二章为基础；第三至八章按用户的需求不同，分别从数字化学习、学术文献、临床信息、生物信息、公共卫生综合信息、医学信息等角度组织内容。

虽然数位作者曾参编多部检索教材的编写，具有丰富的教学经验，从学生和同行中汲取了许多有益的经验，但限于作者水平，阅读和浏览的网站、掌握的信息有限，定有疏漏或失当之处，恳请不吝赐教。

赵文龙

2018年10月

前　言

目　录

第一章　绪　　论

【内容提要】

本章介绍与检索相关的基本概念，学习课程的作用、意义及学习方法。知晓信息检索的发展历史和信息道德规范的主要内容。

信息在当今社会中起着重要作用，是与物质、能量相并列的客观世界的三大要素之一，是为决策提供依据的有效数据，是对现实世界事物的反映。在信息化的时代背景下，学会并掌握一套有效的医学信息检索的方法，是每一个医药卫生行业工作者必须具备的能力。

一、信息检索

（一）信息检索的概念与类型

信息检索（information retrieval）是信息用户为解决各种问题而查找、识别、获取相关事实、数据、知识的活动及过程。“检索”一词源于英文“retrieval”，其含义是“查找”，从字面理解有两层含义：检，即查找；索，即索取。广义的信息检索包括信息的存储与检索，狭义的信息检索主要是指检索。

检索的本质是信息用户的需求和信息集合的比较与选择，即匹配（match）的过程。从用户需求出发，对一定的信息集合系统采用一定的技术手段，根据一定的线索与准则，找出或命中（locate）相关信息的过程，就是检索。按检索对象的不同可分为：

1. 文献检索（document retrieval）　是以文献（包括题录、文摘和全文）为检索对象的检索。一般意义的文献检索是对期刊论文、学位论文、图书、专利等文献的检索。

2. 数据检索（data retrieval）　是以数值或数据（包括数据、图表、公式等）为对象的检索。

3. 事实检索（fact retrieval）　是以某一客观事实为检索对象，查找某一事物发生的时间、地点及过程的检索。

扩展阅读：知识检索

知识检索是在现有的信息检索技术及模型上发展而来的，是为了适应知识组织的发展趋势，以解决传统信息检索不足而提出的一种新的检索理念。知识检索是在对蕴含在信息中的知识和知识关联进行分析的基础上，在知识处理技术和知识组织技术的支持下，强调了语义。不同于信息检索只是基于字面的机械匹配，而是从文章的语义、概念出发，能够揭示文章的内在含义，实现基于语义理解的智能化查询。

知识检索做到了语义和概念层次上的标引工作，提高了查全率和查准率，降低了用户的负担。就检索效率而言，知识检索优于信息检索。

知识检索综合应用了信息科学、人工智能、认知科学及语言学等多学科的先进理论与技术，基于知识和知识组织，融合知识处理和多媒体信息处理等多种方法与技术，是一种能充分表达和优化用户需求，高效存取所有媒体类型的知识源（文本、图像、视频、声音等）并能准确精选用户需要结果的高级信息检索方法。

国内外有关专家就信息检索这一概念给予了不同的解释，可从以下几个方面去理解：

（1）信息检索的范围较大：动态信息、静态信息、音频信息、视频信息及各种数字化信息均属信息检索范围。如果将信息检索作为一门学科，它应该包括源于各学科领域的理论、方法和技术，如概率论、最优化理论、矩阵记数法、模式识别及系统分析等。

（2）信息检索主要是文献检索：是从大量的文献中查找出与需求有关的文献，或者是包含用户所需事实与消息等文献的过程。其对象不仅指文献线索，也包括文献的片段，如章、节、段落及与事实有关的直接情报等。

（3）医学信息检索的资源类型复杂：包括医学科研文献、病历信息、健康档案、公共卫生基础数据、医学实验方案、数据等。

扩展阅读：几个相关概念

1. 数据 是对现实生活的理性描述，尽可能地从数量上反映现实世界，是未经组织的数字、词语、声音和图像等。数据是最原始的记录，没有回答特定问题，且与其他数据之间没有建立相互联系，是分散和孤立的。

2. 信息 是人体感官对事物存在或运动状态的客观反映，不同事物具有不同的运动状态、特征和方式，千变万化，因而产生千差万别的信息。信息是构成一定含义的一组数据。是现代社会最普遍和应用最广泛的概念。利用信息技术对数据进行加工处理，使数据之间建立联系，回答谁（who）、什么（what）、哪里（where）或何时（when）等问题。

3. 知识 是人们在认识和改造世界的社会实践中所获得的经验的总和。知识需要通过信息使用归纳、演绎等方法得到，且经过广泛深入的实践检验，被人消化吸收，并成为个人的信念和判断取向之后才能成为知识。

经合组织（OECD）将知识分为四大类：知道是什么的知识（know-what），知道为什么的知识（know-why），知道怎么做的知识（know-how），知道是谁的知识（know-who）。

4. 文献 是记录知识的一切载体的统称。

5. 情报 是动态的知识，是一切最新的经过加工和传递的信息。

进行信息检索的最终目的是为了获取知识。

（二）起源与发展

信息检索是伴随着科学研究的发展而发展的。信息检索最初发源于文摘索引和参考咨询工作。世界上第一种学术期刊《学者杂志》既是最早的期刊，也是最早以专栏和附录形式出现文摘的刊物，可谓最早的文摘性检索刊物。第一个正规的文摘性检索刊物是1830年创刊的《药学总览》，后改为《化学文摘》（*Chemisches Zentralblatt*），1969年并入美国《化学文摘》。继《药学总览》之后，许多独立的文摘刊物纷纷出现，受到了科学界的重视和推广。

索引与文摘都在 19 世纪得到了很大的发展。1851 年出现了《纽约时报索引》(*New York Time Index*); 1879 年出现了第一种医学文献索引——《世界最新医学文献季度分类记录》(*Quarterly Classified Record of the Current Medical Literature of the World*), 后改名为 *Index Medicus*, 著名的 MEDLINE 数据库就是其电子版。

1964 年美国国家医学图书馆(NLM)的“医学文献分析与检索系统”(MEDLARS)研制成功并投入使用。之后, 随着计算机技术和通信技术的发展, 相继出现了功能更加强大的联机检索系统, 如 Dialog、Orbit 等。在因特网、移动网络的推动下, 信息检索朝着智能化、简单化、个性化和专业化方向不断发展。

1. 检索平台通用化 全世界有数万种数据库, 信息资源存在结构化数据、非结构化数据和半结构化数据, 资源组织形式不同, 分属不同的出版商或制作者, 其检索平台、检索的界面、检索的语法控制及检索方式都不相同。鉴于此, 一些通用的检索平台被开发出来, 实现异构资源的统一检索, 如 NCBI-Entrez、Dialog、OVID、EBSCO 等。

因特网上的搜索引擎可以算得上是另一类通用检索平台。现在流行的搜索引擎大多与 Google 相似, 其检索界面和检索语法等都非常相似甚至相同。

2. 检索功能智能化 通过对文献的自然语言具有特定语义的词或词组的抽取、规范化、归一化处理, 实现对词或词组的过滤与深度分析, 用本体、SFX 等技术实现不同知识点的内在关联, 从而实现学者关联、机构关联、主题关联、知识关联、期刊关联、兴趣关联等智能检索。

3. 检索系统个性化 检索系统可以根据用户的个人爱好和检索习惯定制用户自己喜欢的检索界面和主题。国内外大多数据库和搜索引擎都有此功能。

4. 检索服务专业化、多样化 包括提供专业的数据库和专题信息的推送服务、移动应用等。如医学专业的 MEDLARS 系统, 只提供生物医学领域的数据库服务。SDI 定题服务则可根据用户的专业需求向检索系统订制某一(些)主题的信息, 系统就可定期向用户推送有关主题的最新信息, 如 RSS(丰富站点摘要)、E-mail 等信息推送服务。

二、检索的作用和意义

以往, 拥有知识意味着一个人必须把知识牢记在大脑里。而今, 微信、新闻、课本知识等海量的信息充斥着我们的世界, 面临着纷至沓来的海量信息, 拥有知识则意味着知晓如何去获得有用信息的通道。随着搜索引擎的广泛使用, 人类开始调整自己记忆信息的方式, 大脑依靠互联网来记忆, 就像依赖朋友、家人或同事来记忆信息一样。人们会忘记自己能在网上找到的信息, 而记住自己认为无法在网上找到的信息; 人们更容易记住在互联网的何处能找到这些信息, 而不是记住信息内容本身。占有知识的概念已经被掌握获得知识的通道所取代。这个“通道”就是信息检索的目标地, 利用好这个通道, 就是检索的目的。

检索的目的是为了获取新知识, 解决生活、学习、临床、科研等实际工作中遇到的问题。

1. 丰富生活, 便捷获取生活资讯 科普知识、网络购物商品选择、地图导航、食谱查找、生活常识技巧等查找, 可以解答生活中的疑问, 如衣物染色如何清洗? 冰箱异味如何去除?

2. 帮助学习, 更新知识 计算机网络及信息科技的蓬勃发展带动了数字化学习的浪潮，借助各种信息设备的辅助使学习不再局限于固定的时间、地点及学习教材，而是任何时间、任何地点、任何情境的数字化学习甚至是终身学习。学习资源的获取是数字化学习的关键，数字化学习要求学习者具有良好的信息素养。

科学技术的迅猛发展导致了知识“新陈代谢”频率的日益加快。由于文献出版落后于科学技术的发展，有些文献还未出版或刚出版就被新的知识所代替，新技术、新材料、新理论、新方法不断取代旧工艺、旧材料、旧理论、旧方法，科学文献的老化周期已从19世纪的50年左右缩短到现在5～10年，文献寿命缩短。

3. 支撑研究，提高科研能力 古今中外有成就的科学家，都是在广泛吸收前人和同代人知识的基础上，受到启发而取得成功的。通过利用前人的知识成果，可以避免别人的重复劳动，提高科研的速度和效益。

4. 助力临床，提高医疗质量 为解决在临床诊疗工作中遇到的疑难问题，遵循证据，开展循证医疗，信息检索必不可少。有关疾病诊断、治疗，尤其是用药等信息是临床信息需求的主要类型。

5. 学术评价，批判利用 知识通过交流传播、质疑、批判性吸收、再生，得以增值，而留存于人类文明中。通过对留存信息的利用情况，如文献贡献者、文献引用、文献下载、文献数量、研究主题变化等的统计分析，可知晓领域研究的核心人物、核心机构、主要贡献等，从而间接评价学术贡献。

三、信息素养

（一）信息素养的内涵

信息素养（information literacy）的概念最早由美国信息产业协会主席保罗•泽考斯基（Paul Zurkowski）于1974年提出，概括为“利用大量的信息工具及主要信息源使问题得到解答的技术和技能”。其含义包括对传统文化素养的延续和拓展，对信息源及信息工具的了解和运用，具有对信息检索、筛选、评估、组织、处理等的技能。

信息素养是信息意识、信息能力和良好的信息道德的集合，是人的综合素质的一个构成部分，更是现代信息社会生活必备的基本能力，是创新型人才的基本素养，是个人众多其他相关素养形成的基础和源泉，是其他素养的概念基石。

信息意识是指对信息的敏锐程度，能认识到信息和信息活动的功能和作用，认识到信息的效用，认识各种信息源的价值和信息机构提供的产品和服务，形成对信息的积极体验。

信息能力主要包括信息系统的基本操作能力，各种软件的使用能力，信息资源的利用能力，信息资源的加工与开发能力。

信息道德是指涉及信息开发、信息传播、信息的管理和利用等方面的伦理要求、伦理准则、伦理规约，以及在此基础上形成的新型伦理关系。

扩展阅读：“全球医学教育最基本要求”（GMER）的主要精神

1999年6月9日，经纽约中华医学基金会（China Medical Board of NewYork，CMB）理事会批准，资助成立了国际医学教育专门委员会（IIME）。该委员会提出了世界各地医学院校培养的医生都必须具备的基本素质，在这些基础上制定了本科医学教育“全球医学教育最基本要求”（global minimum essential requirements，GMER）。

GMER含7个领域、60条标准。其主要方面包括：①医学职业态度、行为和伦理（设11条具体标准）。其中敬业精神和伦理行为是医疗实践的核心。敬业精神不仅包括医学知识和技能，而且也包括一组共同价值的承诺，自觉地建立和强化这些价值，以及维护这些价值的责任。②医学科学基础知识（设10条标准）。③交流和沟通技能（设9条标准）。④临床技能（设10条标准）。⑤群体健康和医疗卫生系统（设9条标准）。⑥信息管理能力（设5条标准）。包括收集、检索、使用医学信息来辅助诊断、治疗和预防疾病等。⑦批判性思维（设6条标准）。

GMER中对“信息管理”的“最基本要求”为：医疗实践和卫生系统的管理有赖于有效的源源不断的知识和信息。计算机和通信技术的进步对教育和信息的分析与管理提供了有效的工具和手段。使用计算机系统有助于从文献中寻找信息，分析和联系患者的资料。因此，毕业生必须了解信息技术和知识的用途和局限性，并能够在解决医疗问题和决策中合理应用这些技术。毕业生应该能够做到以下各点：

- 从不同的数据库和数据源中检索、收集、组织和分析有关卫生和生物医学信息。
- 从临床医学数据库中检索特定患者的信息。
- 用信息和通信技术帮助诊断、治疗和预防，以及对健康状况的调查和监控。
- 懂得信息技术的运用及其局限性。
- 保存医疗工作的记录，以便于进行分析和改进。

（二）信息道德

信息道德（information morality）是指在信息领域中用以规范人们相互关系的思想观念与行为准则。主要包括：

1. 信息获得的道德规范 信息的获得要在信息拥有者的授权下进行，不要恶意获得别人的信息，不要非法进入别人的信息系统，等等。

2. 信息生产的道德规范 信息的生产是指信息的创作。在信息的创作中，要自觉遵守知识产权，尊重别人的劳动成果，这在信息社会的海量信息中显得尤其重要；在信息的创作中，不要创作有害于社会，有害于他人的信息，等等。

3. 信息运用的道德规范 信息运用的道德规范是指在信息的复制、加工和存储的过程中应遵循的行为准则，如信息的运用要尊重信息创作者的意愿，在信息创作者的授权下进行，等等。

4. 信息传播的道德规范 信息传播的道德规范是信息社会道德规范的核心。要通过正当的渠道传播信息，不要传播不健康、不符合事实的信息，不要强迫把信息传播给别人，信息的传播要在信息创作者的授权下进行，等等。

四、如何学习信息检索

课程学习的目标是知源、知取、知用。讲授的主要内容是检索工具的使用，最终目标是对信息加以利用，服务于教学、科研和临床，同时渗透信息意识、信息素养的教育，这也是素质教育重要的组成部分。

学习的重点是掌握信息资源的类型和分布，信息检索的平台（网站）及数据库的功能、特点。要求知晓医学信息资源的类型，如科研文献、医药专利、公共卫生基础数据等，了解国内外有哪些主要的数据库、网站，重点掌握关键数据库的使用和特别功能。获取学术信息的最终目的是通过对所得信息的整理、分析、归纳和总结，根据自己学习、研究过程中的思考和思路，将各种信息进行重组，创造出新的知识和信息，从而达到信息激活和增值的目的。

要学好信息检索，应做到以下几点：①了解各种文献信息来源和检索语言（即文献加工使用的标准）；②熟练使用检索工具；③能对检索效果进行判断和评价。

检索工具主要包括手工检索工具和各种数据库。检索工具的结构对于手工检索工具而言主要指编排结构、著录格式和索引体系；数据库则主要指数据的记录格式，数据库的字段格式及提供的检索入口。

工作原理主要指检索工具的标识系统，亦即文献加工组织（有序化）的标准。检索工具（系统）中的文献题录采用何种检索语言来进行标引著录的使用任何检索工具书或数据库，都要弄清以下几点：

（1）检索工具所属的学科范围。

（2）采用何种检索语言标引文献。

（3）检索的入口（途径）有哪些。

（4）数据记录的格式。

（5）检索结果的处理方式。

（6）有何特殊的功能作用。

检索工具很大程度上与字典相似，检索文献与使用字典一样，字典是每个人都能熟练使用的，相信每个同学都能学好并用好文献检索这门技能。

（赵文龙）

第二章 信息检索基础

【内容提要】

本章介绍信息检索相关基础知识，包括信息来源、组织原理、传播与交流及信息获取，为信息检索提供理论基础。

第一节 医学信息源

【问题】

明确信息需求后，应该到哪里去找自己所需的信息呢？信息有哪些类型？哪种信息才是自己需要的？

一、信息源概念

信息源（information source）就是信息的来源。联合国教科文组织1976年出版的《文献术语》将信息源定义为："个人为满足其信息需要而获得信息的来源。"由此定义可以看出，一切产生、记载、持有或传递信息的媒介、个人和机构等都是信息源。例如，人们根据晚霞满天的自然现象，获取第二天的天气信息；通过广播、电视、报纸的新闻报道，了解各种时事信息；科研人员通过学术著作或会议，了解学科进展信息；考古学家通过古迹、文物、古生物化石、现存地貌等了解古代历史文化信息……这些提供信息的环境、人和事物等，都可被看作信息源。

扩展阅读：信息源与信息资源

信息源与信息资源（information resources）是两个不同的概念。信息和信息源是普遍存在的，但并非都是信息资源。信息源中的信息要成为资源的条件分为必要条件和充分条件。必要条件是：首先，信息可以为人类创造财富和提供福利。其次，通过人类活动，信息可以被识别或检测到。充分条件是：首先，经过有序化处理，是真实、准确的信息；其次，从资源开发利用的角度讲，信息需要具备一定的富集度。

二、常用信息源

目前常用的信息源可分为信息承载体、信息持有者和网络信息传播渠道。人们往往会综合利用多个信息源来获取所需信息。

（一）信息承载体

按信息承载体的不同，可将信息源分为体语信息源、实物信息源和文献信息源。

1. 体语信息源 体语信息源的承载体是身体姿势和口头语言。一般是通过交流、讨论、报告会等面对面的方式交流传播。

2. 实物信息源 存在于自然界和人工制品中，可通过实践、实验、采集、参观等方式对其进行交流传播。

3. 文献信息源 是指用一定的记录手段将信息内容存储在各类载体上而形成的一类信息源。人们可以通过阅读、视听学习等方式交流传播。

体语信息源和实物信息源又被称为非记录信息源，它们难以检索，传播有限，对这类信息源的利用一般是通过直接观察进行的。一旦形成记录（如歌舞视频、产品目录等）则成为文献信息源，又被称为记录信息源，是传播、检索和利用的主要对象。

（二）信息持有者

占有信息的个人及组织机构也是一种重要的信息源，可分为以下两种类型：

1. 信息生产者 这一类型的信息持有者生产原创信息。如医生在日常诊疗过程中记录电子病案；科研人员通过科研活动生产论文、专利等各项成果；国家卫生健康委员会、国家药品监督管理局依据国情出台各项政策等。

2. 信息服务机构 这一类型的信息持有者对原创信息进行搜集、加工、整合、存储与传播，它们往往持有海量、有序或高度浓缩的信息，如图书馆、信息研究所、档案馆、咨询公司等。信息服务机构不仅提供信息资源，还提供多种信息服务，为获取信息带来了便利。

（三）网络信息传播渠道

随着互联网的发展，网络成为信息传播的常用渠道之一，也是获取信息的重要信息源。网络上的信息内容丰富，数量庞大，表现形式多样。但要注意的是，网络信息具备不断变化且缺乏管理的特点，在利用时常常需要进行鉴别和筛选。

1. 传统互联网 是指利用电脑上网进行信息发布、存储和传播的网络。包括政府、学术机构、组织及个人的网站等。

2. 移动互联网 是随着移动终端发展而产生的，是移动终端和互联网融合的产物。移动终端随时、随地、随身，互联网分享、开放、互动。这使得信息利用者可以充分利用碎片时间接受和处理信息，也是目前极受欢迎的一种信息来源。通过移动互联网，可以利用各种 APP 来获取信息。

三、文献信息的类型和作用

按照不同划分标准，文献信息源可分为不同类型。表 2-1 中列出了常用划分方式。

表 2-1 文献信息的类型

划分标准	文献类型
载体形式	印刷型文献
	缩微型文献
	视听型文献
	数字化型文献

续表

划分标准	文献类型
加工深度	一次文献
	二次文献
	三次文献
	零次文献
出版形式	图书
	期刊
	特种文献

（一）按载体形式划分

1. 印刷型文献（printed literature）　主要指以纸张为载体、以印刷为记录手段而形成的文献。这是一种历史悠久的文献，其优点是符合传统的阅读习惯，个人购买和阅读都很方便；缺点是信息密度低，需要大量存储空间。

2. 缩微型文献（microform document）　是以感光材料为载体、以缩微照相技术为记录手段生成的文献。在计算机出现之前，这类文献有利于大量保存，但必须借助缩微放大机来阅读。

3. 视听型文献（audiovisual document）　也称声像型文献，是以感光材料或磁性材料为载体，以感光技术或电磁技术为记录手段，记录声音和图像的文献。这类文献比文字型信息更直观、更形象，是学习和娱乐的重要文献类型。在科学研究中，它在描述自然现象和实验现象方面具有相当优势。声像文献包括唱片、录音带、录像带、电影胶片等。

4. 数字化型文献（digital document）　通常指计算机能阅读和处理的文献，也被称为机读文献。包括记录在计算机硬盘、光盘和网络上的文献。这类文献存储密度高、存取速度快，便于再次加工、编辑、出版、传递，传播、检索和利用都非常方便。

目前印刷型、缩微型及视听型文献的数字化已成为趋势。

（二）按加工深度划分

加工深度指对文献外部特征及内容特征的处理程度。

1. 一次文献（primary document）　信息生产者为记录本人的观察、发现及研究成果而首次报道出版的文献，是作者的原始创作。包括大部分的期刊论文、研究报告、会议录、专利说明书、学位论文等。

2. 二次文献（secondary document）　将大量分散、零乱、无序的一次文献进行搜集、整理、浓缩、提炼，著录其特征，并按照一定的逻辑顺序和科学体系加以排序而形成的系统或工具（组织方式详见本章第二节），如搜索引擎、文献数据库和图书馆的目录。

3. 三次文献（tertiary document）　通常是围绕某个专题，利用二次文献，对大量一次文献进行综合、分析、评述等深层加工形成的文献。可分为综述研究类和参考工具类。前者如综述、专题述评、进展报告等；后者包括年鉴、手册、词典、百科全书、指南等。三次文献是浓缩的信息源，例如，在学习和科研过程中，可以充分利用综述类文献信息，在短时间内了解相关研究历史、发展动态、水平等。

4. 零次文献（zero document）　指未经出版发行或未以公开形式进入社会交流的最

原始文献，如笔记、手稿、实验记录、会议记录等。零次文献的检索及利用比较困难。

零次文献通常是一次文献的基础和素材；一次文献是检索的主要对象；二次文献是检索的工具；三次文献是一次文献的浓缩和延伸，可以是信息检索的对象，也可以作为文献检索或数据、事实检索的工具。

（三）按出版形式划分

这是文献信息最常用的分类方式。可按出版形式将文献分为图书、期刊、专利、会议、学位论文、标准、科技报告、政府出版物、科技档案、产品资料等。图书、期刊以外的其他文献因其出版形式的特殊性，也被统称为特种文献。

1. 图书（book） 联合国教科文组织对图书的定义是：凡由出版社（商）出版的不包括封面和封底在内 49 页以上的印刷品，具有特定的书名和著者名，编有国际标准书号（international standard book number，ISBN），有定价并取得版权保护的出版物均称为图书。教材、专著、文集、词典、百科全书、年鉴等一般都是以图书的形式出版。

一般来说，图书的内容比较系统、全面、成熟、可靠，但出版周期较长，报道速度相对较慢，难以反映最新研究进展或有争议的问题。主要用于对大范围的问题获得一般性知识。

图书的外表特征有书名、责任者（著者、编者、译者等）、出版地、出版者、出版时间、版次、总页数、ISBN、价格等。

扩展阅读：ISBN

ISBN是国际通用的出版物代码，具有唯一性。2007年1月1日前，ISBN由10位数字组成；2007年1月1日起，实行新版ISBN，新版ISBN由13位数字组成。就像身份证号可以区分同名者一样，ISBN也可以区分同名图书。因此可使用ISBN准确检索特定的图书。

2. 期刊（periodical，journal） 也称杂志（magazine），是指用同一标题连续不断（无限制）地定期或不定期出版下去，每年至少一期（一次）以上，每期均有期次编号，或注明日期的出版物。

一本期刊中含有多篇独立的论文，内容新颖、信息量大、出版周期短、传递信息快，能及时反映国内外各学科领域的发展动态，是获取最新知识、追踪学科进展的主要信息来源，也是检索的主要对象。

期刊的外表特征有期刊名、出版者、出版地、出版日期、卷期号、国际标准刊号（international standard serial number，ISSN）、国内统一刊号（CN）、价格等。

扩展阅读：ISSN 与 CN

国内出版发行的正规期刊均有“ISSN”和“CN”刊号。ISSN由8位数字组成，分为前后两段各4位，中间用连接号相连，格式如下：ISSN ××××-××××。CN由字母CN和6位数字及分类号组成。与ISBN一样，ISSN可用于检索特定期刊。CN往往用于判断是否为国内经批准公开发行的期刊。特别要注意的是，由于有非法出版者按CN结构编造假CN或盗用已停止使用的刊号，因此在对一些国内期刊进行投稿时，要注意查证该刊相关信息以免误投。

3. 专利文献（patent literature）　专利文献是包含已经申请或被确认为发现、发明、实用新型和工业品外观设计的研究、设计、开发和试验成果的有关资料，以及保护发明人、专利所有人及工业品外观设计和实用新型注册证书持有人的有关资料的已出版或未出版的文件（或其摘要）的总称。广义的专利文献包括专利说明书、专利公报、专利分类表、专利检索工具以及与之相关的法律性文件。其中专利说明书是检索的主要对象，也被认为是狭义的专利文献。

专利说明书的外表特征有专利编号、专利权人、发明人、专利分类号等。

扩展阅读：专利编号

专利编号包括申请号和文献号。申请号包括申请号、临时申请号、优先申请号、分类申请号、继续或部分继续申请号、增补或再公告专利申请号、复审或再审查请求号。文献号包括公开号、申请公开号、申请公布号、展出号、审定公告号、授权公告号、专利号、注册号、登记号。专利编号体系较为复杂，包含了专利的法律信息及外在形式信息。一项专利有多个编号，但每个编号都指向特定的专利信息，因此可以从专利编号入手检索某项特定专利。

4. 会议文献（conference literature）　广义的会议文献指国内外各种学术会议过程中产生的各种信息的总和，包括会前文献、会间文献及会后文献。狭义的会议文献指会议论文。很多重要研究都是首次发布在学术会议上的。会议文献具有内容新颖、专业性和针对性强、数量多、形式多样、发行分散、传递信息迅速等特点，是获取最新学术信息的重要来源。

会议文献的外表特征有会议名称、会议日期、题名、作者等。

5. 学位论文（thesis，dissertation）　是表明作者从事科学研究取得创造性的结果或有了新的见解，并以此为内容撰写而成、作为提出申请授予相应学位时评审用的学术论文。与学位相对应，我国的学位论文可分为学士论文、硕士论文、博士论文，其研究水平差异较大。一般检索的是博士及硕士学位论文。

学位文献的外表特征有题名、作者、指导教师、学位授予单位等。

6. 标准文献（standard literature）　是一种规范性的技术文件，是为了保证产品或工程的质量而对工农业产品、工程建设的质量、规格与检验方法，以及技术资料上所用的图形、符号等所做的统一技术规定。

标准文献的外表特征有标准名、标准号、发表单位等。其中标准号的一般形式为标准代号＋顺序号＋制定（修订）年份。

7. 科技报告（sci-tech report）　是围绕某个课题开展研究取得的阶段性或最终成果所撰写的报告。包括报告书、备忘录、札记、通报等，有的具有一定保密性，以内部资料形式出现，有的会公开出版。科技报告内容专深，有成功和失败两方面的记录。

科技报告的外表特征有题名、作者、报告号等。

8. 政府出版物（government publication）　又称官方出版物，指各国政府部门及其所属机构颁布和出版的文献。可分为行政性文献和科技性文献两大类。行政性文件主要涉及政治、法律等方面，包括政府法令、方针政策、规章制度、决议、指示、统计资料等；科技性文献主要是政府部门的研究报告、科技政策文件、公开的科技档案等。

政府出版物数量多，涉及范围广，形式多样，内容可靠，对于了解各国的政策、经济状况及科技水平有较高的参考价值，有助于制定规划、选择课题及改进工作。

9. 科技档案（sci-tech archives）　是科学技术档案的简称，是在科学研究、生产技术、基本建设等活动中形成的应当归档保存的图纸、图表、文字材料、计算材料、证书、声像资料等科技文件材料。包括课题任务书、协议书、试验记录、研究总结、设计图纸、施工记录等。科技档案种类和形式多样，具有专业性、成套性、实用性等特点，是科研和生产实践中用以记录、积累和提高的文献。

10. 产品资料（product literature）　是厂商为宣传企业形象、展示推销产品而制作的文献，包括产品样本、产品说明书、产品目录、厂商介绍等。其内容主要是对产品的规格、性能、特点、构造、用途、使用方法等的介绍和说明，往往图文并茂。产品资料时效性强，使用期短，一般不提供详细数据和理论依据。

以上文献被称为十大文献源。日常使用的文献源还包括报纸和网络上出现的一些新型文献。报纸也是一种连续出版物，具有固定名称，其出版周期比期刊更短，特点是内容新颖、出版快捷、涉及面广、读者多。一般使用报纸了解时事动态，较少用于学术信息检索。网络新型文献如学者专家的博客文章、专业论坛的精华帖子及微信公众号的文章等，其内容有对科研工作的思考与感悟、热点趋势的总结与归纳以及转发传播的信息等，也是获取信息的重要来源。

扩展阅读：信息的内容特征与外表特征

信息的内容特征是指信息所属的学科类别或表达的主题内容，需要对信息进行阅读了解后才能获取。一条信息可能对应多个描述其内容的检索词，这就不像外表特征的描述词与其检索点是一一对应的。

信息的外表特征是指无须阅读信息内容，可直接从信息外表获取的特征。包括责任者名（作者、编者等）、题名、机构名、出版地、出版年、号码（ISBN、ISSN、专利号、档案号）、网址等。外表特征的表达通常是准确、唯一的，是不会以检索者的意志而转移的。

（胡　虹）

第二节　医学信息组织与检索原理

信息检索是指从信息资源的集合中查找所需信息的过程，其中信息的存储和组织是实现信息检索的基础。因此广义上的信息检索包含了信息采集、信息组织与信息查询。

信息采集是指通过各种方式获取所需要的信息，是信息得以利用的第一步，也是关键的一步。信息采集工作的好坏，直接关系整个信息管理工作的质量。信息组织即信息的有序化与优质化，也就是利用一定的科学规则和方法，通过对信息外在特征和内容特征的表征和排序，实现无序信息流向有序信息流的转换，从而使信息集合达到科学组合实现有效流通，促进用户对信息的有效获取和利用。信息查询（狭义的信息检索）是用户根据需要，采用一定的方法，借助检索工具，从信息集合中找出所需要信息的查找过程。

扩展阅读：文献存储与检索的关系

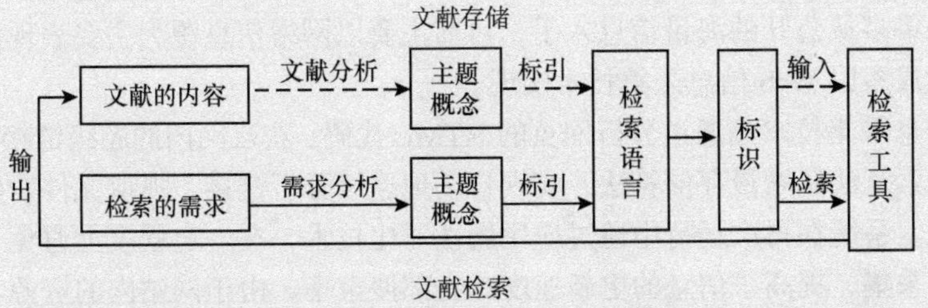

文献存储是文献信息的有序化，由标引人员对文献进行有序化存储，即检索工具的编制（输入），由专职工作者来完成。这一文献加工的过程称为信息组织。

从使用的角度来说，文献检索实际上是文献存储的逆过程。用户根据自己的检索需要，选定检索语言和相对应的检索途径，从检索工具书或数据库中查找到所需文献，是用户需求与文献信息集合的匹配。

一、医学信息的采集

信息采集是信息管理的首要环节，是开展信息服务的物质基础。涉及信息采集原则、采集策略、采集方法、采集技术、采集工具及法律问题等。医学信息采集是医学信息资源建设中不可缺少的重要环节，是医学知识开放获取的必要手段。通过计算机科学和现代网络通信技术及数据库技术，医学信息采集可为医学科研活动提供信息的收集、存储、处理、提取和数据交换，并满足各类用户的数据需求，为大数据的发展建设提供有力保障。

随着医院信息化建设的不断加强，信息技术在医学领域应用的不断深入，医疗服务模式逐步进入数字医疗时代。2015 年国务院印发的关于《促进大数据发展行动纲要》中的国家大数据资源统筹发展工程明确提出：“加强互联网信息采集利用。加强顶层设计，树立国际视野，充分利用已有资源，加强互联网信息采集、保存和分析能力建设，制定完善互联网信息保存相关法律法规，构建互联网信息保存和信息服务体系。”

> **大数据（big data）：** 指无法在一定时间范围内用常规软件工具进行捕捉、管理和处理的数据集合，是需要新处理模式才能具有更强的决策力、洞察发现力和流程优化能力的海量、高增长率和多样化的信息资产。大数据的 5V 特点（IBM 提出）：volume（大量）、velocity（高速）、variety（多样）、value（低价值密度）、veracity（真实性）。

（一）采集原理

信息采集是人们根据一定的需求，对信息源中的特定信息感知、辨析、选择和追索的过程，包括了以下内涵：

（1）信息采集的主体是人，这决定了信息采集是一种社会活动。

（2）信息需求是信息采集活动的动力和出发点（此需求有时是明确的，有时是潜在的）。

（3）其具体目标是与信息需求相适应、相联系的特定信息。

（4）其本质是人的感官（或其替代物）对信息的感知、辨析、选择和追索。

（5）其对象是信息源。

医学信息采集是计算机信息科学与生命科学的交叉应用，是利用计算机软硬件技术，包括电子、计算机、通信、医疗仪器等对定制的目标数据源，实时进行医学信息资源采集、抽取、挖掘、处理，从而为医学信息服务系统及研究活动提供数据输入的整个过程，实现对各类医学数据的集中管理。

（二）采集方法与技术

信息采集多从公开的海量信息入手，目前主要以网络信息源为主要表现形式，网络信息源的集成多以 Web 信息采集技术实现。

Web 信息采集技术是通过分析网页的 HTML 代码，获取网内的超级链接信息，使用广度优先搜索算法和增量存储算法，实现自动地连续分析链接、抓取文件、处理和保存数据的过程。系统在再次运行中通过应用属性对比技术，在一定程度上避免了对网页的重复分析和采集，提高了信息的更新速度和全部搜索率。由于网站内的资源常常分布在网内不同的机器上，信息采集系统从某个给定的网址出发，根据网页中提供的超链接信息，连续地抓取网页和网络中的文件，将网内的信息进行全部提取。

随着医学信息研究领域的不断延伸，医学信息数据可采集的类型不断增多，产生的周期不断缩短，数据量呈爆炸性增长，医学信息采集的手段也由传统的人工采集向更为先进的自动化采集过渡。

传统的人工采集，主要获取未形成文献资料的医学信息内容，利用传统的目录、索引、访谈、调查问卷等采集与科研活动有关的信息，适用于分散的、难以统一或具有主观性的信息采集；自动化采集则是利用计算机软硬件技术、体征监测器、传感器、医疗设备等对医学信息进行实时或连续的获取，适用于大量客观数据的连续采集。而在实际的科研活动中，则需要两种采集方式的综合运用（图 2-1）。

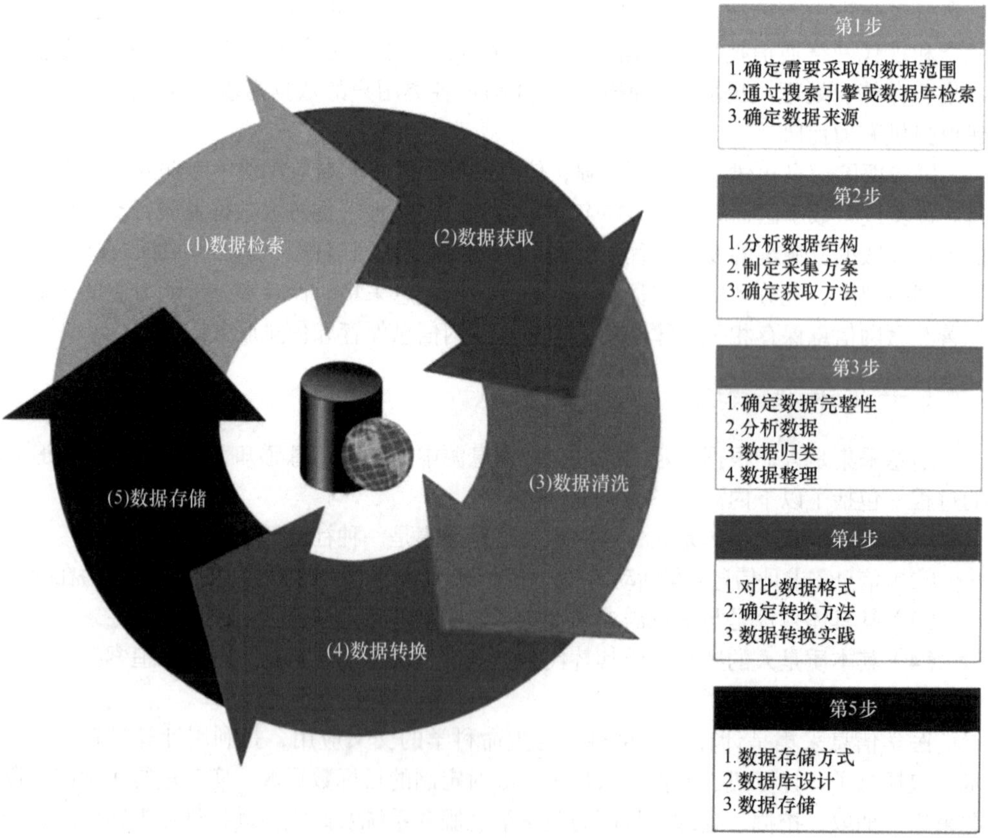

图 2-1 医学数据采集流程

二、医学信息的组织

（一）主题组织

主题组织是指以信息主题内容为依据，用词语来表达信息内容。它对信息的组织是按照词语的字顺排序的。主要有叙词（主题词）语言和关键词语言。其优点是表达直接，专指性强，适用于专深课题的检索；使用词语表达概念，比较符合一般人的检索习惯。医学领域具有代表性的有 MeSH、UMLS 等。

1. MeSH　美国国家医学图书馆编制的医学主题词表（medical subject headings，MeSH）是目前医学文献标引与检索最权威、最常用的标准主题词表。如 MEDLINE、PubMed、中国生物医学文献数据库都采用了 MeSH 来标引和组织文献。MeSH 词表对同义词、多义词加以控制和规范，使词和概念一一对应，同时采用参照系统反映词与词之间的关系，包括相关关系、属分关系等。

通过 MeSH 网站（http://www.nlm.nih.gov/mesh/MBrowser.html）可以免费获取词表的全部信息和相关内容。中国医学科学院医学信息研究所翻译出版了 MeSH 词表中文版，并在中国生物医学文献服务系统（http://www.sinomed.ac.cn）中同时提供中文及英文版 MeSH 词查询。

MeSH 收编的词包括叙词（通常又称为主题词）（descriptors）、款目词（entry terms）和副主题词（subheadings）。

款目词是主题词的同义词或相关词，是帮助将自由词引见到主题词的表达方式。如当用户使用"cancer of the breast"检索乳腺癌的文献时，MeSH 表会通过"cancer of the breast see breast neoplasms"来指引用户使用主题词"Breast Neoplasms"（图 2-2）。

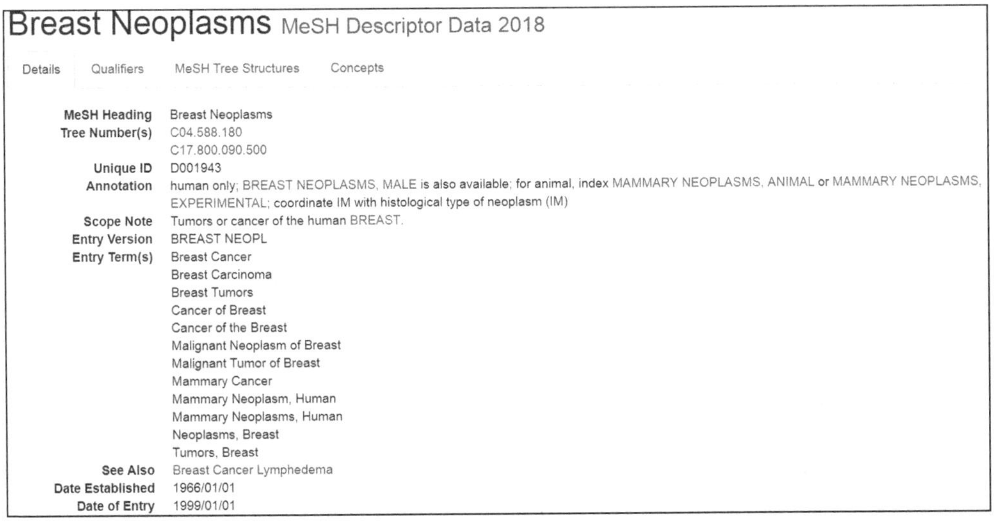

图 2-2　MeSH 主题词细节（以"Breast Neoplasms"为例）

根据主题词的词义范畴和学科属性，MeSH 词表将全部主题词分门别类地归入 16 个大类（每个大类均用一个拉丁字母表示），每个大类下进一步细分、逐级展开，揭示不同主题词之间的隶属、并列等概念相互关系，即树状结构表（tree structure）（图 2-3）。

- Neoplasms [C04]
  - Neoplasms by Site [C04.588]
    - Abdominal Neoplasms [C04.588.033] ⊕
    - Anal Gland Neoplasms [C04.588.083]
    - Bone Neoplasms [C04.588.149] ⊕
    - **Breast Neoplasms [C04.588.180]** ⊖
      - Breast Carcinoma In Situ [C04.588.180.130]
      - Breast Neoplasms, Male [C04.588.180.260]
      - Carcinoma, Ductal, Breast [C04.588.180.390]
      - Carcinoma, Lobular [C04.588.180.437]
      - Hereditary Breast and Ovarian Cancer Syndrome [C04.588.180.483]
      - Inflammatory Breast Neoplasms [C04.588.180.576]
      - Unilateral Breast Neoplasms [C04.588.180.682]
      - Triple Negative Breast Neoplasms [C04.588.180.788]
    - Digestive System Neoplasms [C04.588.274] ⊕
    - Endocrine Gland Neoplasms [C04.588.322] ⊕
    - Eye Neoplasms [C04.588.364] ⊕
    - Head and Neck Neoplasms [C04.588.443] ⊕
    - Hematologic Neoplasms [C04.588.448] ⊕
    - Mammary Neoplasms, Animal [C04.588.531] ⊕
    - Nervous System Neoplasms [C04.588.614] ⊕
    - Pelvic Neoplasms [C04.588.699]
    - Skin Neoplasms [C04.588.805] ⊕
    - Soft Tissue Neoplasms [C04.588.839] ⊕
    - Splenic Neoplasms [C04.588.842]
    - Thoracic Neoplasms [C04.588.894] ⊕
    - Urogenital Neoplasms [C04.588.945] ⊕

图 2-3 MeSH 主题词结构树（以“Breast Neoplasms”为例）

副主题词又称限定词（qualifiers），通常用组配符“/”与主题词一起使用，进一步对主题词做范畴限定，以提高信息揭示的专指度，如“诊断”“药物治疗”等。为及时反映医学科学的最新进展，MeSH 词表每年都会更新。

2. UMLS 1986 年美国国家医学图书馆（NLM）主持了一项长期研究和开发计划，即一体化医学语言系统（unified medical language system，UMLS）。该研究计划旨在建立一个计算机化的可持续发展的生物医学检索语言集成系统和机读情报资源指南系统，其目的在于提高计算机程序“理解”用户提问中生物医学词汇含义的能力，并利用这种理解帮助用户检索和获取相关的机读情报。从而克服了两个障碍：一是不同机读资源和不同人群对同一概念表达的差异；二是信息在网络中不同数据库之间传播的困难。UMLS 在国外已被广泛应用于医疗信息系统、病案系统、自然语言处理、文本自动标注、智能检索及搜索引擎等领域。

UMLS 还称为 UMLS 知识源（UMLS knowledge sources），由超级叙词表（metathesaurus）、语义网络（semantic network）、情报源图谱（information sources map，ISM）和专家词典（specialist lexicon）四个部分组成。这四部分紧密联系、不可分割，构成了一个有机的整体。

PubMed 是成功应用 UMLS 的典型例子。PubMed 是通过自动术语映射机制来实现扩展检索的。PubMed 根据用户输入的检索词，依次查找 MeSH 转化表、期刊转化表、作者转化表等，将某一检索词转化为相关联的检索词。同时，对于现代网络检索系统来说，必须考虑到用户的知识背景，使普通用户能够使用熟悉的自然语言进行检索。而 PubMed 通过使用 UMLS 的词、词串和名称概念与 MeSH 词表中的词建立统一对等关系，从而由非受控语言向规范化词表转换。例如，在 MeSH Browser 中输入“Cancer”检索，系统发现 MeSH 中没有该词，会通过一定的映射算法找到与之相关的 MeSH 词“Neoplasms”作为结果返回。也就是使用 Cancer 或者 Neoplasms 都能得到正确的结果，这显然能够增加系统的用户友好性，并提高检全率。

（二）分类组织

一般是从信息内容所属的学科分类入手对信息进行描述和组织。其优点是便于进行族性检索，便于扩大和缩小检索范围。缺点是由于其一般用号码表达概念，直观性差，不易被用户理解和接受；而且受其体系结构的限制，类目不可能深入细分，直接的专指性差；难以充分反映多元主题概念，不适于多角度检索；且修订、增补比较困难，不能及时反映新学科、新事物。目前常用的分类法有《中国图书馆分类法》《杜威十进制分类法》等。国际上统一使用的疾病分类法是由世界卫生组织编撰的《国际疾病分类法》。

1.《中图法》　《中国图书馆图书分类法》是中华人民共和国成立后编制出版的一部具有代表性的大型综合性分类法，现称《中国图书馆分类法》，简称《中图法》（http://clc5.nlc.cn）。《中图法》将学科划分为 5 个基本部类、22 个基本大类，采用汉语拼音字母和阿拉伯数字组成的混合制号码作类目标识（即中图分类号），用一个字母标记一个基本大类，在字母后用数字表示大类的下位类划分。每一个分类号代表特定的知识概念，号码的位数一般能反映相应类目的分类等级，号码越长，概念范围越小。例如，在提供《中图法》分类检索的检索工具中，如果要查找儿科学这一学科领域内的信息，儿科学的中图分类号是 R72，可选择分类号这一检索点，检索词为“R72”。

《中图法》22 个基本大类如下：

A　马克思主义、列宁主义、毛泽东思想、邓小平理论
B　哲学、宗教
C　社会科学总论
D　政治、法律
E　军事
F　经济
G　文化、科学、教育、体育
H　语言、文字
I　文学
J　艺术
K　历史、地理
N　自然科学总论
O　数理科学和化学
P　天文学、地球科学
Q　生物科学
R　医药、卫生
S　农业科学
T　工业技术
U　交通运输
V　航空、航天
X　环境科学、安全科学
Z　综合性图书

其中，R、O、Q 这三大类是医药卫生专业人士最常使用的。以下为《中图法》R 类（部分）。

- R医药、卫生
  - R1　预防医学、卫生学
  - R2　中国医学
  - R3　基础医学
  - R4　临床医学
  - R5　内科学
    - R51　传染病
    - R52　结核病
    - R53　寄生虫病
    - R54　心脏、血管(循环系)疾病
    - R55　血液及淋巴系疾病
      - R551　造血系疾病
      - R552　血液疾病
      - R554　出血性疾病
      - R556　贫血病
        - R556.6　溶血性贫血
      - R557　白细胞疾病
    - R56　呼吸系及胸部疾病
    - R57　消化系及腹部疾病
    - R58　内分泌腺疾病及代谢病
  - R6　外科学
  - R71　妇产科学
  - R72　儿科学
  - R73　肿瘤学
  - R74　神经病学与精神病学
  - R75　皮肤病学与性病学
  - R76　耳鼻咽喉科学
  - R77　眼科学
  - R78　口腔科学
  - R79　外国民族医学
  - R8　特种医学
  - R9　药学

扩展阅读：《中图法（R类）——医学主题词表（MeSH）对应表》

中国医学科学院图书馆在《中图法》（R类）类目与MeSH主题词对应的基础上，将分类法与主题法融为一体，编制了《中图法（R类）——医学主题词表（MeSH）对应表》。例如：

《中图法》类目		MeSH 主题词	
R563.1	肺炎（肺感染）	肺炎	直接对应
⋮			
R563.6	肺出血	肺疾病/并发症；出血/病因学	组配对应
R563.7	肺含铁血黄素沉着病	肺疾病；铁质沉着	组配对应
R574	肠疾病	肠疾病	直接对应
⋮			
R574.5	小肠疾病	肠疾病	上位词对应

2. 疾病分类法（ICD） 国际疾病分类（international classification of diseases，ICD）是 WHO 制定的国际统一的疾病分类方法，它根据疾病的病因、病理、临床表现和解剖位置等特性，将疾病分门别类，使其成为一个有序的组合，并用编码的方法来表示的系统。全世界通用的是第 10 次修订本《疾病和有关健康问题的国际统计分类》，仍保留了 ICD 的简称，被统称为 ICD-10。

ICD 分类依据疾病的 4 个主要特征，即病因、部位、病理及临床表现（包括症状、体征、分期、分型、性别、年龄、急慢性发病时间等）。每一特性构成了一个分类标准，形成一个分类轴心，因此 ICD 是一个多轴心的分类系统。ICD-10 采用字母+数字三位数类目编码，即第一位数是一个字母，第二和第三位各用一个数字表示。印刷版的 ICD-10 由三卷组成，第一卷包括三位数的类目表、内容类目表和四位数亚目表等，其中三位数类目表最为核心和重要。三位数类目表共有 21 个章节，如表 2-2 所示。通过 WHO 的网站（http://www.who.int/classifications/en/）可以查看 ICD-10 的最新进展，并可以通过疾病名称、分类号进行检索。

表 2-2 《国际疾病分类法》第 10 版三位数类目表

章节	类名	类号范围
一	某些传染和寄生虫病	A00-B99
二	肿瘤	C00-D48
三	血液和造血器官疾病以及某些涉及免疫功能的异常肿瘤	E00-E90
四	精神和行为障碍	F00-F99
五	神经系统疾病	G00-G99
六	眼及附器疾病	H00-H59
七	耳和乳突疾病	H60-H95
八	循环系统疾病	I00-I99
九	呼吸系统疾病	J00-J99
十	消化系统疾病	K00-K93
十一	皮肤和皮下组织疾病	L00-L99
十二	骨骼肌肉系统和结缔组织疾病	M00-M99
十三	泌尿生殖系统疾病	N00-N99

续表

章节	类名	类号范围
十四	妊娠、分娩和产褥期	O00-O99
十五	起源于围生期的某些疾病	P00-P96
十六	先天性畸形、变形和染色体异常	Q00-Q99
十七	症状、体征和异常的临床和化验结果 NEC	R00-R99
十八	损伤、中毒和外因作用的某些其他结果	S00-T98
十九	特殊用途编码	U00-U99
二十	发病和死亡的外因	V01-Y98
二十一	影响健康状况和接触健康服务的因素	Z00-Z99

三、医学信息的集成与检索

（一）检索工具的类型

检索工具是把大量的文献进行分析后按照一定的特征顺序组织的文献集合体，文献检索就是根据一些既定的标志（识）从文献集合体中选出有关的文献。检索工具的特点：①详细描述文献的内容特征和外表特征；②每条文献记录必须有检索标识；③文献条目按一定顺序形成一个有机整体，能够提供多种检索途径。

计算机检索工具主要由数据库和检索系统组成。数据库与检索系统是两个不同的概念。数据库是信息的集合体，是一种信息管理的方式；检索系统是个软件，主要用于检索数据库。一个检索系统可以容纳多个数据库，可同时对多个数据库进行检索；而一个数据库可依存于不同的检索系统。一般意义的检索系统指的是某个文献检索平台，如中国知网检索系统、Entrez 检索系统等。

1. 检索工具按出版形式 可分书本式和机读式。

（1）书本式：①期刊式，以期刊的形式连续出版，如《中文科技资料目录》、美国《医学索引》；②单卷式，围绕一定的学科专题，收集积累多年的有关文献编印。专业性、系统性强，使用价值高，如《中国糖尿病文献索引》。

（2）机读式：以计算机输入输出为手段，为计算机检索而建立的各种数据库，如 MEDLINE、CNKI 等检索系统，因特网上综合的或专业的搜索引擎如 Baidu、Medical Matrix 等。

2. 检索工具按著录格式 可分为目录、索引和文摘。

（1）目录（catalog）：也称书目，它是以一个完整出版物（一本书、一种报纸或一本期刊等）为单位进行著录。常见的书目有《馆藏目录》和《联合目录》。

（2）索引（index）：是将图书、期刊等文献中的论文按内容进行分类标引或主题标引后，严密组织编排，以题录的形式注明论文出处。它以一种完整出版物中的某一知识单元为著录对象。每一条著录项就是一条题录（有时混称索引为题录）。

索引还有另一个含义，指某种检索途径，如主题索引、著者索引、分子式索引等。

（3）文摘（abstract）：是在索引的基础上更深入一步，以简明扼要的文字介绍文献主要内容。它的优点是帮助判断检索是否合乎需要，避免漏检和误检，以及节省阅读原文的时间和精力，克服语言障碍。

题录：

指检索工具所著录的篇名、著者（可有工作单位和地址）、出处（论文原刊载的刊物名，出版年、卷期页）等项目，不包括文摘。如《中文科技资料目录》（医学）（简称《中目》）、《国外科技资料目录》（医学）（简称《外目》）、美国《医学索引》所著录的内容就是题录。

（二）机读式检索工具

目前的检索工具，几乎都为机读式检索工具，且大都以网络为载体。

1. 文献数据库 是指计算机可读的、有组织的相关文献信息的集合。早期的文献数据库有 1964 年正式对外发行的美国国家医学图书馆的医学文献分析与检索系统（MEDLARS），美国化学文摘社的《化学文摘数据库》（CA）等。

在文献数据库中，一条款目称为一条记录，记录也是构成文献数据库的基本单位。款目由篇名、作者和主题等著录项目组成，著录项目在文献数据库中称为字段。一个字段又可细分为若干个子字段。这样，文献数据库是由一系列连续的记录、字段和子字段组成，并形成了一个分级树形结构。

当数据库运用到医院系统中时，既能够克服传统医学文档存储方式的冗余和不易查找的问题，又能够维护医学文档的统一性和权威性。正是由于医学数据库的这些优点，使得医院之间、医院的各科室之间、各科室的医生之间的资源得以共享，从而极大地减少了主观因素对于诊断的影响，也进一步确保了每一个个体都拥有统一的、正确的、权威的资料来源。此外，统一的数据库管理也大大地节省了资料的存储空间，方便了个体之间的合作和管理。

以下是国内外具有代表性的一些医学类数据库：

（1）PubMed：PubMed 数据库是美国国家医学图书馆（National Library of Medicine，NLM）的国家生物技术信息中心（National Center for Biotechnology Information，NCBI）研制开发的。PubMed 其数据主要来源有 MEDLINE、OLDMEDLINE、Record in process、Record supplied by publisher 等。

（2）National Cancer Institute（https://www.cancer.gov/）：国家癌症研究所（NCI）是 NIH 的一部分。提供 Physician Data Query、national childhood cancer 等数据的查询。

（3）Visual Dx 医学图像数据库：由美国 Logical Images 出版社发行，是临床诊断决策的参考工具。有超过 1200 份案例和 25 000 张精确的图片来帮助医生们诊断疾病和帮助人们进行疾病筛查。Visual DX 的诊断速度使患者得到了特有的照料，减少错误的诊断，不仅降低了疾病治疗的风险，也减少了病情的延误。现超过 1000 家急诊医疗机构正在试用。

（4）SinoMed：即中国生物医学文献服务系统，其中的 CBM 数据库收录了 1978 年以来 1600 余种中国生物医学期刊，以及汇编、会议论文的文献题录，年增长量约 40 余万篇，数据库总量目前已达 350 余万篇。

（5）Cochrane Library：是由国际 Cochrane 协作网建立的循证医学数据库。Cochrane Library 是获取循证医学资源的重要数据库，其高质量的系统综述被誉为提供临床科学证据的最佳来源，该系统由系统评价资料库、疗效评价文摘库、临床对照试验注册资料库、方法学数据库、其他信息源五部分组成。

2. 搜索引擎 是一种网络信息检索工具。利用搜索引擎，可以在很短的时候内找到大部分的生活资料，也能找到学术论文、电子图书等专业资料。它就像网络信息海洋中的导航员，帮助用户迅速、准确地到达目的地。

搜索引擎信息量大且使用简单，受到广大用户的青睐，是最常用的检索工具。据调查，有 91%的网民每个月至少使用一次搜索引擎；在任意一天中，有 58.8%的网民会使用搜索引擎。

按照不同的分类方式，搜索引擎可以分为多种不同的类型。

（1）按搜索方式分：全文型（用关键词进行搜索）、目录型（按分类目录进行浏览）、混合型（既可用关键词搜索，又可按分类目录浏览）。

（2）按搜索内容分：综合型（各个领域的信息均可查找）、专业型（专门针对某个专业领域的信息，如医学专业搜索引擎）、特殊型（满足特殊需求的搜索引擎，如人物搜索、图片搜索、地图搜索等）。

（3）按搜索引擎组合方式分：独立型（拥有自己的搜索技术）、集成型（对多个独立搜索引擎的整合和调用）。

扩展阅读：搜索引擎的工作原理

搜索引擎与其他检索工具一样，需要对网络信息进行搜集、加工、排序。因此，它并不是实时搜索互联网，而是搜索预先整理好的网页索引数据库，故存在一定的时差。

（1）从互联网上抓取网页：全文搜索引擎一般利用网络搜索程序自动访问网页采集数据。目录型搜索引擎则多是由人工收集或依靠网站主动提交信息。

（2）建立索引数据库：全文搜索引擎一般由分析索引系统程序生成网页索引数据库。目录型搜索引擎则多是管理人员进行分类和主题标引。

（3）在索引数据库中搜索：全文搜索引擎由搜索系统程序对用户输入的检索词句进行转换，在索引数据库中检索符合条件的网页记录，按相关度进行排序，将搜索结果的链接地址和页面内容摘要等返回给用户。目录搜索引擎则是由用户按分类目录逐层查找。

（侯筱蓉）

第三节　医学信息传播与交流

从20世纪90年代至今，互联网技术已经成为信息和通信技术中最引人瞩目的成就，无可争议地成为 21 世纪对经济和社会发展影响最深远的技术。在全球范围内，与医学健康有关的互联网使用也呈现出一种快速增长的势头，比较常见的形态包括门户网站的健康频道、专业健康网站、健康论坛（虚拟社区）、健康类社交媒体等，从而人们可以更加方便、快捷地获得疾病及治疗方面的知识与信息。

> **健康传播：**
> 健康传播（health communication）是为个体、组织和公众提供健康信息，在重要的健康问题上影响和推动他们的一门艺术和技术，包括疾病预防、健康促进、健康政策、商业以及提升社区中个体健康和生活质量。

一、传播媒介

传播媒介，也可称为传播渠道、信道、传播工具等，是传播内容的载体。传播媒介有两层含义：一是指传递信息的手段，如电话、计算机及网络、报纸、广播、电视等与传播技术有关的媒体；二是指从事信息的采集、选择、加工、制作和传输的组织或机构，如报社、电台和电视台等。一方面，作为技术手段的传播媒介的发达程度如何决定着社会传播的速度、范围和效率；另一方面，作为组织机构的传播媒介的制度、意识形态和文化背景，决定着社会传播的内容和倾向性。

扩展阅读：传播渠道

"channel"（渠道）一词，原意是指航道、水道、途径、通路、门径、渠道等。在传播学中，它是指传播过程中传受双方沟通和交流信息的各种通道，如人际传播渠道、组织传播渠道、大众传播渠道。不同的传播渠道需有不同的传播媒介相配合，而不同的传播媒介又对不同的传播渠道进行定型。例如，人际传播渠道是人与人面对面的交流，决定了只能使用人体器官媒介（如发射媒介——嘴，接收媒介——耳）和空气媒介。但是，信息一旦通过广播、电视传播，就又是大众传播渠道了。

二、信息传播中的价值衍变

信息传播不仅仅意味着信息的传递，更体现出文化的创造、陈述及其表达共同信仰的方式。信息传播的价值通过其使用价值最终表现为商业价值，由信息的内容、信息的用户、信息传播的技术和信息传播的社会关系共同来实现。信息在被传播过程中体现了其生命周期，即信息从产生到失去效用价值所经历的各个阶段和整个过程。

牛尾效应： 指供应链上的一种需求变异放大现象，是信息流从最终客户端向原始供应端传递时，无法有效地实现信息的共享，使得信息扭曲而逐级放大，导致了需求信息出现越来越大的波动。这种信息扭曲的放大作用在图形上很像一根甩起的牛尾，因此被形象地称为牛尾效应。

（一）信息传播增值

信息具有使自身增值、使知识拓展、使经济增值的重要功能，即增值功能。纵观信息活动的全过程，信息的增值现象和增值作用无处不在，形成了信息的最重要的属性之一。

1. 知识增长中的信息增值 英国的著名情报学家布鲁克斯（Brooks）将信息看成知识结构的一个组成部分，认为信息可以改变知识的结构，并且提出了信息作用于知识结构方面的基本方程式：

$$K[S]+\Delta I = K[S+\Delta S]$$

其中，$K[S]$、$K[S+\Delta S]$分别表示吸收信息前后知识系统的状态，ΔI 表示该知识系统吸收的信息。这个方程式可以看成对信息增值功能的最直接的描述，也是对信息的概念和作用最基本的描述。知识结构 $K[S]$由于吸收了信息 ΔI，增长为 $K[S+\Delta S]$，新的知识增加是由于吸收信息的结果。这便是建立在信息的吸收与利用上的信息增值原理，由于信息的介入，知识得到了增长。这也是信息增值的最基本的体现。

2. 信息交流中的增值 信息的传递性使信息可在时间和空间上扩散，导致信息交流和转换，促使信息的量和质发生变化。这种在信息交流中出现的现象，可用信息增值原理加以表示，该原理包括几层含义：

（1）伴随信息交换，信息输出者双方的信息占有量以总投入交换量为极限而同时增加。

（2）当交流带来的激发、启迪、灵感、联想等联合投入加工时，交流便带来了新质的信息。不但扩大了信息量，而且使信息交流升级，产生了新的对话基础。

（3）交流产生的不只是直接的生产力和生产率，而且因其独特的信息环境，将产生信息技能和信息能力的提高。这种增值是潜在的，而且是更为巨大的。

（4）当交流伴随当事者的感情、气质交流，产生交流引力后就会形成有效的信息网络。

（5）交流结束后，惯性使其滞留，引起回味、联想和思维的跃进。

3. 基于信息交合论的信息增值 信息交合能力是一种通过对事物的结构、功能、材料等信息要素的系统分解，从信息要素的各种组合、联系中寻求创造性构想的能力。一个复杂事物或决策包含多个系统，需要在多系统的信息反应场中进行信息的优化组合。引进信息交合论是为了说明信息在信息反应场、信息网络中相交合，能产生新信息，即实现信息在量和质上的增值。可表现为：①不同性质的信息相交合能产生新的信息；②不同联系的交合产生新的联系。信息交合中的信息增值对于信息的加工组合与信息的生产具有重要的指导意义。

4. 信息在加工处理中的增值　信息的加工、处理是一种智力劳动，不仅是一道具体的工作程序，也是一个思维过程和脑力劳动的过程。它包括加工人员的思维、判断、计算、推理、分析和综合，使那些经过加工后的信息增加原来没有的含义，产生一些新的更有价值的信息，从而提高它的效用，实现信息的增值。当这种经加工处理后的信息作为一种服务和产品提交给信息用户时，其信息不再只是信息加工过程中所耗物资的价值，更包括信息劳动者在劳动中创造的价值，即增量的价值。

（二）信息传播扭曲

Web2.0 环境下，网络是信息和知识的仓库，拥有使信息繁衍生长的“土壤”。网络在某种程度上给人类的信息交流行为带来了两方面的变革：一种全新的符号体系，一种全新的信息接受方式和接受习惯。网络中的信息交流不存在绝对的权威或功利形式的传播者，更容易在人们之间形成信赖感，从而大幅度地增加了信息的说服力，使信息交流更及时、更顺畅。同时，网络使得专业机构和专业人士产生的所谓“权威信息”与大众自发产生的海量信息并行发展。

因此，信息在传播过程中容易被层层扭曲，以至面目全非（而且多是夸张、增值而非缩小、减值的），这个常见效应被定名为传播扭曲，在互联网平台上，极容易形成网络舆情。在这个信息爆炸的时代，信息传播与意见交互空前快捷，网络舆论的表达诉求也日益多元。如果引导不善，负面的网络舆情将对社会公共安全形成较大威胁。对相关政府部门来说，如何加强对网络舆情的及时监测、有效引导，以及对网络舆情危机的积极化解，对维护社会稳定、促进国家发展具有重要的现实意义，也是创建和谐社会的应有内涵。

（侯筱蓉）

第四节　信息获取

【问题】

获取信息时，是否直接在搜索引擎中输入整句话即可？应如何操作才能省时省力地得到满意的结果？

一、获取信息的方式

（一）“拉”信息

“拉”信息指信息需求者（用户）主动出击，有目的地利用信息源查找获取信息。日常阅读积累、参与同行交流讨论及进行文献检索都属于“拉”信息。

这种方式针对性好，但及时性差。当信息源中信息更新变化时，用户难以及时发现并进行拉取；同时对用户要求高，要求用户对信息源有相应的专业知识，并掌握查询技术。

（二）“推”信息

“推”信息则是信息提供者通过邮件、短信或其他方式主动将信息送到用户手中。

这种方式可减少信息需求者搜索的时间，对用户要求低。但单纯的信息推送是面向大量用户发布信息，缺乏针对性和反馈机制。

（三）信息推拉

信息推拉则是以上两种方式的结合。可以是信息提供者先及时推送信息，再由用户有针对性地拉取自己需要的信息；也可以是根据用户拉取的信息，信息提供者进一步主动推送与之相关的最新信息。这种方式首先需要信息提供者对用户的信息行为进行分析（如分析用户输入的检索词），或经过用户的订制，其后一旦相关主题有新信息产生，信息提供者就可以有针对性地通过电子邮件或其他软件将最新信息推送给用户，如 RSS 定制、定题服务等。

二、检索基本技术

通过计算机进行信息检索是获取信息最常用的一种方式。这种方式首先需要信息生产者将信息按一定结构存储排序形成数据库，再由信息检索者按一定要求使用计算机表达自己的信息需求，系统将检索者输入的检索词与数据库中的记录进行匹配运算并将检索结果返回给检索者。为了更准确地表达信息需求，往往需要借助于一系列计算机检索技术。

（一）布尔逻辑检索

布尔逻辑检索（Boolean logical searching）是最常用的检索技术。在实际检索中，检索需求往往包含多个概念，而同一个概念又往往有多种表达方式。布尔逻辑检索就是使用三个基本逻辑运算符“与”“或”“非”连接多个检索词，以表达检索词之间的逻辑关系（图 2-4），图中阴影部分即为使用该逻辑运算符查到的信息。使用此技术形成的检索式称为布尔逻辑检索式。在不同的检索系统中，布尔逻辑运算符的符号表达形式不同。

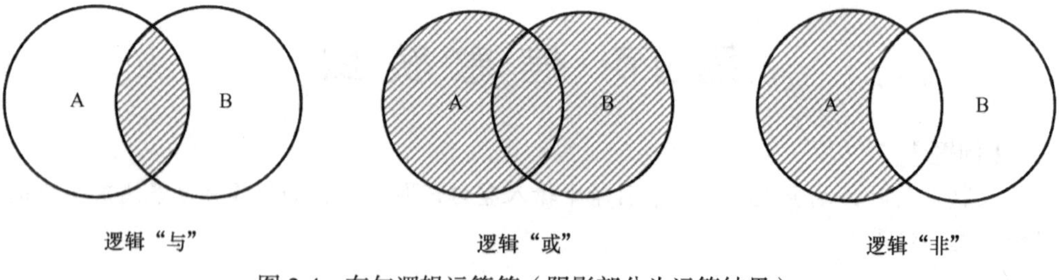

图 2-4 布尔逻辑运算符（阴影部分为运算结果）

1. 逻辑“与” 符号通常为“AND”或“*”，表示概念之间的交叉关系。检式“A AND B”或“A*B”可检出同时含有检索词 A 和 B 的文献。其作用是缩小检索范围，提高查准率。例如，欲检索“高效抗逆转录病毒疗法治疗艾滋病”的文献，可输入检索式“艾滋病 AND 高效抗逆转录病毒疗法”。

2. 逻辑“或” 符号通常为“OR”或“+”，表示概念之间的并列关系。使用检索式“A OR B”或者“A+B”，可将单独含有检索词 A 或单独含有检索词 B 或同时含有 A

和 B 两个词的文献全部检出，其作用是扩大检索范围，提高查全率。一般用于连接同义词、近义词或相关词。

例如，欲检索研究"艾滋病"的文献，考虑到其有同义词"AIDS""获得性免疫缺陷综合征"，为检全文献，检索式可表达为：

艾滋病 OR AIDS OR 获得性免疫缺陷综合征

若认为文献量不足，还可增加相关词，如人类免疫缺陷病毒（HIV），检索式可表达为：

艾滋病 OR AIDS OR 获得性免疫缺陷综合征 OR 人类免疫缺陷病毒 OR HIV

欲检索"高效抗逆转录病毒疗法"的文献，为检全文献还可增加其不同表达，如 HAART、高效抗反转录病毒治疗等，检索式可表达为：

高效抗逆转录病毒 OR HAART OR 高效抗反转录病毒（请思考：为何检索词去掉了"疗法"和"治疗"？）

3. 逻辑"非"　符号通常为"NOT"或"AND NOT"或"–"，表示概念之间的不包含关系或排斥关系。检索式"A NOT B"指含有检索词 A 但不含有检索词 B 的文献才是命中文献。其作用是缩小检索范围，去掉一些不相关文献，从而提高查准率。

例如，欲检索"高效抗逆转录病毒疗法治疗成年艾滋病患者"的文献，就可使用逻辑"非"去掉关于儿童的研究。

4. 布尔逻辑检索的优先级　日常检索中常会同时使用多个逻辑运算符，构成复合逻辑检索式。在 AND、OR、NOT 同时出现时，要注意考虑逻辑运算符的运算次序（又称优先级别）。比较常见优先级别规则为：括号（ ）运算优先级最高，其次 NOT，再次 AND，OR 最后。如"高效抗逆转录病毒疗法治疗成年艾滋病患者"，较为完善的检索式可表达为：

（艾滋病 OR AIDS OR 获得性免疫缺陷综合征 OR 人类免疫缺陷病毒 OR HIV）AND（高效抗逆转录病毒 OR HAART OR 高效抗反转录病毒）NOT（儿童 OR 小儿）

也有检索系统按从左到右或从上至下的自然顺序进行运算。因而检索时要了解所用检索系统的规定，避免逻辑运算次序处理不当而造成误检。

（二）字段限定检索

字段限定检索（limit field searching）是将检索词限定在指定字段之中的检索技术。一般情况下，检索系统是在默认的若干字段或全部字段中进行检索；同时几乎所有的检索工具都提供字段限定功能，被指定的字段也被称为检索入口。有些特定的检索最好使用字段限定检索。

例如，想查找某高校的教职工发表的所有文献，检索词为该高校名称，检索字段最好限定为作者单位，以免检索出记者撰写的关于该高校的报道（检索词出现在标题或关键词或文摘中）或其他单位作者发表在该高校学报上的文章（检索词出现在刊名中）。此外，当检索不是以查全为目的时，也可将检索词限定在标题中，尽量查找最密切相关的信息。由此可见，这一检索技术可使检索结果更为准确，也提高了查准率。

字段限定检索的表达通常为字段标识符加上 in、=或[]等符号。各检索系统各有不同，如"K=艾滋病*A=吴南屏"或"KEYWORD：艾滋病 AND AUTHOR：吴南屏"。目前大多数检索系统均提供字段选择列表，即使不了解这些符号，也可以便捷地实现字段限定检索。

（三）截词检索

截词检索（truncation searching）也称通配符检索，即取检索词的一部分加上截词符号进行检索，凡包含这些词的片段的文献均可检出。在西文检索中尤为常用。在西方语言中，存在词根相同而单复数、词性不同造成的词尾变化以及同一词存在不同拼写的现象，这时就可以使用截词检索来扩大检索范围，避免漏检，不用逐个词输入，提高检索效率。但要注意截词技术不可滥用，一方面，截词位置不合适会影响检索结果，切忌截得过短，以免延长检索时间，还会检索出许多无关词，增加误检率；另一方面，使用截词检索时，有可能影响检索系统的其他功能。

各检索系统所使用的截词类型和截词符号不尽相同，比较常见的有“*”“?”。通常有以下两种划分方式：

1. 按截断的位置分

（1）后截词（前方一致）：这是最常用的截词方式。可检出词根相同而单复数或词性不同的所有词。如“child*”可检出“child”“children”“childhood”。

（2）中间截词：主要用于英美拼写差异或特殊的单复数变化，如“behavior?”可检出“behaviour”和“behavior”；“wom?n”可检出“woman”和“women”。

（3）前截词（后方一致）：可检出后缀相同的所有词，如“*ology”可检出“physiology”“pathology”“neurology”“dermatology”等。

2. 按截断的字符数量分

（1）无限截词：截词符代表 0～n 个字符，不受数量限制。常用“*”。

（2）有限截词：截词符代表 0～1 个字符。常用“?”，也有检索系统使用“$”“#”。

（四）词组检索和模糊检索

词组检索（phrase searching）又称精确检索，是将输入的检索词作为一个不可分割的整体进行严格匹配，以提高检索准确度的一种方法。常用双引号“”来表示。

与词组检索相对的是模糊检索，指允许检出的信息与输入的检索词有一定差异。不同的检索系统对模糊检索界定不同，可能是将检索词进行拆分后进行检索，也可能检索到与检索词意义相近的同义词的结果。现有的大多数检索系统包括搜索引擎都有此功能。

（五）邻近检索

邻近检索（proximity searching）也称位置检索，是限定检索词之间位置关系的检索技术，通常用位置算符连接检索词。布尔逻辑检索是对检索词的逻辑关系进行描述，其中逻辑“与”要求检索词出现在数据库的同一条记录中；字段限定检索要求检索词出现在某一特定字段中；词组检索限定组成词组的单词紧密相连，顺序不变。位置算符则是对以上检索技术的一种补充。不同检索系统中位置算符的表达和功能不尽相同，如有的可以限定两个检索词相邻但前后顺序可变，有的可以指定检索词相隔指定的单词数。

三、信息检索步骤

信息检索实践性很强，它要求检索人员善于思考，并通过经常性的实践、反思和总结，逐步掌握检索规律，从而迅速、准确地获得所需文献。一般说来，信息检索包括以下步骤：

（一）分析拟检课题，明确检索需求

在检索前要进行周密的分析，其目的在于理清检索的基本思路，这将对检索效率产生决定性的影响。

首先要明确自己的信息检索需求。是为了解决某个具体问题或完成特定学习目标而需要准确查询（强调查准）？是为了全面了解某一领域的基本知识、发展现状及研究趋势而需要全面查询（强调查全）？还是为了吸收新知识而需要查询最新文献（强调新颖）？明确检索需求有助于确定检索的文献类型、语种、地区、时间等方面的要求。

然后分析拟检课题所涉及的主题概念，明确所涉及的学科范围、主要概念与次要概念，列出主题概念所有同义词形式，确定词与词之间的逻辑关系。在分析中要注意课题隐含的概念，如“社会保障”包含“养老保险”“失业保险”“医疗保险”和“社会救济”等概念。

（二）选择信息来源，确定检索方式

根据分析结果，选择相应的信息源。可以通过本章第一节所述的常用信息源获取信息。文献信息的检索一般使用各类文献数据库，在数据库选择时，主要考虑数据库收录的学科范围、地区范围、文献类型、时间及更新频率等。这要求对数据库有一定了解。一般来说，查找比较专、深的信息最好选用专业数据库，还可从数据库的权威性和方便性考虑。必要时选择多个数据库进行检索以保证查全。

就检索界面而言，文献数据库主要有以下检索方式：

1. 浏览 提供从字顺或其他体系的固有顺序入手定位到所需资源，如分类浏览、期刊浏览等。

2. 快速检索 仅提供一个输入框，适合于简单的检索需求。

3. 高级检索 提供多个检索输入框及其他更完善的功能，有助于建立较为复杂的检索策略。

4. 专业检索 提供一个输入框，由用户根据其检索规则自行使用逻辑运算符、字段代码等构建复杂的检索策略，适合于有一定检索基础的用户，有助于更灵活地表达复杂的检索需求。

（三）选择检索途径，编制检索策略

检索途径是数据库的检索入口。文献数据库常用检索途径有主题途径（包括主题词和自由词）、分类途径、名称途径（包括文献题名、著者名、刊名、会议名、机构名等）、引文途径（详见第四章第五节）、号码途径（如 ISSN、ISBN、专利号、化学物质登记号等）。未选择检索途径时，大部分数据库往往默认在系统预先设定的单个或多个字段时进行检索。

检索途径的选择应根据检索需求和所选数据库功能来确定。若主题概念范围较广，泛指性强，如欲检索儿科学相关文献，最好使用分类途径；若主题概念专指性较强，宜使用主题途径；若已掌握了著者、题名等信息，可选用相应的途径。对于复杂的检索需要，可综合使用多种检索途径。

狭义的检索策略即检索词与各种检索技术构成的检索表达式。选定检索途径后，即可按照所选数据库的检索规则，将分析课题所确定的检索标识（如主题词、关键词、分类号、著者名等）与各种检索符（如布尔逻辑运算符、字段标识符、截词符、位置算符等）连接起来，形成检索策略。

（四）检索实施评价，调整检索策略

用编制好的检索策略进行实际检索。第一次实施的检索也可称为预检索，带有实验性。检索完成后，对检索进行分析、评价。若对结果满意，可直接输出；若对结果不满意，则需进行再分析，调整检索策略，再次进行检索。

检索评价指标包括查全率、查准率、新颖率、检索速度、检索方便性、检索成本效益比等。用户制定的检索策略和检索系统的性能都会影响检索效果。因此实施检索且评价后，有可能考虑更换其他质量较高或更适合检索需要的检索系统。

检索策略的调整主要有两种情况：检出文献太少，需要扩大检索；检出文献太多，需要缩小检索。

1. 扩大检索，增加文献量

（1）选择更多数据库或更长的检索年限。

（2）重新选择检索方式和途径：如选择族性检索功能较强的分类浏览方式或灵活性更高的专业检索方式，改变检索词在文献题名中的限定，使用系统默认的多个字段或全文中进行检索等。

（3）重新制定检索表达式：如去掉次要概念，增加主要概念的同义词或相关词进行逻辑或运算，或更换为包含主要概念的上位词或上位分类，考虑使用截词检索，采用模糊检索等。

2. 缩小检索，减少文献量

（1）选择更少数据库或更短的检索年限。

（2）重新选择检索方式和途径：如选择可输入更多限定条件的高级检索或专业检索方式，将默认检索改为题名等。

（3）重新制定检索表达式：如增加更多的限定词，主题词检索时选择特定副主题词，使用更专指的下位词或下位分类进行检索，用逻辑“非”去除不需要的内容，词语检索时使用精确检索等。

（五）检出满意结果，获取文献全文

检索的最终目的是获取全文。检出结果往往是以文摘形式呈现，提供文献线索。可根据文献线索用以下方式获取全文。

1. 馆藏资源或服务 可查询自己所在机构图书馆或其他图书馆的馆藏目录及电子资源列表，从图书馆已购买的电子或纸质资源中获取全文。此外大多图书馆也提供文献传递服务，对于图书馆未购买的资源，也可申请全文传递服务。

2. 网络资源或服务 网上有许多免费全文资源，如开放存取（open access）资源。可利用学术搜索引擎，查找所需全文文献的题名，找到后直接下载。有一些网站提供全文互助平台，也可注册登录后请求全文，这种方式可能是免费的，也可能需要花费一定的网站点数或积分。一些信息服务机构（如国家科技图书文献中心、中国知网、万方、维普等）也通过网络提供面向个人或机构的全文传递服务，但一般需支付一定费用。

3. 直接向作者索取 查找作者的联系方式，直接与作者联系，请求全文。这种方式非常方便有效，但有的作者可能不会提供。

（胡　虹）

第三章　数字化学习资源

【内容提要】

本章依据医学生、医生、医学科研及相关人员的学习、工作及科研需求，对国内外优质在线课程资源的获取途径、常用文献管理工具及辅助学习工具等进行了系统的介绍。

第一节　在线课程资源

从人类获知教育能够带来丰厚的回报之后，人类一直在努力降低受教育的成本及提高教育的效率。一方面，人类学会不断提高学习者的数量，以降低个人接受教育的成本。例如，最初人们只能在家接受家长的非正式教育，后来一个或几个家族，或是一个群落可以联合举办学校，再到后来，现代学校出现之后，学校的教育辐射范围更广。今天，MOOC 平台 Coursera 创始人之一的 Andrew Ng 首次开设“机器学习”课程时，来自全世界的 10 多万学生注册了该课程。按照传统的教育方式，Andrew Ng 需要在斯坦福大学的教室里上满 250 年才能达到这一数字。借助互联网技术，人类已经突破了距离、授课人数这两个长期制约教育扩张的障碍。另一方面，在如何提高教育的效率这一问题上，随着在线课程的出现及新的教育研究成果的出现，一些新的教育方式也得到了越来越多的教育工作者的认可。例如，翻转课堂，通过重构教与学的时间，让学生自行通过观看在线视频等自主学习，回到课堂后在教师的指导下深化概念，参与讨论，协作解决问题，已经成为在线课程浪潮下的教学改革热点。

扩展阅读：翻转课堂

2011年，著名在线课程平台“可汗学院”创始人Salman Khan在TED大会上作了题为《用视频重新创造教育》的讲演，在演讲过程中，Salman Khan提到：“很多中学生晚上在家观看可汗学院的数学教学视频，第二天回到课堂做作业，遇到问题时则向老师和同学请教。”这种教学方式即为翻转课堂。

一、在线课程发展历程

在线课程的发展离不开新技术的出现，这些技术的特点要么突破了距离对教育的限制，可以大幅增加受教育者的数量，要么可以大幅提高教育的效率。20 世纪末信息革命的到来，教育迎来了快速迭代的大变革黄金期。从广播电视大学到开放课件运动，再到 MOOC 浪潮，可以将在线课程的发展历程划分为三个阶段，即广播电视课程阶段、开放课程资源阶段和 MOOC 时代。

（一）广播电视课程阶段

20 世纪 60 年代，英国开放大学（The Open University）的出现标志着远程教育的开始。英国开放大学借助函授、广播电视等方式进行授课，是世界上最成功的远程教育大学之一，也是英国现代教育改革的典型。

成立于 1976 年的美国凤凰城大学（University of Phoenix）是美国最具影响力的网络大学。该校由 June G. Sperling 在美国亚利桑那州凤凰城创办，其办学重点是成人教育。

1978 年，我国成立了面向全国进行远程教育的广播电视大学。1988 年国家教育委员会颁发的《广播电视大学暂行规定》中明确广播电视大学的性质，中央广播电视大学是教育部直属的，运用广播、电视、文字材料、音像教材和计算机课件及网络等多媒体进行现代远距离开放教育的新型高等学校。

随着互联网的普及及信息技术的发展，广播电视大学迎来了新的机遇，2012 年，广播电视大学更名为“国家开放大学”，进入了远程教育的新时代、站在了新起点（图 3-1）。

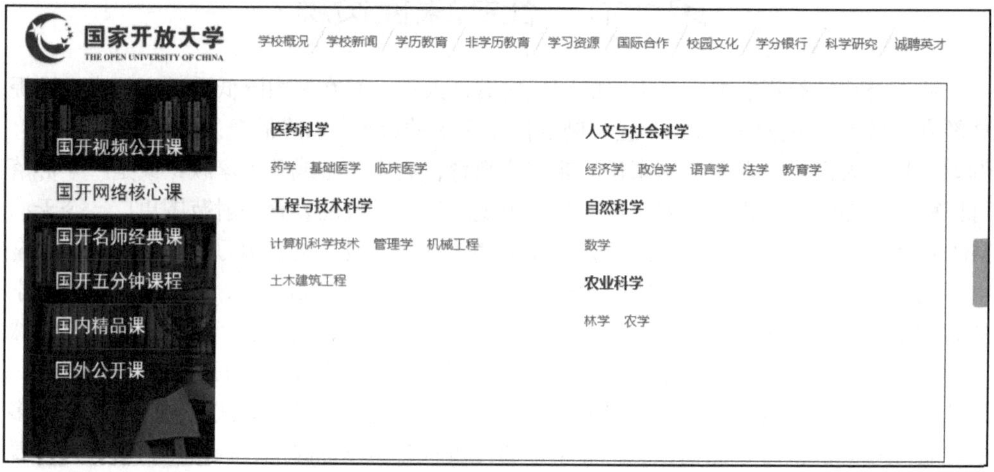

图 3-1 国家开放大学主页（http://www.ouchn.edu.cn）

（二）开放课程资源阶段

在互联网浪潮席卷而来时，越来越多的高校、教育工作者都在思考如何顺应互联网的潮流更大范围地为社会服务。思考的结果是共享、免费应该成为在线教育的基石。2001 年，美国麻省理工学院率先提出开放课件运动（MIT open course ware，OCW），力图免费开放麻省理工学院的上千门课程资源。

麻省理工学院推出 OCW 计划后，得到了世界范围众多国家和地区的响应。2003 年，中国教育部颁布《教育部关于启动高等学校教学质量与教学改革工程精品课程建设工作的通知》，开始了我国精品课程建设工程。该工程分为国家级项目、省市级项目及校级项目，经过十几年的积累，已建成丰富的开源课程资源库。

与第一阶段的广播电视课程或网络教育不同，开放课程资源项目并不提供任何形式的学历或非学历教育，仅提供开放课程相关资源，包括视频、课件、教案、习题、试题、阅读材料等。

（三）MOOC 时代

2012 年，一种新型在线课程迅速蹿红网络，大有全民参与学习的趋势，这种在线课程被称为大规模开放在线课程（massive open online courses，MOOC）。MOOC 由于其开放、在线、大规模用户（包括提供者、学习者和参与者）等特点受到了世界范围内的学习者及教育提供者的欢迎，引发了高等教育历史上影响最深远的变革。

2012 年被称为 MOOC 元年，因为这一年就产生了著名的三大 MOOC 平台（Udacity 平台、Coursera 平台、edX 平台）。

2012 年底，英国开放大学联合其他高校推出 MOOC 平台 FutureLearn。澳大利亚也随后发布了 MOOC 平台 Open2Study。

2015 年《教育部关于加强高等学校在线开放课程建设应用与管理的意见》出台，开始了开放课程的建设。2017 年，中国教育部办公厅发布《教育部办公厅关于开展 2017 年国家精品在线开放课程认定工作的通知》，对符合前述意见，经公开课程平台认证上线，完成至少两期教学活动，课程质量高，共享范围广，应用效果好，示范性强的课程进行国家精品在线开放课程认定，共有 490 门课程通过认定。

相信随着时间的推移及技术的进步，MOOC 会提供更多符合人类需求及学习习惯的课程，实现真正的无障碍学习。

二、在线课程资源

（一）国外主要在线课程资源

1. Coursera（http://www.coursera.org）　是国外最具影响力的 MOOC 型在线课程平台，由斯坦福大学的 Daphne Koller 和 Andrew Ng 创办于 2012 年。项目宗旨是“不论是谁，不管他身处何地，都可以通过获取全世界最优质的教育资源来改变自己的生活”。截至 2018 年 3 月，已经有 149 所大学加入平台，注册用户达到 2500 万，有 2000 多门课程和 180 多门专项主题课程。目前，Coursera 还提供 4 个方向的学位课程，分别是创新创业硕士学位、工商管理硕士、会计学硕士和计算机与数据科学硕士。

2. edX（http://www.edx.org）　2012 年由哈佛大学和麻省理工学院创建，是一个开源、免费的 MOOC 型在线课程提供项目，旨在提高全人类人人享有高质量教育的机会。截至 2018 年 3 月，已开课程达到 1900 多门，拥有 1400 多万来自全球的注册用户。edX 提供微硕士（类似于某一专题如生物医学）、专业证书、系列证书等自成体系的学习项目。我国的北京大学和清华大学是 edX 的合作伙伴，可在平台参与学习两所高校提供的课程（图 3-2）。

3. 可汗学院（http://www.khanacademy.org）　由印度裔美国数学教授 Salman Khan 创建。学院的成立颇有无心插柳的味道，起初是 Salman Khan 为了帮助表妹解答数学问题而录制的视频，后来发现这些视频在 YouTube 得到疯狂的追捧。2007 年，Salman Khan 创建了免费的网站，开始面向全世界免费开放自己录制的视频。Salman Khan 刻意将每个视频时间控制在 10 分钟左右，以便学习者消化。目前开设的课程涵盖了数学、科学、艺术与人文等学科。在一项研究中，65%的斯坦福大学学生表示可汗学院对自己很有帮助。目前，可汗学院官网支持中文界面，同时，可汗学院委托网易为中国唯一授权商，用户可以通过网易公开课查看可汗学院的部分课程（图 3-3）。

4. Udacity（http://www.udacity.com）　2011 年，斯坦福大学教授 Sebastian Thrun 受可汗学院取得的成功影响，与同事 Peter Norvig 合作将《人工智能》课程搬上互联网，结果取得了空前的成功，来自全世界 16 万多用户注册了该课程。不久后，Udacity 成立。由于专业背景的原因，Udacity 的定位是营利性的在线课程平台，注重提供人工智能、数据分析、机器学习、无人驾驶领域的课程。Udacity 还推出了面向就业的纳米学位项目，学生可以就某个细分领域进行学习，并获取相应的认证。

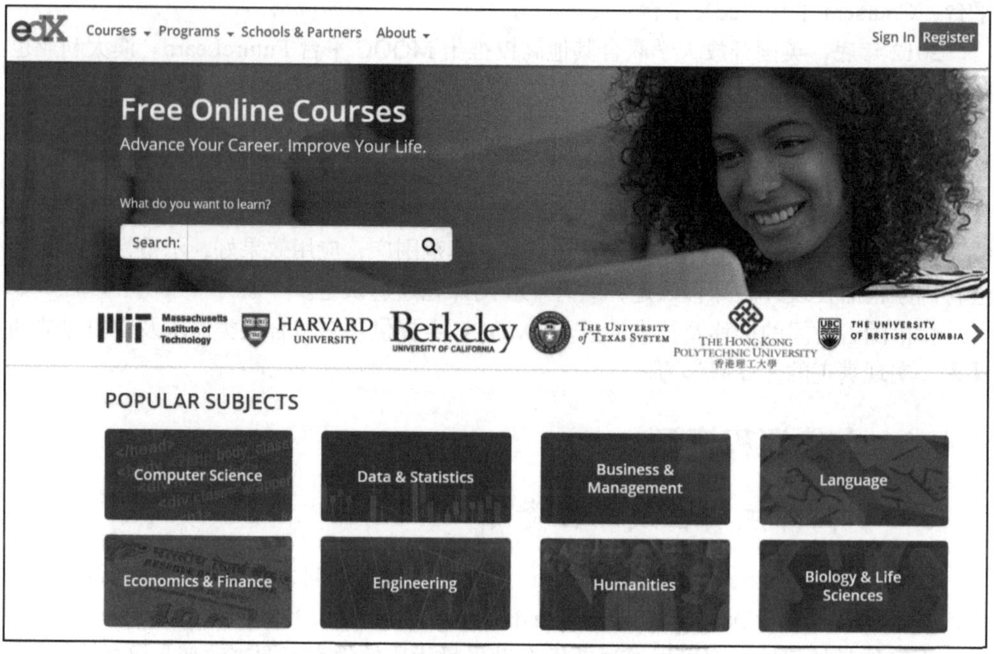

图 3-2 edX 官网（http://www.edx.org）

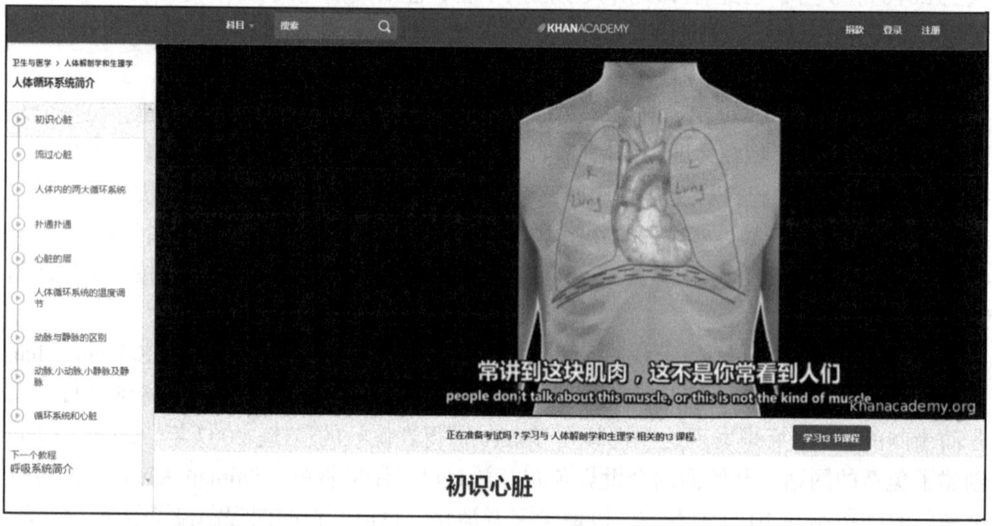

图 3-3 可汗学院提供的《人体解剖学和生理学》课程视频

5. FutureLearn（http://www.futurelearn.com） 2012 年，当世界的 MOOC 狂潮在美国掀起后，英国迅速跟进，英国开放大学凭借其长期积累的远程教育的经验及资源，联合十几所大学成立了 FutureLearn，面向世界开放免费的在线课程。该平台自 2013 年推出第一门课程后，目前已累积了 461 门课程（截至 2018 年 3 月），有 700 多万人参与到平台学习，来自英国及全世界的 145 个高等学校或机构加入平台开展在线课程项目。目前，中国的复旦大学、上海交通大学、上海外国语大学等高校也与该平台建立了合作关系（图 3-4）。

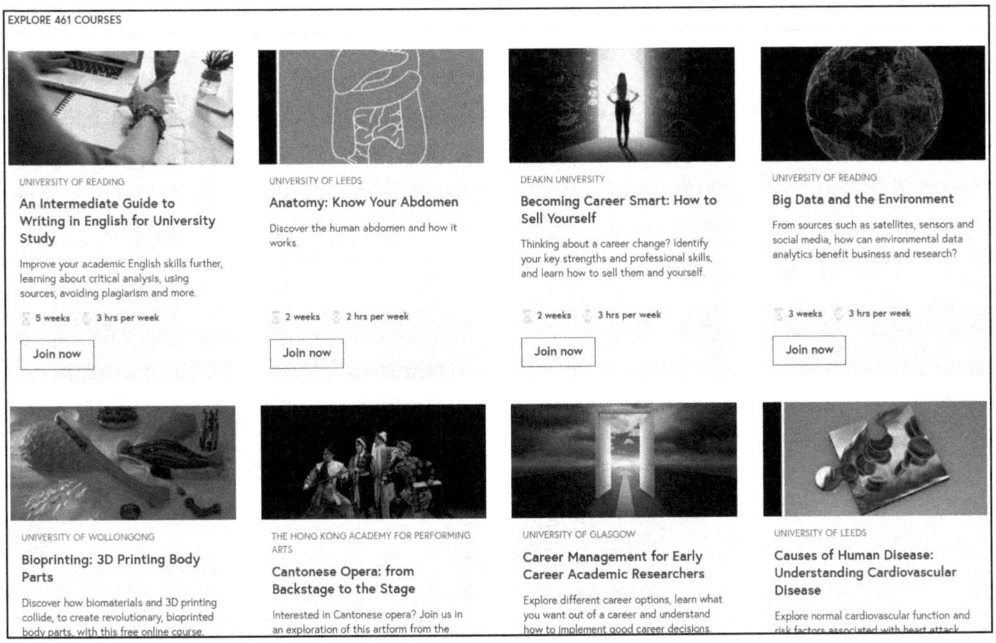

图 3-4　FutureLearn 开设课程部分列表

6. 麻省理工学院的开放课件运动平台（http://ocw.mit.edu）　是麻省理工学院力图向全世界免费开放该校上千门课程资源而建立的平台。截至 2018 年 3 月，已有 2400 门课程上网，每月浏览量达 200 多万，用户以学生、自主学习者及教育工作者为主。开放的课程资源有讲课视频、作业、考试试题、阅读列表等（图 3-5）。

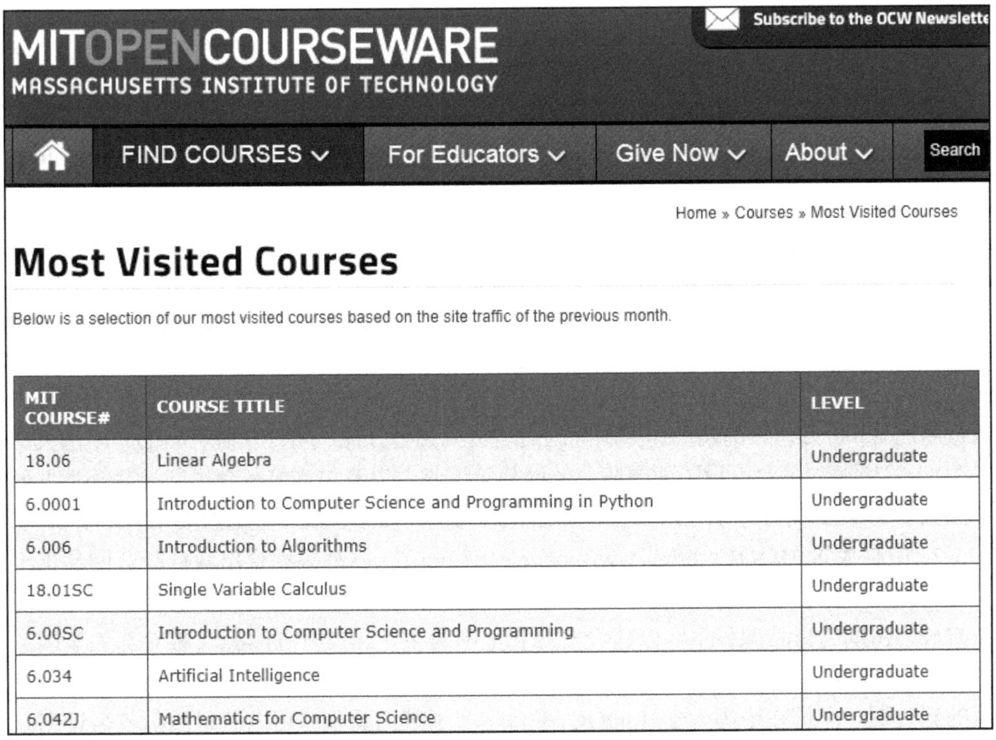
Subscribe to the OCW Newslette
MITOPENCOURSEWARE
MASSACHUSETTS INSTITUTE OF TECHNOLOGY
FIND COURSES
For Educators
Give Now
About
Search
Home » Courses » Most Visited Courses
Most Visited Courses
Below is a selection of our most visited courses based on the site traffic of the previous month.
MIT COURSE#
COURSE TITLE
LEVEL
18.06
Linear Algebra
Undergraduate
6.0001
Introduction to Computer Science and Programming in Python
Undergraduate
6.006
Introduction to Algorithms
Undergraduate
18.01SC
Single Variable Calculus
Undergraduate
6.00SC
Introduction to Computer Science and Programming
Undergraduate
6.034
Artificial Intelligence
Undergraduate
6.042J
Mathematics for Computer Science
Undergraduate

图 3-5　麻省理工学院 OCW 官网（http://ocw.mit.edu）

7. TED（http://www.ted.com） TED（technology，entertainment and design）致力于以简短的讲座形式（一般 18 分钟左右）传播有价值的思想、创意。2002 年，Chris Anderson 开始运营 TED 大会。2006 年，TED 将多年录制的讲座视频上传至网络供全世界免费观看，引起全世界网络用户的热烈反响。截至 2018 年 3 月，TED 官方网站上已经收录了 2700 多个讲座视频。其中，发布于 2006 年的 Ken Robinson 的讲座“Do schools kill creativity?”被观看次数已经达到 5000 万次。目前已有部分视频被翻译成中文字幕，用户可以在网易公开课观看（图 3-6）。

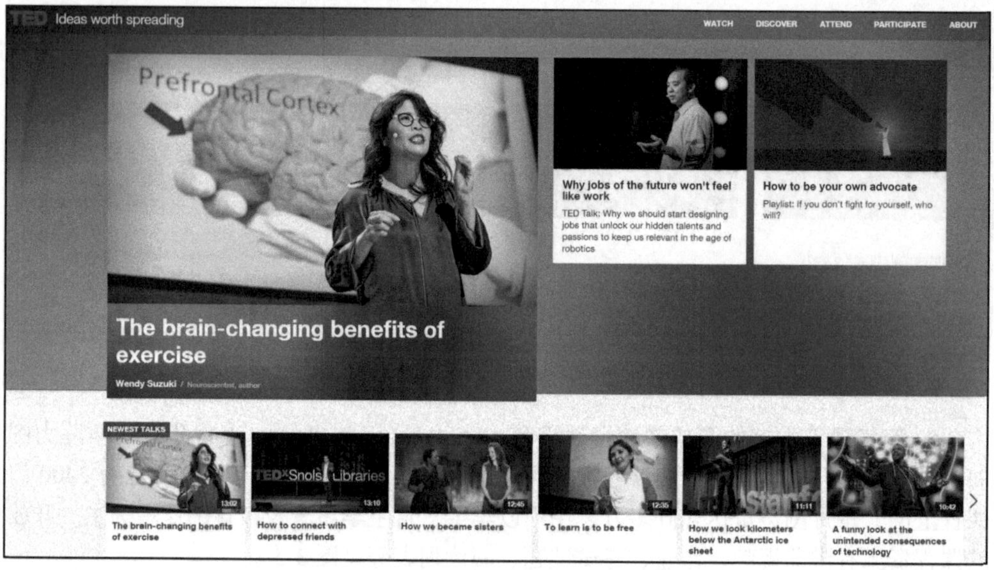

图 3-6 TED 官网

8. 其他资源 纵观全球在线课程的建设特点发现，提供课程资源的主力是高等院校，各个平台都力求争取更多的高校参与。因此，获取国外在线课程资源的另一途径是直接到高等院校官方网站查找该校的在线课程平台，如哈佛在线学习平台（https://online-learning.harvard.edu/），汇总了哈佛大学开设的各种课程或资源。

（二）国内主要在线课程资源

1. 网易公开课（https://open.163.com/） 2010 年首次引入国外的公开课视频，得到中国网民的热烈欢迎，可以说网易开了商业网站首次切入在线课程并取得重大成功的先例。目前，网易公开课已成为一个传播分享世界一流教育资源的综合型平台，移动端用户数量超过 4300 万。目前网站提供国际国内名校视频公开课、可汗学院、TED、中国大学 MOOC 等资源。平台下设了面向职业的网易云课堂，以及与高等教育出版社联合举办的中国大学 MOOC 等子平台。网易公开课已经成为国内获取在线课程的首要平台（图 3-7）。

2. 中国大学 MOOC（http://www.icourse163.org） 由高等教育出版社联合网易推出的在线课程平台，承接国家精品开放课程。国家精品开放课程是国家精品课程项目的高级阶段，初期的精品课程主要以建设资源和上网为主。2011 年 11 月，《教育部关于国家精品开放课程建设的实施意见》发布后，精品课程项目开始进入开发 MOOC 式在线课程的新时期。学员在中国大学 MOOC 平台学习了某门课程后可以获得教师签名证书。目前，平台合作高校已达 183 所，共有 1300 多门课程上线（图 3-8）。

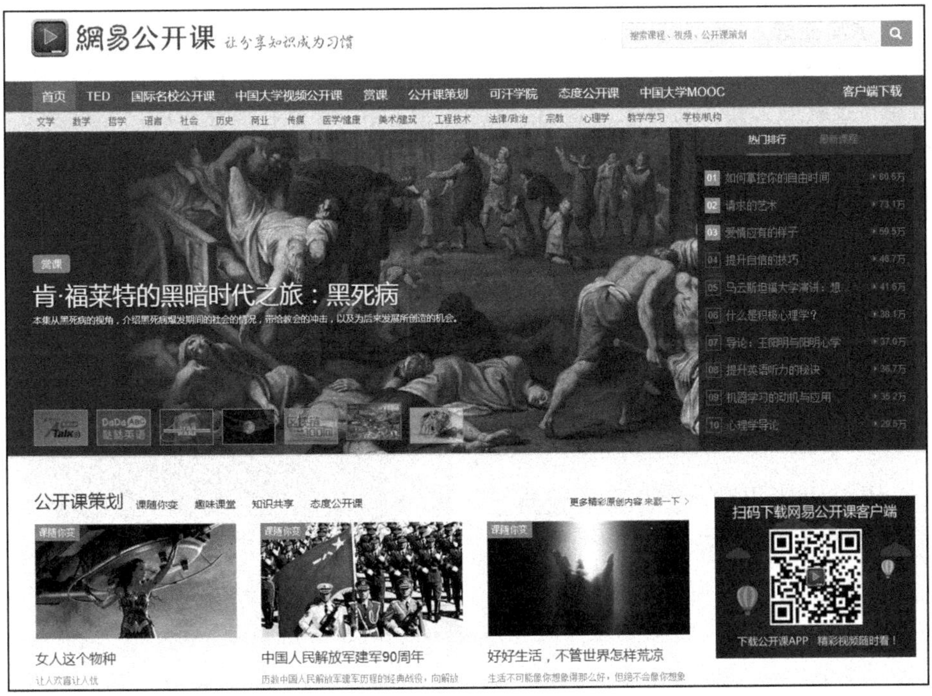

图 3-7　网易公开课

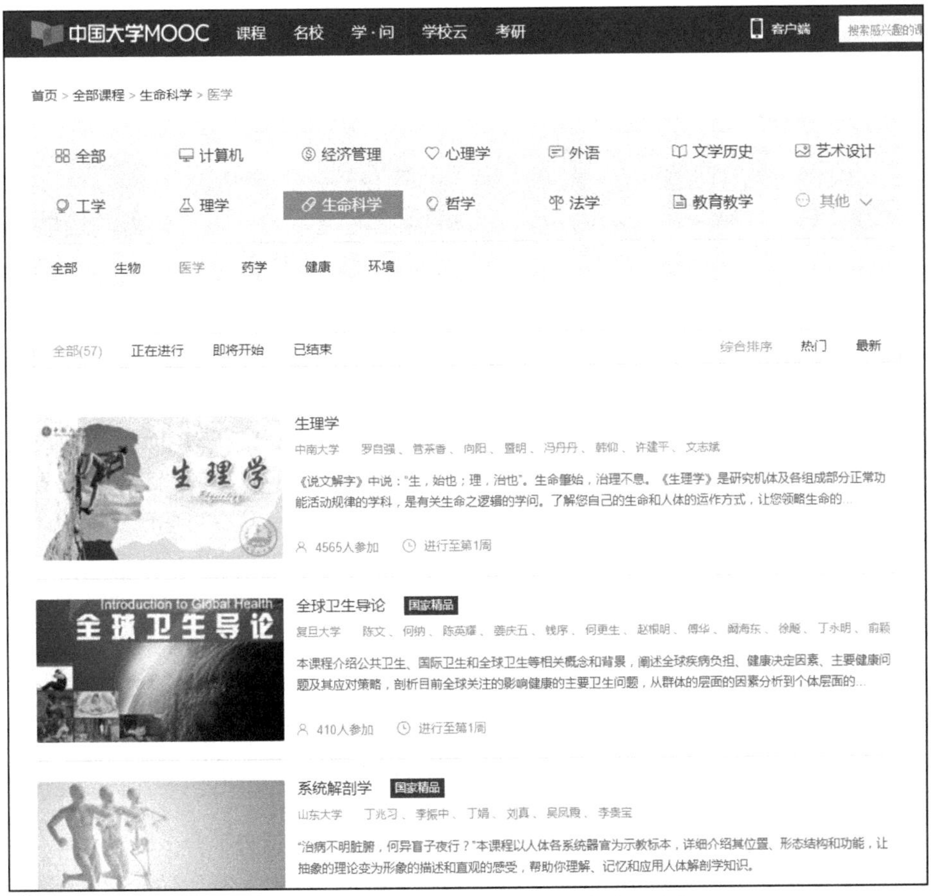

图 3-8　中国大学 MOOC 平台部分课程列表

3. 学堂在线（http://www.xuetangx.com） 由清华大学于 2013 年 10 月发起建立的精品中文 MOOC 平台，现由清华控股所属慕华教育公司出资设立的子公司北京慕华信息科技有限公司负责开发与运营。截至 2017 年，学堂在线注册用户超过 900 万，上线课程 1300 门。2014 年，学堂在线获得 edX 平台课程在中国大陆的唯一官方授权（图 3-9）。

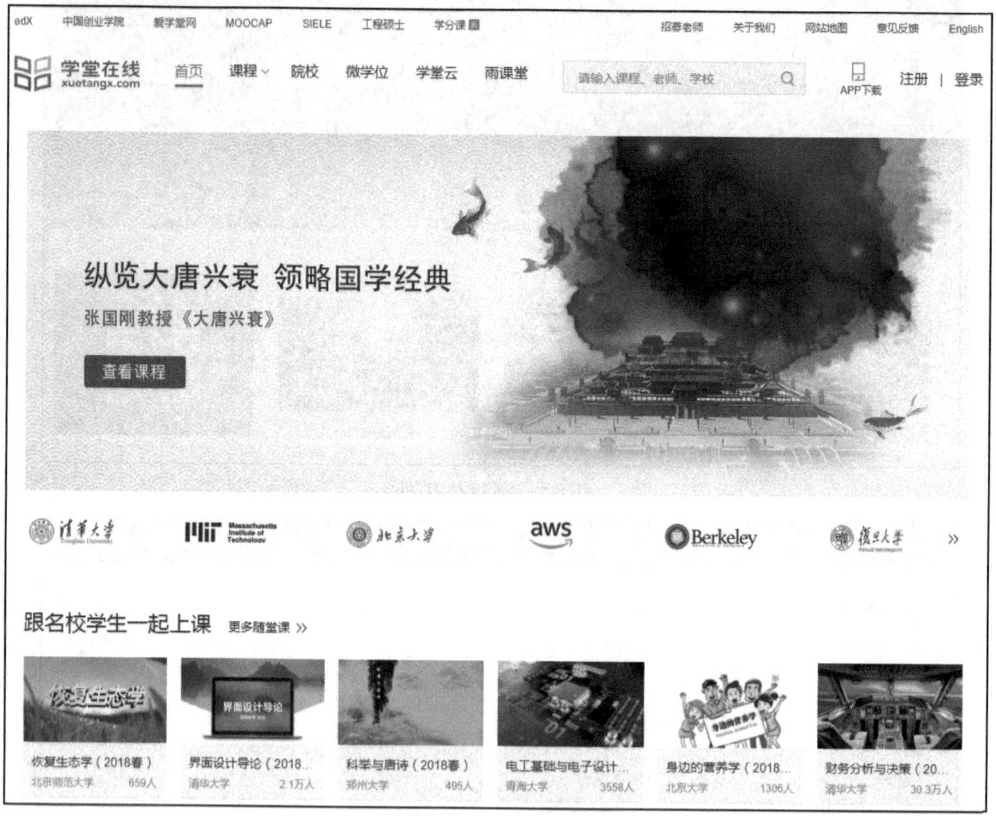

图 3-9 学堂在线官方网站

4. 华文慕课（http://www.chinesemooc.org） 是北京大学在阿里巴巴集团支持下开发的新一代网络课程发布和运行平台，以开放、公益为宗旨，践行学习免费的理念，任何人任何时候在任何地点都可以自由学习。北京大学于 2013 年启动"北大网络开放课程"建设项目，计划在 5 年内完成 100 门开放课，2017 年底，这一目标已经完成。北京大学不仅在 edX、Coursera、学堂在线平台上发布在线课程，还建立了北京大学自己的在线课程平台——华文慕课，目前是北京大学在线课程的主要发布平台。北京大学开设的所有在线课程，均可以在北大慕课查看（http://mooc.pku.edu.cn）（图 3-10）。

5. 人卫慕课（http://www.pmphmooc.com） 2014 年，人民卫生出版社联合 50 余家国内一流医学院校及中华医学会、中国医师协会等协会主持共同发起建立中国医学教育慕课联盟。人卫慕课是联盟共建的中国医学教育慕课平台。截至 2018 年 3 月，平台收录 MOOC 课程 90 余门，视频公开课 1000 余个。

6. 其他平台 除了上述平台外，国内还有很多获取在线课程平台，如智慧树、好大学在线、浙江省高等学校精品在线开放课程共享平台等。

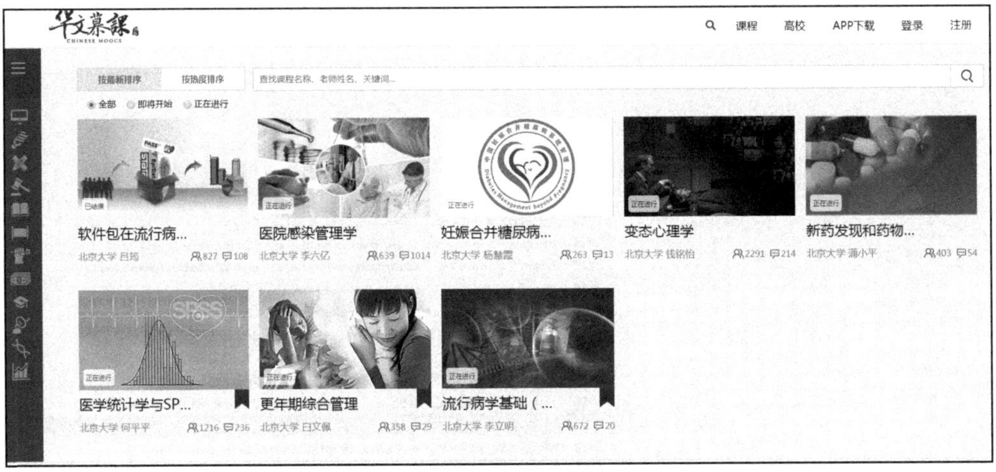

图 3-10　华文慕课医学类课程一栏

第二节　文献管理工具

为了高效利用文献，需要借助一些文献分析、管理工具辅助检索、分析、阅读、管理和写作。文献管理工具的功能一般包含以下几个方面：

统一检索：各种类型的多个文献数据库虽然能够满足用户多样化的信息需求，但也给用户带来了一些负担。例如，为了全面了解国内外有关“小儿肝母细胞瘤”的相关文献，研究者需要在中国生物医学文献数据库、万方、维普、CNKI、PubMed 等多个数据库之间不停切换或跳转。为了解决这一问题，对于一些简单的检索，多数文献管理软件都支持在文献管理软件里实现对多个数据库的跨库检索。

批量下载全文：在利用 PubMed、CNKI 等数据库进行检索时，发现无法批量下载文献全文，研究者需要逐条文献去下载全文。诸如 NoteExpress 的文献管理工具可以实现批量下载全文的功能。

文献题录管理：经过长期的积累，用户应该形成属于自己的文献数据库，以便对文献题录进行保存、查重、阅读、检索等。因此，文献管理工具的题录管理功能应该包括：

（1）批量在线下载文献题录，从数据库导入题录数据，甚至手工添加题录等。

（2）对个人数据库进行查重、排序、检索、删除、统计分析等。

（3）对文献进行记笔记功能，并可导出或查找个人笔记等。

辅助写作：在科研论文写作过程中，作者需要不断根据相关要求批量修改参考文献格式，手动修改难免会出错，特别是对参考文献数量较多的长文档。文献管理工具一般提供了参考文献格式的一键修改功能，可以大大提高写作效率。

一、NoteExpress

（一）NoteExpress 的介绍

NoteExpress（http://www.inoteexpress.com）是由北京爱琴海乐之技术有限公司开发的面向高等院校、公共图书馆、科研院所、科研人员等的个人或机构知识管理及文献管理工具，是常用的中文文献管理工具之一。版本分为个人版和集团版，用户可以根据需要下载相应版本使用（图 3-11）。

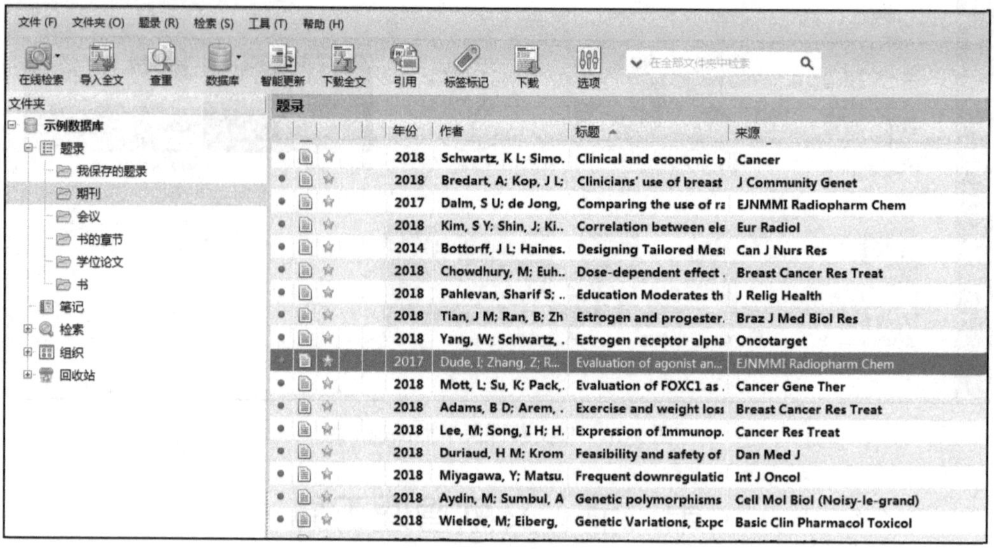

图 3-11 NoteExpress 的界面

（二）NoteExpress 的主要功能

1. 保存和搜集文献题录 NoteExpress 是通过题录实现对文献的管理，用户建立好属于自己的题录数据库后就可以导入题录。NoteEpress 提供了直接从各专业数据库中导出检索结果（如果数据库没有提供 NoteExpress 格式的题录，则需要在 NoteExpress 选择过滤器）、直接通过 NoteExpress 在线检索导入、全文导入和手工录入 4 种方式。

2. 题录管理功能 导入题录后，用户已经有了属于自己的文献数据库了，为了更加有效地利用文献，NoteExpress 提供了丰富的题录管理功能。

（1）题录查重：在检索各种数据库并将检索结果导入 NoteExpress 的过程中，难免会导入重复的题录，NoteExprees 提供了查找重复题录并删除的功能。

（2）题录检索：撰写论文时，经常会“突然”想到一篇看过的文献，但又不知道是哪篇，但只要还记得该篇文献的一些“检索点”，如题名中的一个关键词、作者或是单位等，都可以利用 NoteExpress 提供的本地检索功能找到该文献。同时，还可以将该检索结果保存下来，以后新加入的符合该检索表达式的文献会自动添加到该文件夹中。

（3）笔记功能：在阅读文献过程中，随时可能会有一些想法、心得，可以利用 NoteExpress 及时把它记下来（可自动与该篇文献建立链接），在撰写文献时可以搜索相应的笔记并导入 word，大大提高论文撰写效率。

（4）批量下载全文：在具体的数据库中检索文献时，只能逐篇下载文献的全文，如 PubMed、CNKI，费时费力。NoteExpress 提供了全选或多选题录，然后点击右键“下载全文”功能，实现批量下载全文。

3. 文献分析与统计 专业数据库虽然提供了检索结果的统计与分析功能，但还是不能满足科研人员的有些需求。例如，想对来自多个数据库的某个专题文献集合进行统计分析，以了解该方向的研究热点、核心期刊及核心作者等，此时，NoteExpress 可以帮助用户实现对文件夹的统计。

4. 辅助写作　是文献管理的核心功能，NoteExpress 也不例外，提供了插入引文、插入笔记、格式化引文、选择参考文献样式，甚至自定义参考文献样式等功能。NoteExpress 提供了多种国际国内学术期刊、学位论文等的格式规范，论文撰写者只需在 word 中插入参考文献后点击格式化便可批量格式化参考文献。

二、其他文献管理工具

1. EndNote（http://www.endnote.com）　最负盛名的文献管理工具，由 Clarivate Analytics（原 Thomson Reuters 的知识产权与科技事业部）开发，目前桌面版最新版本为 EndNote X8，官网提供 30 天的试用版本。EedNote 提供的功能主要有：①创建可检索的个人文献数据库。②为题录添加全文、图片、音视频等各种类型的附件。③EndNote 支持多终端文献同步，用户可以随时在桌面版、在线版及 iPad 之间同步个人文献。④支持文献分享，EndNote 可与研究团队共享参考文献。⑤辅助写作。在撰写论文时可随时查找文献、图片等并在指定位置插入，并生成相应格式的参考文献，也可根据需要格式化生成相应期刊要求的参考文献格式。

2. RefWorks（http://www.refworks.com）　是 ProQuest 的新一代文献管理工具，旨在为科研人员、图书馆等提供文献管理与科研写作等科研辅助服务。其中，为针对科研人员提供的功能有文献检索与导入，管理文献题录，分享题录与协助写作，参考文献引用等辅助写作功能。

3. CNKI E-Study（http://elearning.cnki.net/）　E-Study 是中国知网（CNKI）开发的数字化学习与研究平台。提供文献一站式阅读与管理，阅读检索笔记等管理，写作与排版及辅助投稿等功能。新版（3.2.1 版）支持云端同步，用户可以用 CNKI 账号同步学习单元（文件夹、题录、笔记等）及题录全文等。

4. 医学文献王（http://refer.medlive.cn/）　由北京医脉互通科技有限公司推出的面向医生、医学科研人员的个人文献管理工具。2004 年推出第 1 版，目前最新版为第 5 版。除了常规的文献管理功能外，医学文献王还提供中英主题词自动匹配、影响因子查询、汉化辅助等特色功能。

第三节　辅助学习工具

学习是人类获取知识或习得技能的认知过程，在这个过程中可以借助科学的辅助学习工具以提高学习效率。例如，可以借助云笔记随时随地记录灵感、心得、课程笔记、会议记录等，以及利用计算机技术实现对笔记内容的搜索、整理、分享及永久保存，形成属于自己的第一手零次文献数据库，为创新打好基础。还可以借助图文结合、层次分明的思维导图工具，辅助思考及记忆，大大提高学习效率。

一、云笔记

（一）有道云笔记

有道云笔记是网易旗下的北京网易有道计算机系统有限公司于2011年6月推出的个人和团队管理知识与笔记文档的应用，拥有 3G 初始免费存储空间，并能够实时增量同步。有道云笔记提供一站式记录学习、工作、生活中的点滴，也可以收藏微博、微信、网页等的精彩内容，建立属于自己或团队的一手资料库。同时，有道云笔记提供 PC、网页、移动端的云同步，实现随时随地记录。

1. 注册与登录 有道云笔记提供 PC 端（Windows、Mac）、网页版、移动端（Android、iPhone、iPad）几个版本，用户可以在官方网站（http://www.note.youdao.com）下载或使用，移动端在相应 APP 平台下载，注册好账号即可使用（图 3-12）。

2. 新建文件夹及笔记 有道云笔记可以自建文件夹，有系统默认的文件夹，另外新建于手机的文件会被默认放于“来自手机”的文件中，收藏于微信的资源会被放于“我的资源-微信收藏”文件夹中，以此类推。新建笔记直接点击新建按钮即可，可以新建笔记、Markdown（一种轻量级所见即所得的标记语言）、文件夹、导入 word 等。

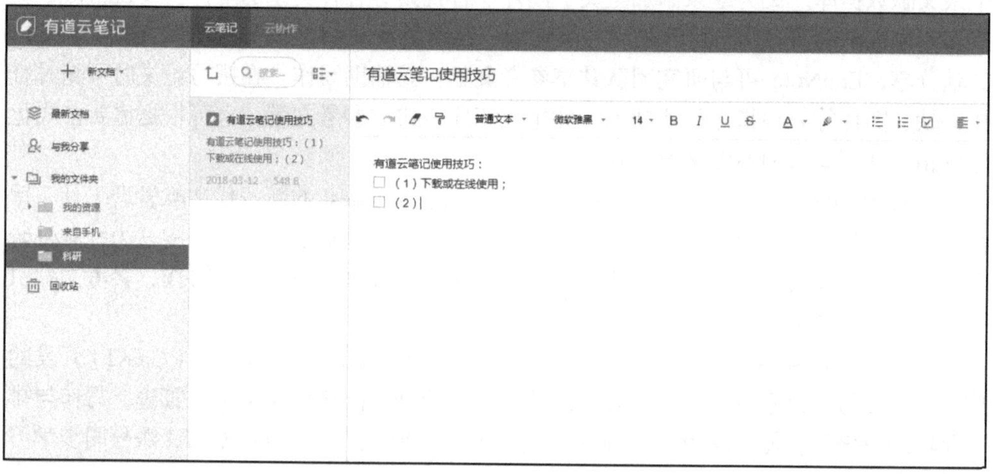

图 3-12 有道云笔记网页版界面

3. 记录笔记 有道云提供文字、图片、录音、手写、涂鸦等多种记录方式，提高记笔记的效率。值得注意的是，有道云笔记支持语音录入，即不方便打字时，用语音速记可同时保存语音和文字笔记；也可对 PDF、图书等进行 OCR 识别，提高输入效率。

4. 分享或协同编辑 可以将写好的、收藏的笔记与他人分享，也可以邀请他人一起协同编辑笔记，共同完成任务。

（二）其他云笔记

1. 印象笔记（http://www.yinxiang.com） 是著名知识管理软件 Evernote 在中国本土化后的产品。产品的宗旨是“让每个人都能记录生活中的每一段时刻、每一个灵感、每一次心动，每一次经历”。用户可以随时随地利用各种终端记录点滴灵感、待办清单、会议记录、学习心得、听课笔记等。印象笔记也支持收藏来自网络诸如微信、微博、网页等资源。同时，作为云笔记，也可以与他人共享笔记，合作完成团队任务。

2. 为知笔记（http://www.wiz.cn） 是北京我知科技有限公司开发的基于轻文档的个人知识管理与团队协作服务工具。提供一键收藏微信、网页、微博等碎片化信息功能，以及诸如文字、清单、图片、语音等多渠道记录的功能。支持 Markdown 所见即所得的编辑，制作复杂的文档。提供丰富的保存、整理和查找等笔记管理功能。与其他云笔记一样，提供共享、写作等团队服务。

二、思维导图

思维导图由著名的“记忆之父”东尼博赞提出并推广，是一种通过可视化的图形同时发挥人的左右脑进行记忆的扩散式思维模式，因此也被称为心智图。思维导图现已被广泛用于教育、商业等领域。尤其在头脑风暴、项目管理、决策支持、演讲汇报、教育教学等领域。

思维导图的绘制非常简单，只需一张纸、一支铅笔（最好还有几只不同颜色的铅笔）、大脑及想象就可以绘制出一张完美的思维导图。当然，现在可以借助一些思维导图软件轻松绘制更加精美的思维导图。

（一）XMind

XMind 是一款简单易用的思维导图及头脑风暴软件，最新版本为 XMind 8，可在官方网站下载（http://www.xmind.cn）。XMind 拥有来自全世界的上百万用户，用户可以使用 XMind 完成思维导图、甘特图、头脑风暴等心智图的创建，可以帮助用户可视化创新灵感，提高学习工作效率。

利用 XMind 创建一个思维导图，只需要几个步骤即可完成：

（1）打开 XMind 并新建空白图或模板：新建空白文档可以直接新建默认的思维导图，也可以选择平衡图、组织结构图等类型的导图。同时，XMind 提供了大量的模板供用户选择，用户只需选择一种打开，在此基础上修改自己的思维导图（图 3-13）。

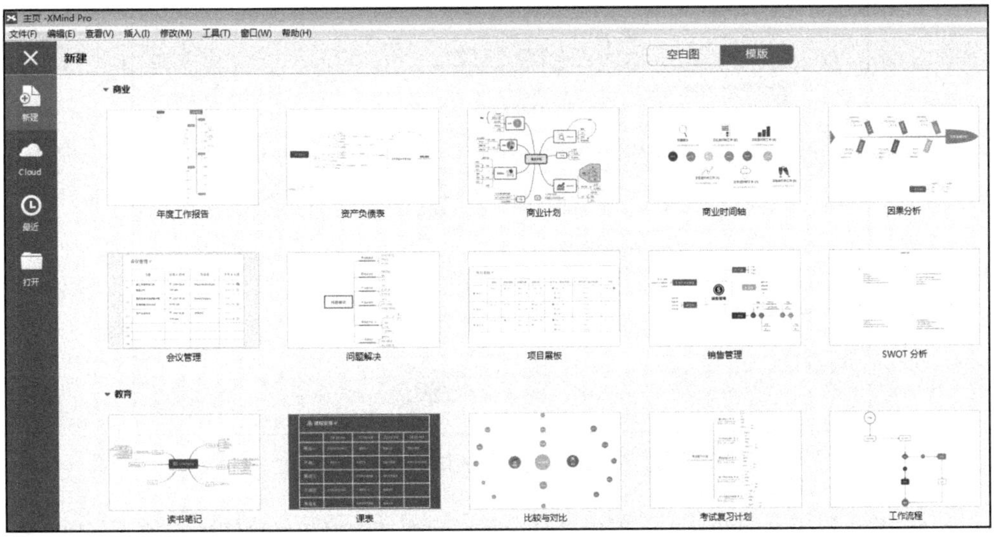

图 3-13　XMind 8 提供的模板

（2）插入子主题及编辑子主题信息：XMind 提供了多种添加主题（子主题、副主题、前后主题）的方式，在选中目标主题节点后可以通过右键、菜单栏或工具栏添加相应的主题（图 3-14）。

（3）添加主题附加信息：有时需要在主题上添加一些附加信息，如图片、图标、超链接、星级等权重、标签、批注等。XMind 提供了从右键添加图标、图片等，工具栏添加标签、批注及语音等功能。

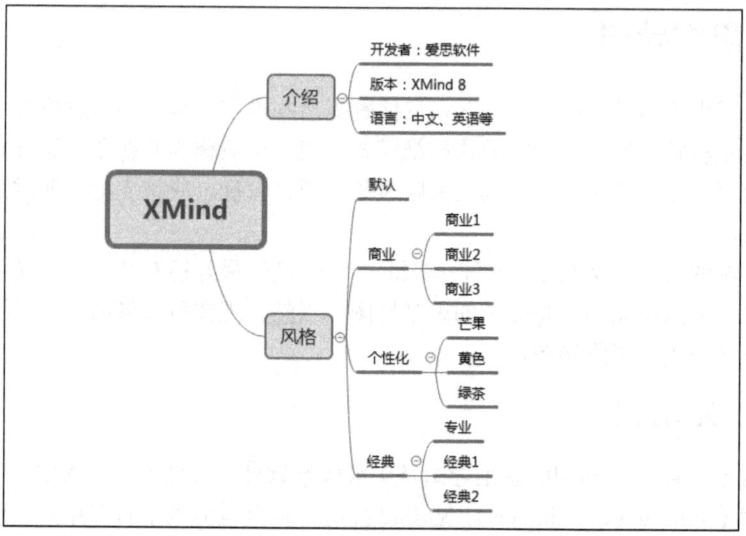

图 3-14 插入主题

（4）添加联系线：在绘制思维导图时，会发现主题与主题之间、主题与附加信息之间、附加信息与附加信息之间都会产生各种联系。XMind 利用可视化虚线用以直观呈现这种联系（图 3-15）。

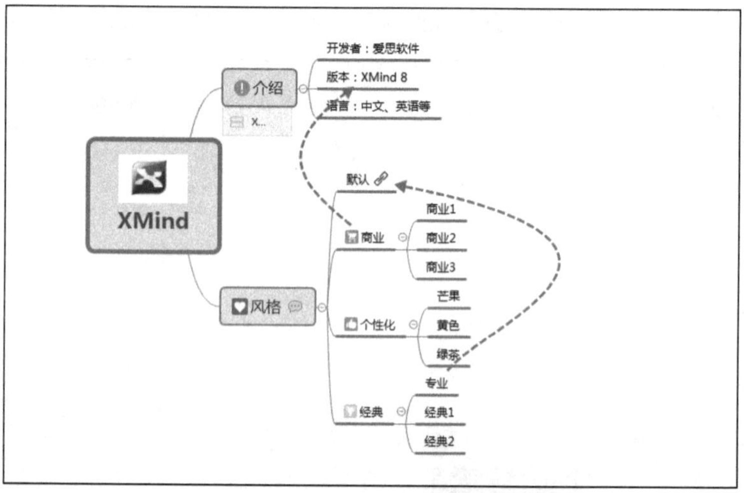

图 3-15 添加主题附加信息及联系线

（5）美化思维导图并导出：可以通过画布格式选项卡对思维导图进行美化，如选择背景颜色、背景墙纸、显示图例、线条渐细和渐变色效果等。绘制完成检查无误后便可导出思维导图了。XMind 提供了丰富的导出格式，目前提供的格式有文档（文本文件、HTML、Word、PDF 等）、甘特图、图片、其他思维导图（如 Mindjet MindManager 格式）、演示文件（如 PPT）和表格文件等格式（图 3-16）。

（二）其他思维导图工具

1. Mindjet MindManager（http://www.mindjet.com） 是一款经典的思维导图工具。主要应用场景包括以下几个方面：

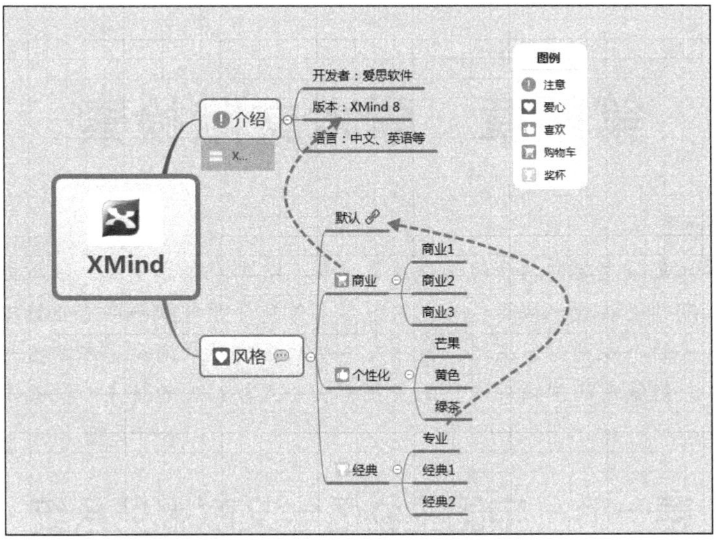

图 3-16　美化思维导图

（1）利用诸如头脑风暴等模式协助思考与理解，以激发创新思维。

（2）以视觉的、动态的方式组织会议、演讲，大大提高个人和团队任务完成效率。

（3）在组织成员间及组织内部创造知识、传递知识和利用知识，是高效的个人和团队知识管理工具。

（4）撰写各种计划书、流程图等，也可利用诸如甘特图等进行项目管理或任务管理。

2. iMindMap　一款集头脑风暴与思维导图于一体的个人和团体知识管理工具。除了常规的思维导图功能外，iMindMap 还支持手绘功能，提供多种手绘风格的模板，也可创建 3D 导图。

3. 百度脑图（http://www.naotu.baidu.com/）　一款百度推出的简单、易用的免安装、云存储、可分享的在线思维导图网站（图 3-17）。

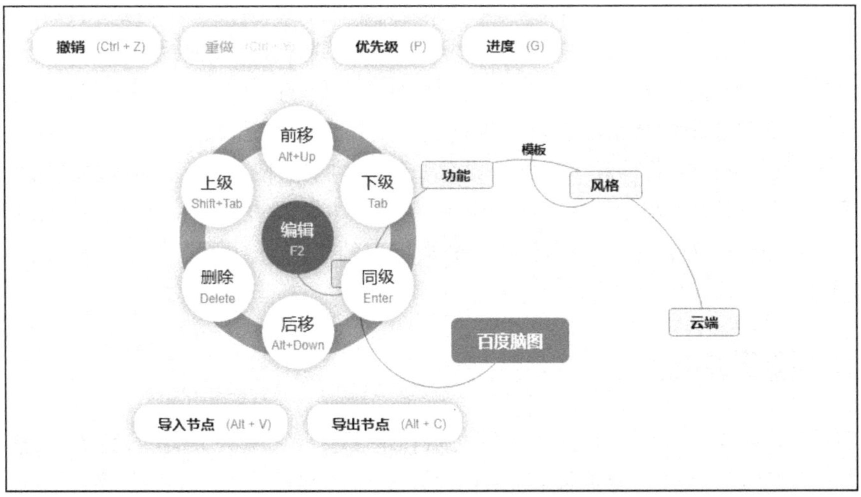

图 3-17　百度脑图操作界面

（黄　成）

第四章　学术文献检索

【内容提要】

常用的学术文献主要包括传统的纸质文献和网络学术信息资源，纸质文献包括学术专著、教材、期刊、实验记录资料等；网络学术信息资源包括一些专业数据库和科学家与其他专业人士的个人网站、微博、微信及一些权威的学术网站。本章主要依据医学信息需求特点，介绍常用的国内外专业的文摘型和全文数据库的特点、检索规则和检索技巧等。

第一节　中国生物医学文献服务系统

一、基本情况

中国生物医学文献服务系统（SinoMed，http://www.sinomed.ac.cn）由中国医学科学院医学信息所开发研制，是集检索、免费获取、全文传递、学术分析于一体的生物医学文献服务系统。在中国生物医学文献数据库（CBM）基础上，增加了中国医学科普文献数据库、北京协和医学院博硕学位论文库、西文生物医学文献数据库、英文文集汇编文摘数据库、英文会议文献数据库、俄文生物医学文献数据库、日文生物医学文献数据库。其核心库——中国生物医学文献数据库收录 1978 年以来 1800 余种中国生物医学期刊及汇编、1000 余万篇会议论文的文献题录，新增 1989 年以来的中文参考文献 610 余万篇；中国医学科普文献数据库收录 2000 年以来国内出版的医学科普期刊近百种，文献总量达 39 万余篇，重点突出与医学健康有关的内容；北京协和医学院博硕学位论文库收录 1981 年以来协和医学院培养的博士、硕士研究生学位论文。

SinoMed 系统的多个数据库检索功能相似，可以选中多个数据库进行跨库检索，也可只针对某一个数据库进行检索。本节内容以使用广泛的 CBM 为例讲解检索方法。

CBM 的全部题录均严格依据标引规则进行主题标引和分类标引，严格规范的数据处理保证了信息检索的准确性和全面性，是该数据库的重要特色之一。主题标引的依据为《中文医学主题词表（CMeSH）》和《中国中医药学主题词表》，CMeSH 是由 NLM 编制的《医学主题词表（MeSH）》中文译本；分类标引的依据为《中国图书馆分类法·医学专业分类表》。

二、检索功能

CBM 的检索整体功能包括基于来源文献和基于参考文献两大类型，其中“快速检索”“高级检索”“主题检索”“分类检索”“期刊检索”“作者检索”“机构检索”“基金检索”都是一般意义上基于来源文献的检索，“引文检索”提供了基于参考文献或者引用文献信息的检索途径。

CBM 检索规则支持布尔逻辑算符，包括 AND（逻辑“与”）、OR（逻辑“或”）、

NOT（逻辑“非”），可通过圆括号改变优先运算顺序，运算顺序为（）>NOT>AND>OR，例如输入检索式：（心脏病 OR 高血脂）AND 饮食疗法，则优先运算括号中的 OR，后运算 AND。检索式支持单字通配符（?）和任意通配符（%）检索，通配符的位置可以置首、置中或置尾。例如，输入“?膜炎”，可检索出含有角膜炎、结膜炎、腹膜炎、脑膜炎等词的记录；输入“早期%癌”，可检索出含有早期肺癌、早期胆囊癌、早期食管鳞癌等词的记录。在检索含有特殊符号的检索词或特定短语时，可用英文半角双引号（“ ”）把检索词括起来，表示该短语不可分割。例如，输入“流感疫苗”，就不会拆分成流感和疫苗进行检索。

1. 快速检索　是 CBM 默认的检索途径，根据输入的检索词在全部字段中执行智能检索。智能检索是系统自动将用户输入的检索词转换成表达同一概念的一组词进行查询，是基于自然语言的主题概念检索。如输入“艾滋病”，智能检索将自动检出相应字段包“艾滋病”和“获得性免疫缺陷综合征”的所有文献。快速检索可以检索单个或多个检索词，若用空格间隔系统默认为“AND”关系。在前次检索结果的基础上，进行“二次检索”，表示两个检索词之间行“AND”运算（图 4-1）。

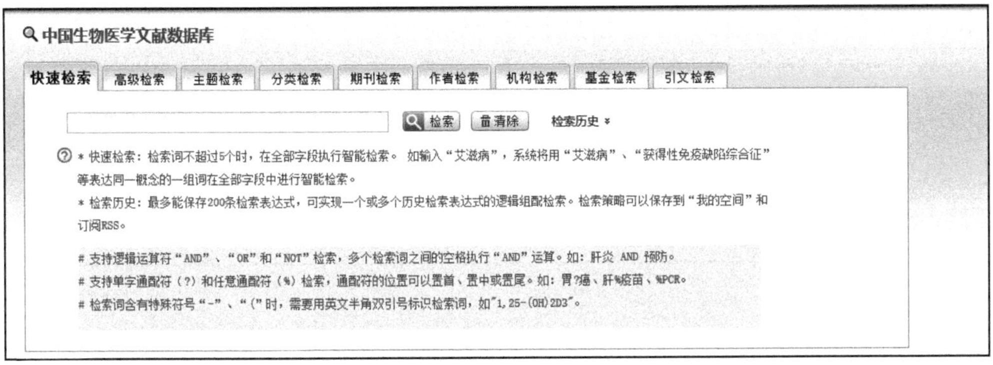

图 4-1　快速检索界面

2. 高级检索　是指通过构建逻辑表达式，将不同字段和检索词组合进行检索。

检索步骤：

（1）选择检索所需要的字段。可检索的字段有“常用字段”“全部字段”“中文标题”“英文标题”“摘要”“关键字”“主题词”“作者”“刊名”“ISSN”等。系统默认选择“常用字段”，包含“中文标题”“关键词”“摘要”和“主题词”字段。

（2）在所选字段后的检索框中输入检索词，多个检索词之间可以选择相应的逻辑算符，点击“发送到检索框”，系统默认“智能检索”。

（3）可以根据检索需要限定出版时间范围、年龄组、性别、研究对象类型等，点击“检索”按钮（图 4-2）。

3. 主题检索　是 CBM 的主要特色之一，指利用经过标引后的主题词和副主题词进行检索，通常情况下可提高查全率和查准率。需要注意的是，因为完成主题标引工作需要一定的时间，常常有少量最新文献没有来得及人工标引审核，利用主题检索查找最新文献时最好结合其他检索方法进行补充。

检索步骤：

（1）确定主题词：在检索入口选择“中文主题词”或“英文主题词”，输入相应的检索词或片段进行检索。还可以使用主题导航选择对应的主题词，浏览该主题词的中英文名称、树状结构号、标引注释、主题词详解等。部分主题词之间存在着上下位关系，如主题词“肺炎”的下位词包括“肺炎，吸入性”“肺炎，病毒性”等，选“扩展检索”，指对该主题词及其下位主题词进行检索，“非扩展检索”则仅限于当前主题词“肺炎”（图 4-3）。

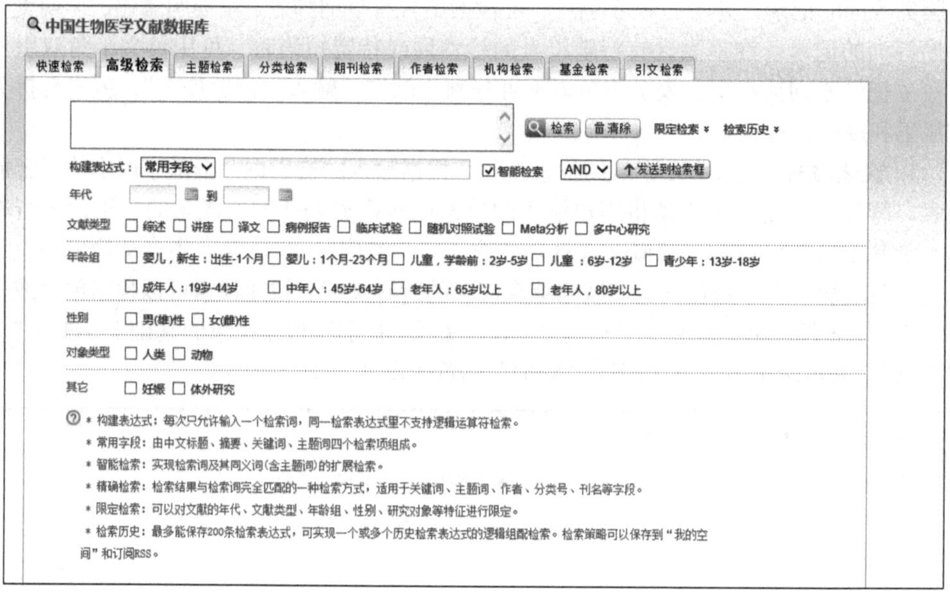

图 4-2 高级检索界面

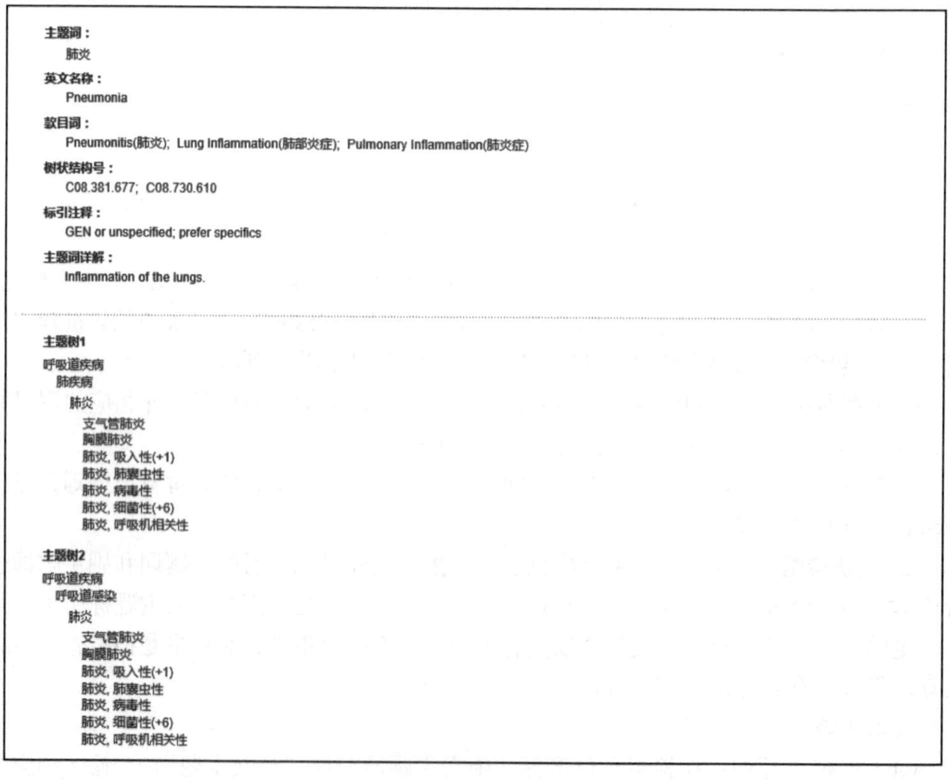

图 4-3 主题词树状结构

（2）选择副主题词：是指对主题词加以限定，可以得到与主题词相关的某一特定副主题词方面的文献。副主题词后的“(+)”表示该副主题词含有下位副主题词，默认选择扩展即包含下位副主题词。主题词“加权”表示主题词的重要程度，反映文章论述的主要内容。加权主题词用“*”表示，如*肝肿瘤、肝肿瘤/*治疗等。加权检索表示仅对主题词字段中加星号（*）的主要概念主题词进行检索，可提高检索结果的相关性。选定主题词后添加到右侧空白框中，然后发送到检索框自动生成检索式（图 4-4）。

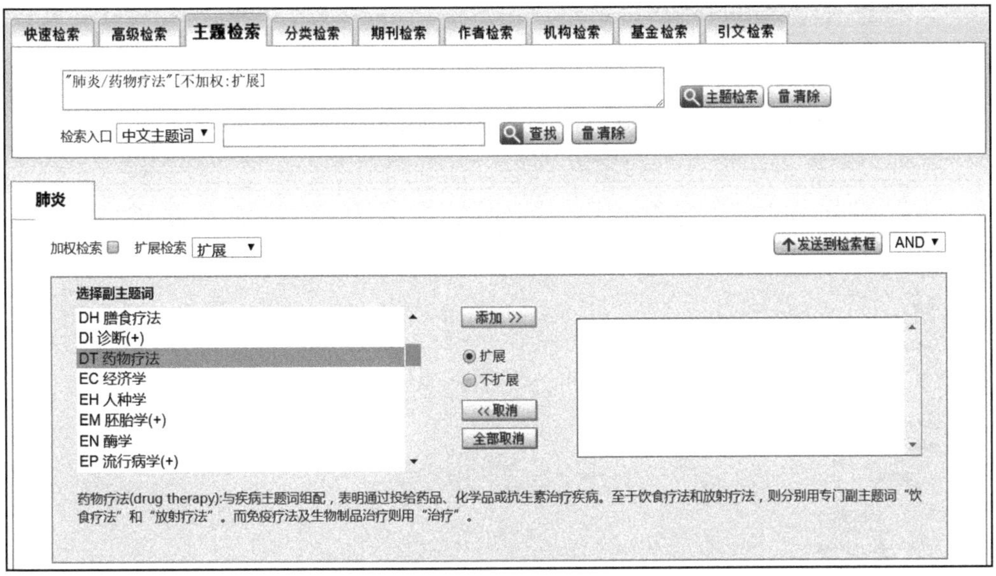

图 4-4　主题检索界面

4. 分类检索　CBM 根据《中国图书馆分类法·医学专业分类表》对收录的文献进行分类标引。分类检索是从文献所属学科的角度进行检索，具有族性检索功能，有很好的系统性和层次性。

检索步骤：

（1）在检索入口选择类名或类号，输入需要检索的类名或类号，点击“查找”按钮浏览相关的“分类表”，表中分类名与分类号相互对应，选择需要检索的分类名进入注释信息显示界面。也可以通过分类导航逐级展开，选择需要检索的类名。

（2）在选定的类名注释信息显示界面选择是否扩展检索。勾选“扩展检索”表示对该分类号及其全部下位类号进行检索，不扩展检索则表示仅对该分类号进行检索。

（3）选择复分号，系统将自动列出能够与该分类号组配的复分号，添加需要组配的复分号发送到检索框进行检索（图 4-5）。

5. 期刊检索　是指通过期刊信息检索期刊中的文献，同时可以了解期刊的详细信息，包括期刊分类、编辑部信息等。在期刊检索入口选择“刊名”“出版地”“出版单位”“期刊主题词”“ISSN”字段输入相应内容进行检索。还可以通过“期刊分类导航”或“首字母导航”查找刊名进行检索。期刊检索可生成期刊分析报告，查看期刊年度发文、引文数量。

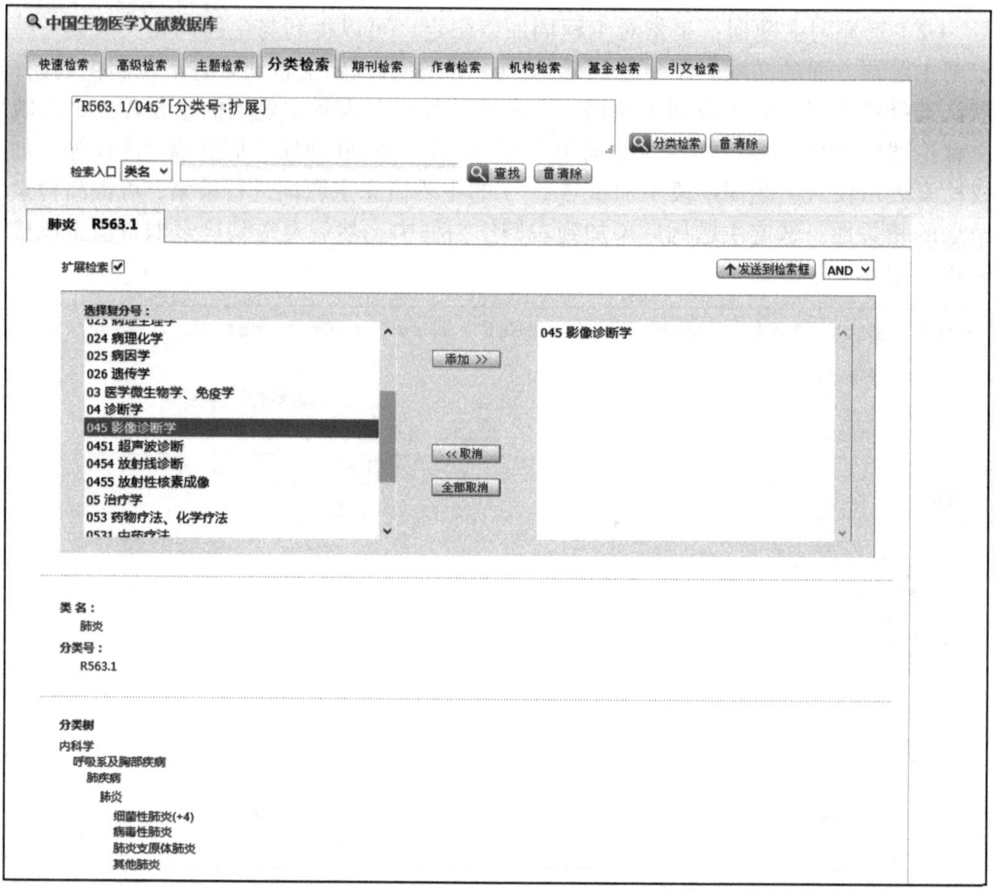

图 4-5 分类检索界面

6. 作者检索 点击“作者检索”，在检索框中输入作者名称，可以检索该作者发表的所有文献。勾选“第一作者”条件框，则仅检索该作者作为第一作者署名的文献。根据机构名称确定某一作者后，还可进行相关统计分析。具体操作步骤如下：

（1）输入作者姓名并勾选“第一作者”条件框。

（2）选择需要检索或分析的第一作者姓名，点击“下一步”按钮显示不同机构的同名作者及发表的文献量。

（3）选择需要检索或分析的第一作者所在机构（可多选）。点击“查找”按钮进行检索；点击“分析”按钮生成分析报告，报告包括“年出版文献数”“年被引频次”“主要研究领域”和“主要合作作者”。

7. 机构检索 是指通过发文作者所在机构进行检索。CBM 为了解决同一机构不同名称的问题，对发文机构进行了严格的形式规范，提高了查准率与查全率。具体操作方法有两种：在首页的“学术分析板块”点击“机构分析”进入机构检索页面，可以根据页面内“机构分类导航”或“首字母导航”逐级浏览、查找、勾选机构名称；或在机构名称的检索框中输入需要检索的机构名称，点击“查找”按钮，预览该机构名中文献数。选择机构名称可以得到相应的检索结果或机构分析报告。

8. 基金检索 是指通过文献的资助基金信息进行检索。CBM 对基金名称进行了形式规范，基金与项目相互关联，提高了检索效率与查准率。在检索入口选择“基金名称”

或“基金项目”输入相应内容进行检索。或者通过基金分类导航逐级浏览、查找，可以检索到该基金资助的文献。

9. 引文检索 可以通过“被引文献题名”“被引文献主题”“被引文献作者”等字段进行检索，并可增加“被引年代”“发表年代”“被引频次”等限定条件。此外，CBM 还可进行引文追踪或生成引文分析报告。引文追踪可以了解文献近 5 年的被引次数；引文分析报告包含年出版文献数、年被引频次、论文近 5 年被引情况（图 4-6）。

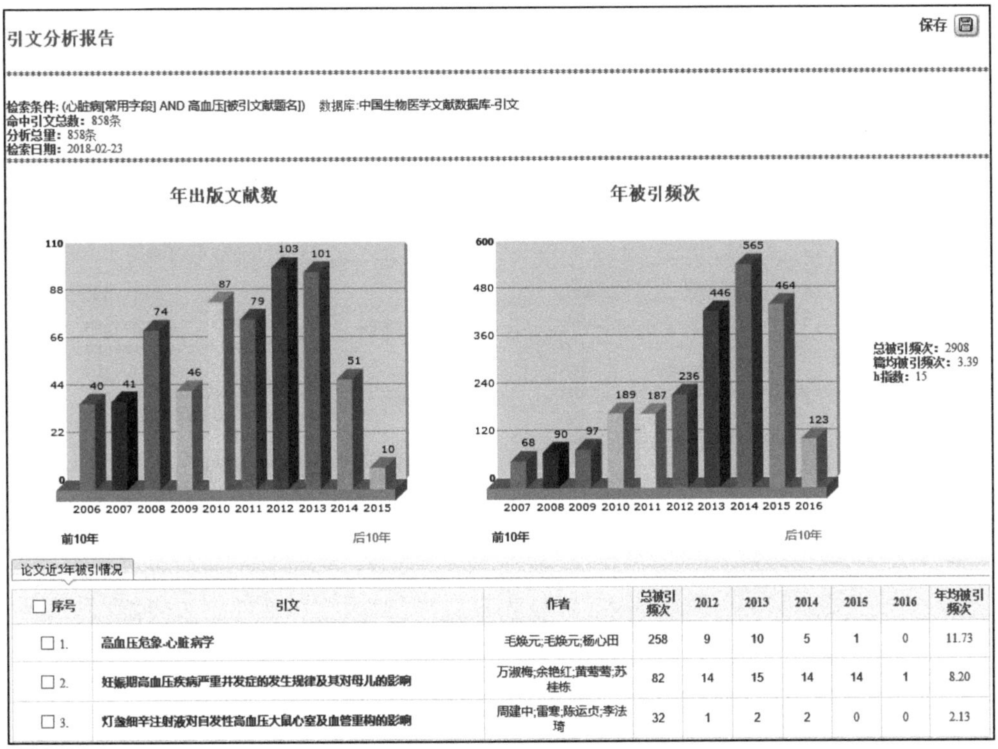

□ 序号	引文	作者	总被引频次	2012	2013	2014	2015	2016	年均被引频次
□ 1.	高血压危象-心脏病学	毛焕元;毛焕元;杨心田	258	9	10	5	1	0	11.73
□ 2.	妊娠期高血压疾病严重并发症的发生规律及其对母儿的影响	万淑梅;余艳红;黄莺莺;苏桂栋	82	14	15	14	14	1	8.20
□ 3.	灯盏细辛注射液对自发性高血压大鼠心室及血管重构的影响	周建中;雷寒;陈运贞;李法琦	32	1	2	2	0	0	2.13

图 4-6 引文分析报告

10. 链接检索 在检索结果界面，每条记录中的题名、作者、期刊、关键词等字段均可以实现链接检索。

作者链接：可以检索该作者发表的所有文献。

期刊链接：可以检索该期刊收录的所有文献。

主题词链接、副主题词链接：可以检索该主题词标引的所有文献，或仅检索该主题词与副主题词组配标引的文献。

主题链接：可以检索出按内置算法判定的该文献主题相关的文献。

关键词链接：在缺省字段检索该词。

三、聚类分析功能

点击结果聚类右侧的“统计”按钮进入聚类分析界面。可以根据“主题”“学科”“期刊”“作者”“时间”“地区”等字段对检索结果进行再聚类。每个字段系统默认显示前 10 位，最多可显示前 50 位（图 4-7）。

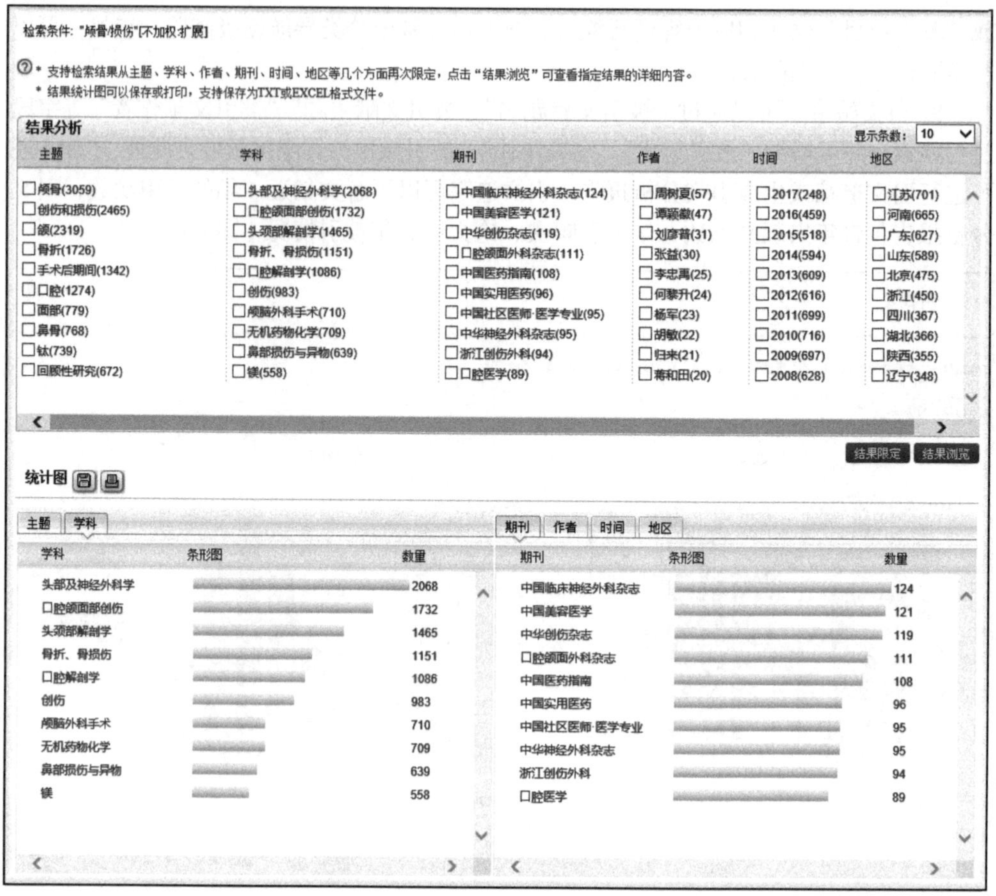

图 4-7　聚类分析界面

扩展阅读：CBM 学术分析模块

在原有检索结果聚类分析的基础上，CBM新增了引文分析、机构分析、基金分析、作者分析和期刊分析等学术分析功能。

※引文分析是CBM新增的一项重要功能，可对CBM中期刊论文的发表和被引情况进行统计分析，客观说明中国生物医学领域科技机构、人员发表论文的学术水平和影响力，辅助中国生物医学领域科技机构科研和人员的学术水平与质量评价。

※机构分析能对中国生物医学领域科技机构核心研究领域和核心学者、论文产出和被引情况进行统计分析，可用于机构科研成果的综合评价。

※基金分析通过统计基金文献的发表和被引情况，为基金资助方向、项目执行力度和资助成果影响力评价提供参考。

※作者分析目前支持第一作者的分析与评价，可了解中国生物医学领域研究学者核心研究领域、主要合作者、论文产出情况和被引用情况。

※ 期刊分析提供全面翔实的期刊内容和被引情况统计，来说明期刊论文的水平和学术影响力，可用于医学核心期刊的筛选与评价。

四、检索结果显示和输出

1. 检索历史　系统将保留已经检索过的检索式，用户可以在“检索历史”中查看，其中包括序号、检索表达式、结果数量、检索时间和检索结果推送。根据课题检索需要，在“检索历史”中，对不同序号的检索表达式再进行逻辑组合运算。按照检索时间倒序排列，检索历史最多保存最近检索的 200 个检索式（图 4-8）。CBM 推送方式包括邮件和 RSS 推送。

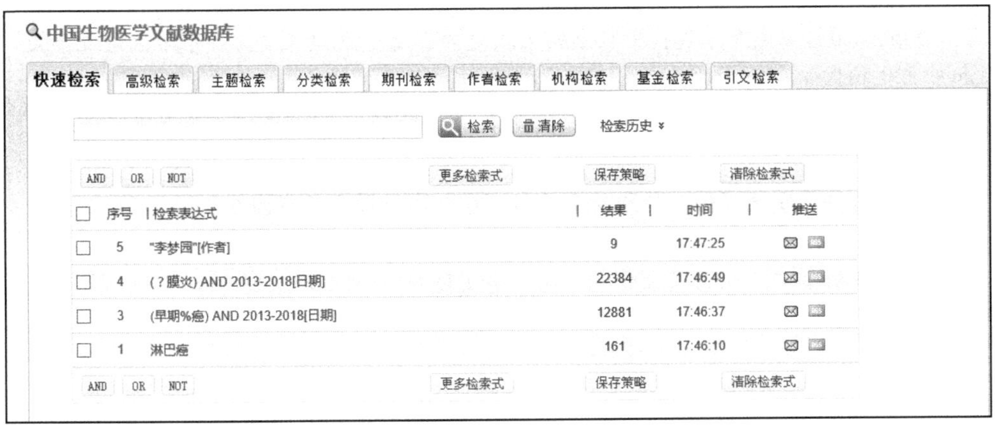

图 4-8　检索历史

2. 检索结果显示　系统将检索结果划分为“全部”“核心期刊”“中华医学会期刊”“循证文献”，默认显示“全部”检索结果。系统默认检索结果显示题录，还可以根据需要选择显示文摘；系统默认检索结果按入库时间降序排列，还可以选择“作者”“相关度”“被引频次”等字段排序。

3. 原文链接　SinoMed 检索结果可点击每篇文章标题后的 PDF 标识，系统默认链接维普科技期刊数据库，如果您所在机构已经订阅该全文数据库即可直接获取全文（图 4-9）。

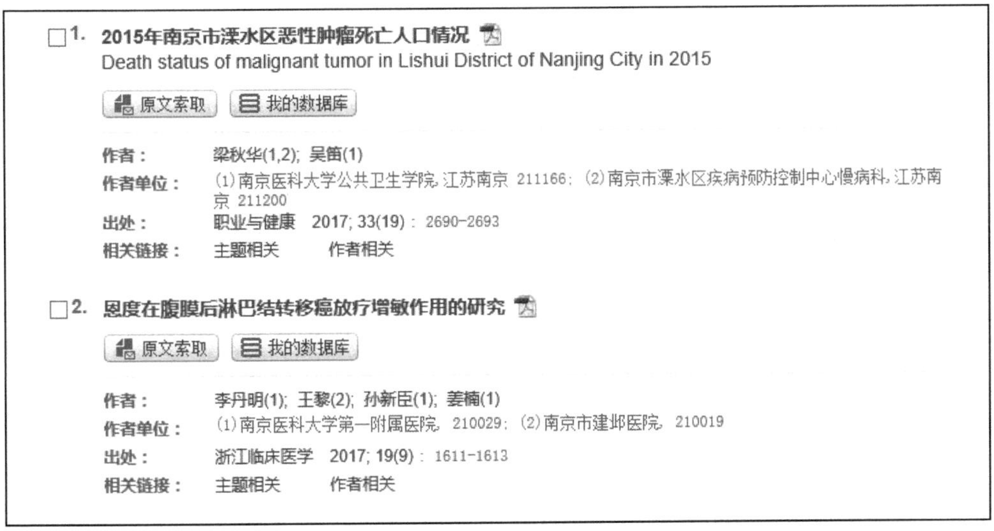

图 4-9　原文链接

4. 检索结果输出 检索结果有四种输出方式：保存、打印、E-mail、写作助手；可通过“标记记录”“当前页记录”“记录号”“全部记录”选择输出范围，单次最多输出记录500条；保存格式可以选择题录、文摘、参考文献或自定义输出字段。

5. 追踪课题研究进展 经过简单的免费注册后，可以使用CBM提供的“我的空间”，可以保存有价值的检索策略、订阅关注领域的新进展、了解特定文献被引情况，还可以对收藏的文献进行分类和标注，方便定题检索和追踪研究进展。

扩展阅读：如何获取全文包括免费全文

SinoMed的全文有三类：中文期刊文献全文、北京协和医学院博硕学位论文全文和外文生物医学期刊文献全文。

如果所在的单位订购了维普中文数据库，可通过SinoMed提供的维普中文全文链接功能。

北京协和医学院博硕学位论文全文仅可在协和校园内在线阅览。

在西文生物医学文献数据库中，点击“免费全文”分类导卡，可查找免费期刊文献线索并获取全文。点击题录信息中的“原文链接”，可选择您单位订购的外文电子期刊全文。

（任慧玲 李梦园）

第二节 PubMed

一、概述

PubMed（http://www.pubmed.gov）是美国国家医学图书馆（NLM）下属的国家生物信息技术中心（NCBI）开发的生物医学领域最重要最权威的数据库之一，由美国政府资助，面向全世界免费开放访问。

PubMed 最早可以追溯到 1879 年 NLM 出版的手工检索工具《医学索引》（Index Medicus，IM）。在 20 世纪 60 年代 NLM 为了实现 IM 文献加工、检索而开发的计算机自动化系统 MEDLARS（Medical Literature Analysis and Retrieval System），其后又进一步实现了联机检索，称为 MEDLINE。1983 年 NLM 发行了 MEDLINE 光盘版并得到广泛应用，称为医学领域最常用的数据库。随着互联网的发展，NLM 于 1997 年推出了以 MEDLINE 数据库为核心的在线检索数据库 PubMed，并免费向全世界开放。PubMed 数据库文献报道速度快，数据每天更新，检索功能强大，提供包括收费全文和免费权威链接在内的多种外部链接和个性化服务，同时也提供 NCBI 的各种内部链接，已经成为生物医学研究者不可或缺的文献信息来源。

PubMed 收录了全世界 80 多个国家和地区的 5600 多种期刊的生物医学期刊及部分在线图书的信息，截至 2018 年 3 月累计收录文献记录超过 2800 万条。PubMed 文献主要有以下几类：

1. MEDLINE 是 PubMed 的主要内容来源，收录 1966 年以来来自世界范围的 40 余种语言的 5200 多种生物医学期刊文献，现有记录超过 2400 万条，占 PubMed 收录总文献的 90%以上。其特点是所有记录都进行了深加工，依据《医学主题词表（MeSH）》

添加了规范的主题词与副主题词等，已经完成了主题标引文献，在 PubMed 中被标注为 “Indexed for MEDLINE”。MEDLINE 收录的文献中美国出版的文献占 40%以上，大约 93%是英文文献，85%有英文摘要。

2. In-process citations 对于被 MEDLINE 收录的文献，主题词与副主题词尚未添加完成，数据正在处理，PubMed 对这部分数据添加到临时性数据库中，并将其标注为 “PubMed-in process”，当数据处理完成后将会转到 MEDLINE 数据库中，其状态标签变为[Indexed for MEDLINE]。

3. Publisher-supplied citations 为了加快文献报道，PubMed 直接同步发布出版社提供的文献信息，标注为 “PubMed- as supplied by publisher”，出版商提供的文献大部分属于 MEDLINE 收录文献，其后会转为 “PubMed-in process”，不属于 MEDLINE 收录的文献，记录状态标签则保持不变或仅标注为 “PubMed”。

4. OLDMEDLINE 收录 1966 年以前出版的且尚未被 MEDLINE 收录的文献，其标注为 “PubMed-OLDMEDLINE”，这部分文献可以追溯到 18 世纪末，在检索到这部分数据时，PubMed 提供其来源于 PMC 的全文链接，可以免费查看与下载全文。

5. 其他 主要是来自于 Bookshelf 的电子图书或其章节，以及部分来自于美国国立卫生研究院（NIH）资助的研究人员提交的作者手稿、研究报告，以及 PMC 收录的免费期刊文献等信息，PMC 免费期刊在 PubMed 数据库中标注为 “Free PMC Article”。

PubMed 收录的数据中有部分记录的状态标注为 “Epub ahead of print”，这部分数据属于杂志社提供的网络优先出版的期刊文献，PubMed 提供其全文链接地址。

二、检索技术与方法

（一）检索技术

1. 自动词语匹配检索 自动词语匹配（automatic term mapping，ATM）是 PubMed 一种非常重要的检索技术，当检索词没有用双引号（“ ”）、字段限制、星号（*）等时，PubMed 将对输入的检索词按输入顺序在多个索引表（MeSH 转换表、刊名转换表、著者索引及著者姓名转换表）中进行搜索、比对、匹配。

例如，检索艾滋病的相关文献，在快速检索中输入检索词 “AIDS” 进行检索，系统会自动检索出 261 173 条文献（检索日期：2018 年 7 月 2 日），点击 “Search details” 显示的 PubMed 系统的检索表达式为 “acquired immunodeficiency syndrome” [MeSH Terms] OR（“acquired” [All Fields] AND “immunodeficiency” [All Fields] AND “syndrome” [All Fields]）OR “acquired immunodeficiency syndrome” [All Fields] OR “aids” [All Fields]。

2. 布尔逻辑检索 PubMed 支持布尔逻辑检索，其运算符号分别为 AND（或 “&”）、OR（或 “|”）、NOT。其逻辑检索的优先顺序：从左向右依次进行运算，可以使用圆括号 “( )” 来改变运算顺序。

3. 截词检索 PubMed 支持的截词检索仅为右截词检索，其截词符号为星号（*），这里星号代表 0～*n* 个字符。进行截词检索时自动关闭 ATM 功能。

4. 短语检索 PubMed 短语检索是用半角状态的双引号（“”）将短语引起来执行精确检索，或者将短语限定在指定字段。进行精确检索时，系统自动关闭 ATM 功能，不进行短语拆分。例如，表达式 “kidney allograft” 与 kidney allograft[TW]在 PubMed 中均可以执行精确检索。

5. 字段限定检索 其检索标识（表 4-1）：检索词[字段标识]，字段标识可以是全称，也可以是缩写。例如，表达式 heart disease[TI]、Pavkov ME[AU]分别表示检索文献标题中有 heart disease、检索作者为 Pavkov ME 的文献。

表 4-1 PubMed 常用字段

字段全称	字段缩写	含义
Abstract	[AB]	文摘
Affiliation	[AD]	著者单位
All Fields	[ALL]	所有字段
Article Identifier	[AID]	文献识别码
Author	[AU]	著者
Corporate Author	[CN]	合著者或团体著者
Create Date	[CRDT]	记录添加到数据库日期
Date Completed	[DCOM]	记录处理完成日期
Date of Electronic Publication	[DEP]	出版商给的电子版的出版日期
Date of Publication	[DP]	出版日期
Edition	[EN]	图书和图书章节的版本
Entrez Date	[EDAT]	文献被 PubMed 收录的日期
Full Author	[FAU]	著者全名
Gene Symbol	[GS]	基因记号
General Note	[GN]	基因注释
Grant Number	[GR]	基金号
Investigator Name and Full Investigator Name	[IR] [FIR]	对项目有主要贡献的主要研究者（PI）或合作者
ISBN	[ISBN]	国际标准书号
ISSN	[IS]	国际标准刊号
Issue	[IP]	期
Journal Title	[JT]	期刊名称
Journal Title Abbreviation	[TA]	期刊刊名缩写
Language	[LA]	语种
Last Author	[LASTAU]	最后作者
MeSH Terms	[MH]	主题词
MeSH Subheading	[SH]	副主题词
MeSH Major Topic	[MAJR]	主要主题词
Pagination	[PG]	页码标注
Pharmacological Action	[PA]	药理作用
Place of Publication	[PL]	期刊出版地
Publication History Status	[PHST]	出版物历史状态
Publication Type	[PT]	文献类型
PubMed Unique Identifier	[PMID]	PubMed 文献唯一识别码

续表

字段全称	字段缩写	含义
Text Words	[TW]	文本词
Title	[TI]	文献标题
Title/Abstract	[TIAB]	标题或摘要

（二）检索方法

PubMed 的检索方法主要有基本检索、高级检索、主题检索和其他辅助检索。

PubMed 主页面（图 4-10）上方为检索区，页面中部有 5 个专栏，分别是 Using PubMed、PubMed Tools、More Resources、Latest Literature、Trending Articles。

1. 基本检索　PubMed 首页上方为基本检索区，在检索框中可以输入检索词，如关键词、著者、刊名等，也可以输入短语甚至是一句话，系统将自动执行自动词语匹配检索，返回结果。基本检索虽然只有一个检索框，但也可以执行字段限制检索、布尔逻辑组配检索、短语检索、截词检索等，实现复杂检索表达式的检索。

著者检索：在 PubMed 中进行著者检索，一般要求对著者的姓名进行处理，姓用全称，名用缩写，姓在前，名在后。对 2002 年以后的文献也可以直接用姓名全称进行检索。作者检索可以通过两种方式实现：一种是直接输入著者姓名，如 Bril V，系统自动进行自动词语匹配，并能在著者索引及著者姓名转换表中自动检索出 Bril V，Bril VB 等所有姓为 Bril，第一个名缩写为 V 的著者的文献；另一种是对著者姓名添加半角的双引号并用著者字段限制检索，来实现精确检索，如“Bril V” [AU]。

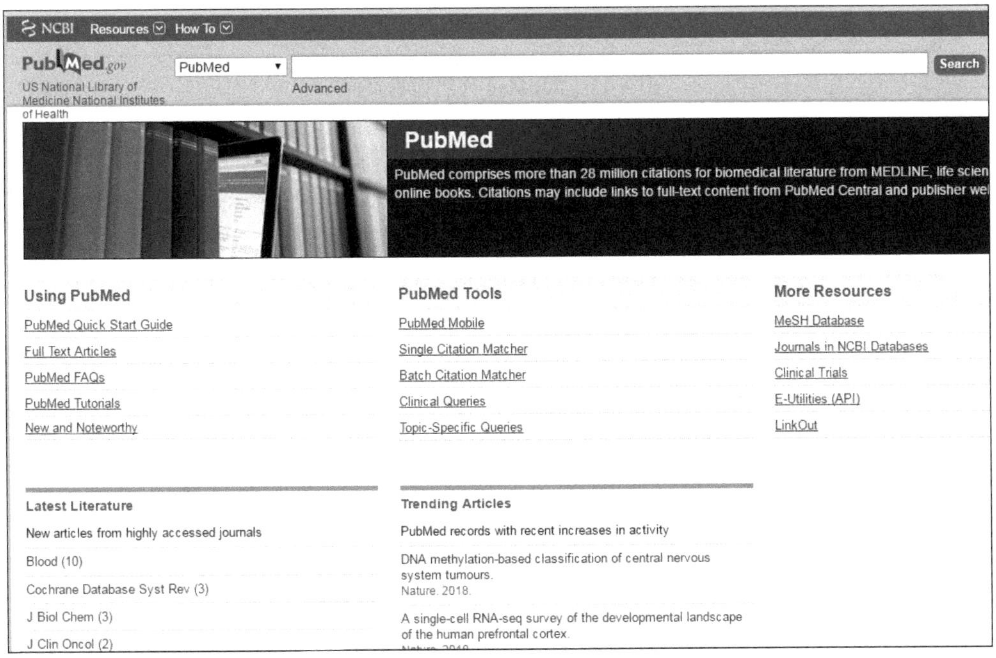

图 4-10　PubMed 主页面

2. 高级检索　PubMed 高级检索界面主要分为三部分：检索表达式显示框、检索表达式生成器（“Builder”）、检索历史（“History”）（图 4-11）。

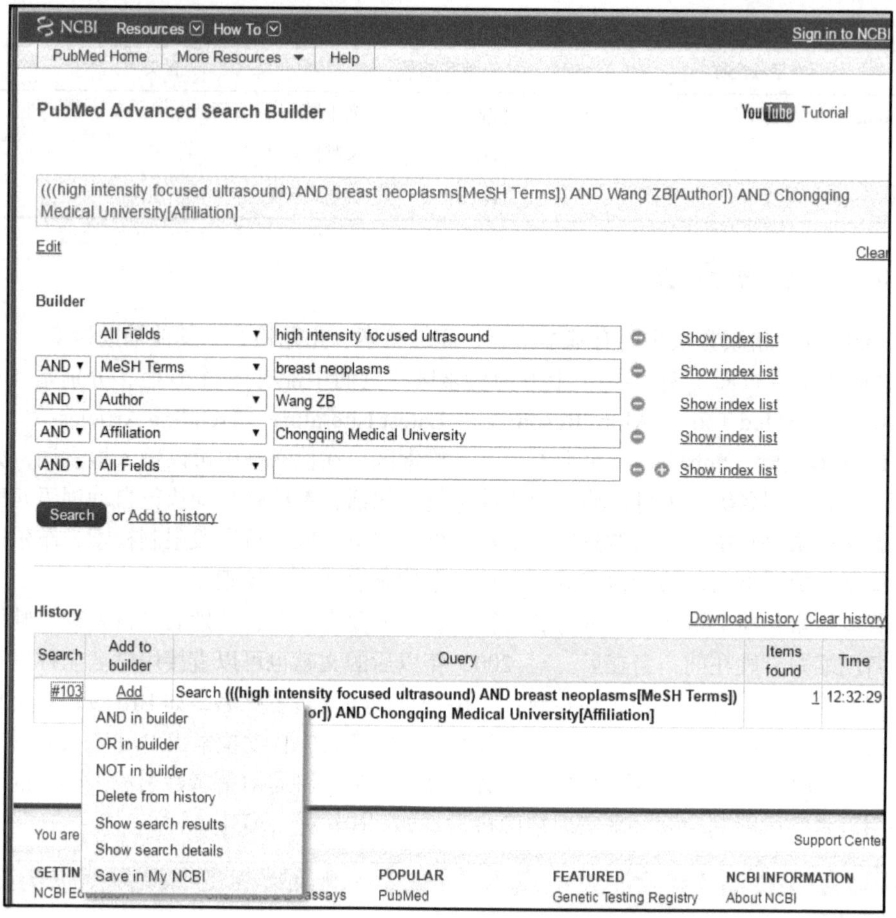

图 4-11 PubMed 高级检索页面

（1）检索表达式显示框：是用于显示由检索表达式生成器生成的检索表达式。

（2）检索表达式生成器：应用检索表达式可以实现选择多字段的组合检索，提高查准率。在检索时，先选择字段，然后输入检索词，再选逻辑关系、选字段、输入检索词等，系统会在检索表达式显示框中同步自动形成字段限制及其逻辑组配检索表达式。

例如，检索“重庆医科大学王志斌教授发表的有关高强度聚焦超声（high intensity focused ultrasound）治疗乳腺癌（breast neoplasms）”的相关文献。可以按照如下检索步骤完成：①选择字段 all fields，输入“high intensity focused ultrasound”；②选择逻辑关系 AND，选择字段 MeSH terms，输入“breast neoplasms”；③选逻辑关系 AND，选字段 Author，输入“Wang ZB”；④选逻辑关系 AND，选字段 Affiliation，输入“Chongqing Medical University”，系统会自动同步在检索表达式显示框中显示为相应的字段限制的多字段组合检索表达式（图 4-11），然后点击“Search”或“Add to history”就可以得到检索结果。

说明：检索者也可以通过检索表达式显示框下的“Edit”对检索表达式进行再次人工编辑，使其符合自己的表达需求。另在每一个字段中输入检索词都可以通过“show index list”来显示检索词索引，并从中选择一个合适的检索词。

（3）检索历史：用来记录检索的过程，包括检索序号、检索提问（query）、检索结果数（items found）、检索时间（time）等。点击检索序号可以对检索表达式进行删除（delete from history）、显示检索结果（show search results）、显示检索详细（show search details），保存检索到 My NCBI 中（Save in My NCBI）。检索历史中可以点击检索序号（#）从对话框中选择逻辑关系（AND in builder，OR in builder，NOT in builder）从而实现将不同检索表达式进行逻辑组配检索的目的。也可点击快捷方式"Add"实现将检索式添加到检索表达式生成器和表达式显示框中，再选逻辑关系（AND、OR、NOT），同样可以实现检索式的逻辑组配检索。

3. 主题检索　PubMed 数据库大部分记录进行了主题标引，能较好地保证检索的查准率和查全率，因此主题检索成为 PubMed 数据库具有特色的检索方式。

在 PubMed 主界面的数据库切换下拉框中选择"MeSH"或在其主界面中部专栏"More Resources"下选择"MeSH Database"，可以直接进入 MeSH 主题词检索界面（图 4-12）。

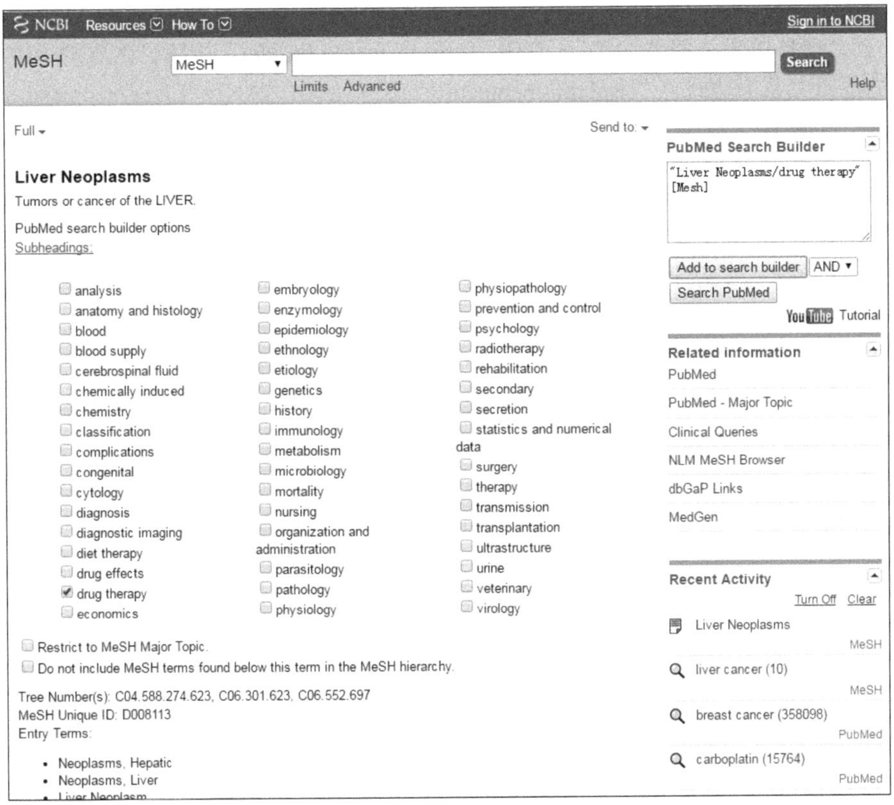

图 4-12　PubMed 主题词检索

主题检索的步骤：①进入 MeSH 主题词检索界面；②输入检索词，点击"Search"按钮，进入与检索词相关的主题词列表，根据自己的理解或词语下方的注释来选择所需要的主题词；③点击主题词进入副主题词选择界面（图 4-12），其界面有主题词（以黑色粗体显示）、主题词注释、PubMed 表达式生成器选项——副主题词（subheadings）、加权检索（restrict to MeSH major topic）、扩展检索（do not include MeSH terms found below this term in the MeSH hierarchy）、树状结构编码（tree number）、MeSH ID 号、款目词（entry terms，也称为入口词）、主题词树状结构树；④选择合适的副主题词，在需要的副主题词前面打√，根据需要选择是否加权与扩展；⑤点击页面右上角的"Add to search builder”按钮系统自动在 PubMed Search Builder 下的检索表达式显示框中显示主题词与副主题组配的检索表达式，如“Liver Neoplasms/drug therapy”[MeSH]；⑥点击“Search PubMed”按钮，系统会自动在 PubMed 中执行对该表达式的检索；⑦对于多个主题词的检索，可以重复执行步骤②～⑤，在执行步骤⑤时需要选择逻辑关系（AND、OR、NOT），生成多个主题词/副主题词之间的复杂逻辑关系；也可以在分别执行完步骤⑥后，在高级检索的检索历史中进行逻辑组配完成主题词检索。

例如，要检索顺铂（cisplatin）治疗肝肿瘤（liver tumor）的相关研究文献。其检索过程如下：①在 MeSH 主界面检索框中输入“cisplatin”，在相关主题词列表中浏览并点击第一个主题词（cisplatin）；②选择副主题词“therapeutic use”（因为这里的顺铂的主要作用是用于治疗肝肿瘤）；③点击“Add to search builder”按钮，生成主题词检索的表达式“cisplatin/therapeutic use”[MeSH]，执行不加权与扩展检索；④继续在检索界面输入“liver tumor”，选择主题词“liver neoplasms”，进入副主题词选择界面，勾选副主题词“drug therapy”，选择逻辑关系“AND”，点击“Add to search builder”按钮，生成两个主题词之间的逻辑关系表达式：（“cisplatin/therapeutic use”[MeSH]）AND “Liver Neoplasms/drug therapy”[MeSH]，点击“Search PubMed”按钮，得到相关文献。

扩展阅读：PubMed 主题检索技能拓展

MeSH词表在检索者进行主题检索时的主要功能是帮助检索者选择合适的主题词和副主题词，对主题词进行进一步限制，生成规范的主题词与副主题词组配的表达式，使检索结果更加专指、准确。如果检索者熟知规范的主题词与副主题词，也可以在PubMed检索界面直接写出对应的主题词/副主题组配的检索表达式，系统一样可以给出准确的检索结果，只是如果符号或单词错误，检索结果会为零，所以一般建议检索者按检索步骤在MeSH中完成检索。例如，肝癌的并发症相关文献的主题检索，正确表达式是“liver neoplasms/complications”[MeSH]，检索结果数量是“37 506”（检索时间：2018年4月11日），而如果写成“liver neoplasms/complication”[MeSH]检索结果就会是“0”。

4. 临床查询 是专门为临床医生设计的一种文献检索服务，内置检索过滤器（即事先设计好检索策略的组合）对文献进行筛选（图 4-13）。在 PubMed 主页专栏 PubMed Tools 下点击“Clinical Queries”，进入临床查询界面，针对专门的临床研究问题，对检索结果从“Clinical Study Categories”“Systematic Reviews”“Medical Genetics”几个方面进行了筛选与限制：

（1）临床研究分类（“Clinical Study Categories”）：其将临床问题研究文献分为了“Etiology”（病因）、“Diagnosis”（诊断）、“Therapy”（治疗）、“Prognosis”（预后）、“Clinical prediction guides”（临床预测指南）五个大类，在检索范围提供“Broad”（敏感性检索，检索结果宽泛）或“Narrow”（特异性检索，检索结果较为专指）。

（2）系统评价（“Systematic Reviews”）：专门用于筛选系统评价、Meta 分析、临床试验综述、专家共识、指南等循证医学相关文献。

（3）医学遗传学（“Medical Genetics”）：专门用于筛选医学遗传学相关的文献，检索者可以对其从 ALL（所有）、“Diagnosis”（诊断）、“Differential Diagnosis”（鉴别诊断）、“Clinical Description”（临床描述）、“Management”（管理）、“Genetic Counseling”（遗传咨询）、

“Molecular Genetics”（分子遗传学）、“Genetic Testing”（遗传测试）等方面进行筛选。

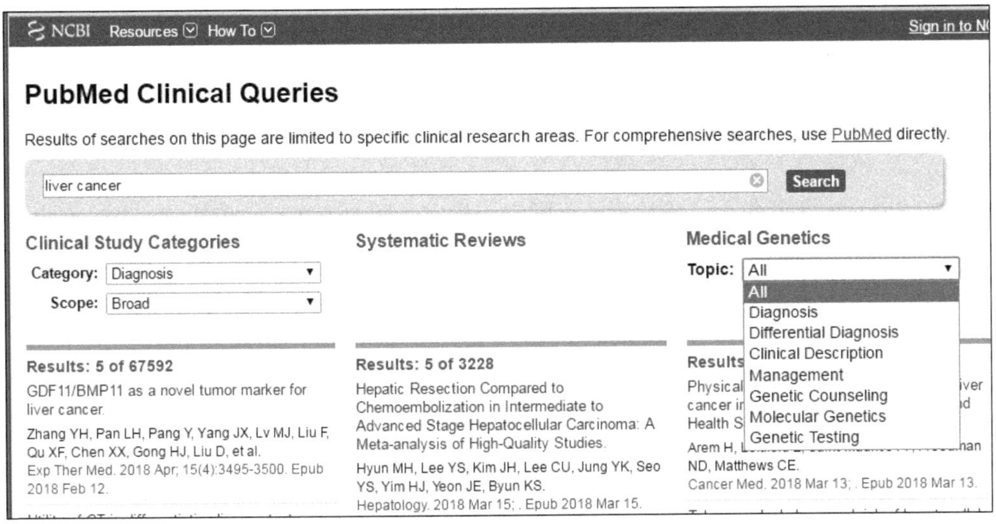

图 4-13　PubMed 临床查询界面

5. 单篇/批量文献匹配器　在 PubMed 首页中间“PubMed Tools”专栏中有“Single Citation Matcher”（单篇文献匹配器）与“Batch Citation Matcher”（批量文献匹配器），专门用于查找某篇或一批文献信息的工具，单篇文献查找时系统提供图形界面，按要求输入期刊名称、年、卷、期、起始页码、作者姓名、文献标题等信息；批量文献信息查找时，要求检索者按格式将需要查找的文献填入文本框中或上传一个格式一致的文本文件，其文献信息输入必须遵循的格式：*journal_title|year|volume|first_page|author_name|your_key|*，指定检索数据库（PubMed 或 PMC），E-mail 框中输入自己的邮箱地址，系统会在检索后将结果发送到指定邮箱中。

三、检索结果处理

（一）检索结果过滤

PubMed 前一个版本中提供限定检索功能，限定检索是检索者在输入检索词时就设定文献类型、年限、年龄、性别等条件，在最新的版本中取消了限定检索，而将限定条件作为过滤器（filter）在检索页面出现，让检索者先检索，然后通过选择过滤器筛选相关文献，两种方式达到的目的是一致的，但是过滤器设置后将会对后续检索产生影响，除非检索者清除过滤器（clear all）。其过滤器主要包括：

1. Article types（文献类型）　可以限定自己感兴趣的文献类型，如“Clinical Trial”（临床试验）、“Case Report”（病例报告）、“Review”（综述）等，文献类型没有显示全，可以点击“Customize…”设定更多的文献类型。

2. Text availability（文本可获得性）　可以设定的检索结果有“Abstract”（文摘）、“Free full text”（免费全文）、“Full text”（收费全文）。

3. Publication dates（出版日期）　限定出版日期，可以选择最近 5 年或 10 年，也可以通过“Customize…”设定具体的时间段。

4. Species（物种） 限定研究对象，分为“Humans”（人类）、“Other Animals”（其他动物）。

5. Languages（语种） 可以限定文献语种为“English”（英语）、“Chinese”（中文）、“Russian”（俄语）等。

6. Sex（性别） 设定实验对象的性别：“Female”（女性，雌性），“Male”（男性，雄性）。

7. Subjects（子集） 将检索结果限定为指定专题内容文献，包括“AIDS”（艾滋病）、“Cancer”（癌症）、“Systematic Reviews”（系统评价）、“Bioethics”（生物伦理学）、“Complementary Medicine”（补充医学）、“Dietary Supplements”（膳食补充剂）、“History of Medicine”（医学史）、“Toxicology”（毒理学）、“Veterinary Science”（兽医科学）等。

8. Journal categories（期刊分类） 可以限定检索结果来自以下期刊类别：“Core clinical journals”（核心临床期刊）、“Dental journals”（牙科期刊）、“Nursing journals”（护理期刊）。

9. Ages（年龄） 提供从新生儿出生到老年人等不同年龄阶段的年龄选项。

10. Search fileds（检索字段） 点击“Choose…”，从下拉框中选择需要限定的字段，选择完成后点击“Apply”执行检索，将检索词语限定在指定字段中进行检索。

（二）结果显示与文献获取

PubMed 检索结果显示页面上方有“Format”：“Summary”（显示格式）、“Sort by：Most Recent”（排序方式）、“Per page：20”（每页显示记录数）等（图 4-14），可以在这里进行显示格式、排序方式、每页显示记录数设定。

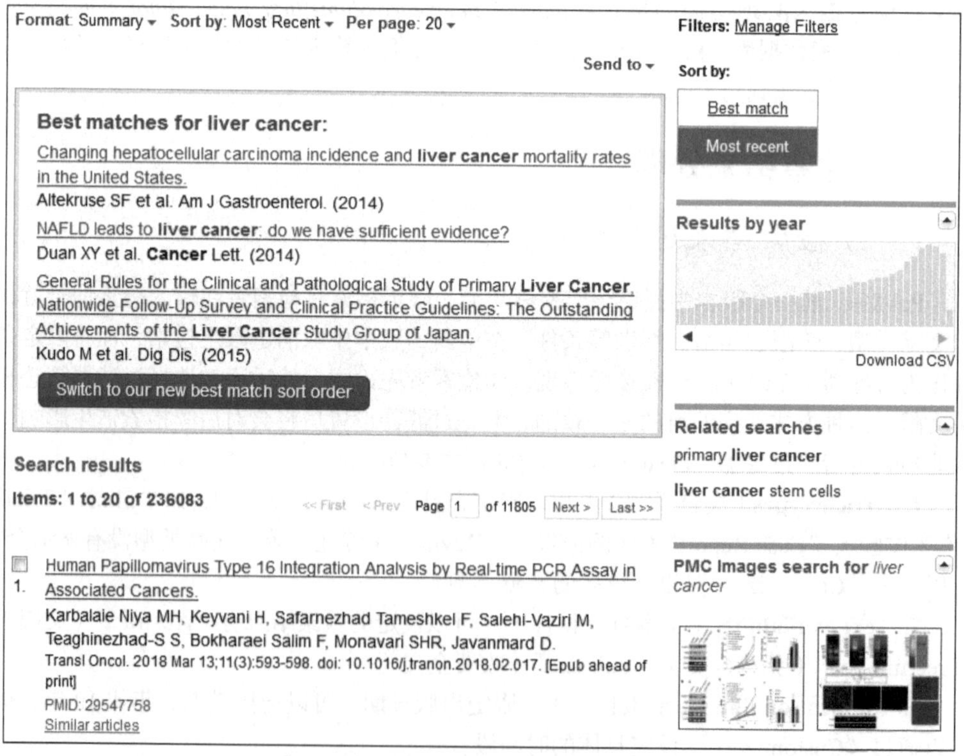

图 4-14 PubMed 检索结果显示页面

1. 显示格式 PubMed 的检索结果有多种显示格式："Summary"（概要格式）、"Abstract"（文摘格式）、"MEDLINE"（MEDLINE 光盘数据库格式）、"XML"（XML 文档格式）、"PMID List"（PMID 列表）。显示格式可以在检索框下的 Format（格式）处进行切换。默认情况下是 Summary 格式，其每条记录显示内容包括文献标题、作者、刊名、出版日期、卷期页码、DOI、记录状态（如是否为 Epub 文献、Epub 日期、无文摘等信息）、PMID、相似文献等。对于免费全文会显示 Free Article。

2. 排序方式 PubMed 提供的检索结果排序方式包括"Most Recent"（按时间由近及远）、"Best Match"（相关性）、"Publication Date"（出版日期）、"First Author"（第一作者）、"Last Author"（最后一个作者）、"Journal"（刊名）、"Title"（标题）等，同时在页面右上方显著位置还提供了常用排序的快捷选择："Best match""Most recent"。除此之外，PubMed 在检索结果显示页面的右侧栏还提供了"Results by year"（检索结果按年排序的趋势图），让读者了解该领域的文献发表趋势，提供 CSV 格式的数据下载；提供与检索结果相关的来自 PMC 的医学图片显示，点击"See more"可以浏览更多；提供相关信息查询服务"Find related data"，选择 NCBI 开发的相关数据库（如 Nucleotide、EST、Gene、BioProject 等），点击"Find items"可以在选中的数据库中检索与该课题相关的信息，扩大检索范围。

（三）检索结果输出

1. File（文件） 将所有文献或选中的文献，以 Summary、Abstract、XML、MEDLINE、PMID List、CSV 等格式保存到本地硬盘。

2. Clipboard（剪贴板） 将勾选的文献临时保存到 PubMed 的剪贴板中，在记录下方将会显示"Item in clipboard"，最多保存 500 条记录，最多 8 个小时，方便检索者在检索完成后再回到剪贴板中一次性地处理所需要的文献。

3. Collections（个人文献集） 需要在 My NCBI 中注册并登录才能使用，将需要的检索结果保存在"Collections"。

4. E-mail（邮箱） 需要注册并登录 My NCBI 才能使用，将选择的文献以自己选择的格式（Summary、Abstract、XML、MEDLINE、PMID list）发送到指定邮箱，不管是否选择文献，一次最多发送 200 条文献。

5. Order（全文订购） 点击"Order"通过 NLM 的 LoansomeDoc 文献传递系统订购全文，属于付费服务。

6. My Bibliography（我的书目） 需要注册并登录 My NCBI 才能使用，将检索结果发送 My NCBI 的 My Bibliography，方便检索者以后浏览阅读。

7. Citation manager（文献管理器） 将检索结果以文献管理器格式导出，方便检索者将文献导入 Endnote、RefWorks、NoteExpress、NoteFirst 等文献管理软件。

四、个性化功能与服务

检索者除了享用 PubMed 上述检索功能之外，还可以通过注册 My NCBI，使用其个性化服务功能（图 4-15）。

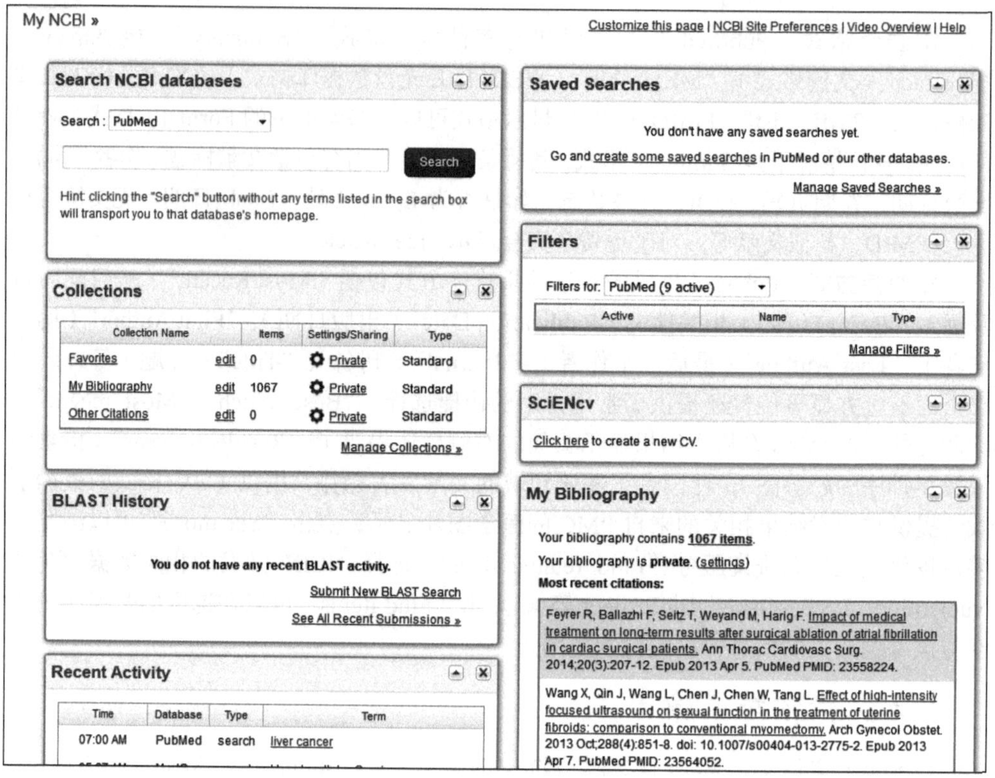

图 4-15 My NCBI 页面

1. Collections（个人文献集） 检索者可以在 Collections 下建立自己的不同文献集，用以在服务器上存储自己所需要的文献，同时可以对文献集进行编辑，并与人共享。

2. My Bibliography（我的书目） 我的书目中的记录信息来自 PubMed 结果导出，也可以手工添加记录信息，书目中的记录可以移动、复制到其他书目中，也可以删除、查看记录的详细信息，还可以通过邮件发送给其他接收者。

3. Filters（过滤器） My NCBI 可以对 NCBI 系列数据库设置不同的过滤器。点击“Manage Filters”可以设置针对 PubMed 数据库的过滤器，其过滤器可以分为以下四类：“Popular”（常用）、“LinkOut”（链接到外部资源）、“Properties”（属性）、“Links”（链接到 NCBI 内部资源）。点击“Popular”可以设置“Clinical Trial”、“English”、“Free Full Text”、“Humans”、“Published in the last 5 years” 和 “Review” 等；点击 “LinkOut”，可以设置“Chemical Information”、“Library”（链接到指定图书馆资源）、“Literature”（链接到作者个人主页、图书、文献传递机构、图库）、“Medical Resources”（医学资源）等；点击“Properties”，可以从年龄、临床试验、试验对象、语种、出版日期、性别等方面进行设定；点击 “Link” 是设定链接到 NCBI 开发的其他资源。

4. NCBI Site Preference（个人偏好设置） 除了“Common Preference”（普通偏好）：“Links Display”（链接样式）、“Highlighting”（高亮突出显示）、“Auto Suggest”（自动词语建议）、“Shared Setting”（共享设置）；还有针对不同数据库的一些个人偏好设置，如针对 PubMed 可以设置 “Abstract Supplemental Data”（摘要补充资料）、“Document Delivery”（文献传递）、“Outside Tool”（外部工具）、“Result Display Settings”（结果显示设置）。

5. 定题服务 PubMed 提供两种定题服务方式：Create RSS 和 Create alert（邮件提

醒）。

（1）Create RSS：RSS 的全称是 rich site summary（丰富站点摘要）或 RDF site summary（RDF 站点摘要）。使用 RSS 功能需要在电脑上安装 RSS 客户端。点击 Create RSS，进行 RSS 设置，设置显示记录数、Feed 名，再点击“Create RSS”按钮，则生成一个 XML 文档，点击打开文档，将其网址链接复制到 RSS 客户端建立 RSS 源，以后随时打开 RSS 客户端就可以收到来自 PubMed 的相关的最新文献。

（2）Create alert：需要注册并登录 My NCBI，保存检索策略，通过邮件定期接收来自 PubMed 的新文献。其功能与检索历史中的 Save in My NCBI 完全相同。

（杜志银）

第三节　其他文摘型数据库

在生物医学领域，除了常用的 CBM、PubMed 文摘数据库之外，还有一些非常著名的数据库，如 BIOSIS Previews、EI、Embase、SciFinder Scholar 等。本节就部分数据库的使用进行介绍。

一、BIOSIS Previews

（一）概述

BIOSIS Previews（BP）是美国生物科学信息服务社出版的有关生命科学研究的生物文摘索引数据库。目前 BP 整合在 Clarivate Analytics 公司的检索平台 Web of Science（WOS）、STN、Diaglog 和 Ovid 检索平台上，本节将以 WOS 平台为基础进行介绍。

BP 由 Biological Abstracts（BA）、Biological Abstracts/RRM（Reports，Reviews，and Meeting）及 Bio Research Index 三部分组合而成，其内容来自于 90 多个国家的 6000 多种生物学和生命科学期刊，以及相关的国际会议和美国的专利信息，最早可以追溯到 1926 年。其收录文献范围覆盖了生命科学的所有相关领域，包括生物学、生物化学、临床和实验医学、药理学、生物工程学、植物学、动物学、农学和兽医学等。BP 的数据每周更新，现已累计收录数据 1900 万条，每年新增数据约 56 万条。

BP 采用系统独有的关联性索引（relational indexing）对文献进行标引，能深入揭示每一个检索字段与索引词表的关联性，使用户能快速从多个字段准确找到相关文献。

扩展阅读：BP 关联性索引

关联性索引是根据词语在上下文中的明确含义，将关键词提取并且分门别类归入到如下大类：生物体、疾病名称、化学物质、基因名称、序列、地理区划、地质年代、实验方法与仪器、细胞器/器官/系统，其他。例如，Turkey[火鸡（生物体概念）、土耳其（欧亚国家/地理概念）]、Sudan[苏丹红（化学物质概念）、苏丹（非洲国家/地理概念）]在文献标引过程中采用关联性标引，标引出每一个检索字段和控制词汇之间的关联性。如图4-16所示，这是来自两篇不同文献的关联性索引，分别将Turkey标引到生物体分类和地理区域词中并有对应控制词汇，使检索者快速理解其内容。

分类数据：

SUPER TAXA	分类注释	生物体分类	生物体名称
Aves, Vertebrata, Chordata, Animalia	Animals, Birds, Chordates, Nonhuman Vertebrates, Vertebrates	Galliformes [85536]	turkey

地理数据：

词表	地理区域词	动物地理区域
Turkey	Asia, Europe	Palearctic region

图 4-16　BP 关联性索引

BP 收录的不同文献类型的字段有所不同，其中一些字段是非常有特色的字段，包括：

1. 作者信息（“Author Information”）　包含了作者单位的地址、电子邮件等。

2. 类别/分类（“Categories / Classification”）　包含以下字段：

（1）研究方向（“Research Areas”）：文献涉及的学科领域。

（2）主要概念（“Major Concepts”）：文献主要内容涉及的较大范围的学科领域。

（3）概念代码（“Concept Code”）：用 5 位数字代表文献所涉及的较小主题。

（4）分类数据（“Taxonomic Data”）：采用自然分类系统所反映的每种生物体的生物分类信息。在自然分类系统中，最上位的类目分为微生物界、植物界、古生物界、动物界 4 大类，大类之下是门、纲、目、科等，均采用拉丁学名。分类数据包括：①“SUPER TAXA”，生物分类中较高级的生物分类拉丁学名，一般按照从低级到高级分类显示；②分类注释（“TAXA NOTES”），上位生物分类的俗名；③生物体分类（“Organism Classifier”），是上位生物分类之下更具体的生物分类拉丁学名及相应的生物物种分类代码；④生物体名称（“Organism Name”）。

（5）疾病数据（“Disease Data”）：是文献中涉及的疾病信息，用《医学主题词表（MeSH）》的主题词进行标引，包括疾病名称、MeSH 词、疾病类型、详细信息（一般是 MeSH 词表中的副主题词，阐述文献讲述的疾病哪些方面的信息）。

（6）化学数据（“Chemical Data”）：是文献涉及的化学物质和生化物质信息，包含化学名称、CAS 登记号、药品限定词（用于介绍药品的类别，如抗肿瘤药物、放射增敏剂药物等）。

（7）基因名称数据（“Gene Name Data”）：文献涉及的基因信息，包括基因名称、详细信息等。

（8）综合叙词（“Miscellaneous Descriptors”）：BP 的索引系统将不能纳入上述字段的其他主题词自动分配到综合叙词字段。

3. 文献信息（“Document Information”）　包括出版类型、语种、入藏号、PubMed ID 号、期刊 ISSN 号、eISSN 等。

4. 其他信息（“Other Information”）　包括以下字段：

（1）方法和设备（“Methods and Equipment Data”）：文献涉及的研究方法和设备，包括规范的术语、详细信息等。

（2）器官/系统/细胞器数据（“Parts and Structures Data”）：文献涉及的器官/系统/细胞器数据。

（3）地理数据（“Geographic Data”）：文献涉及的地理数据信息。

5. 会议（“Conference”）　包括会议名称、会议地点、会议日期及会议主办者等信息。

（二）检索技术与方法

1. 检索技术

（1）布尔逻辑运算符号：BP 的布尔逻辑运算符为 AND、OR、NOT，不区分大小写。

（2）通配符：截词检索中使用的通配符号有 3 种，即“*”（代表 0～*n* 个字符），“？”（代表 1 个字符），“$”（代表 0～1 个字符）。需要注意的是在 Topic 字段中，“*”之前至少应该有 3 个字母，如“pac*taxel”允许检索，“pa*”则不允许检索。

（3）位置限制符：BP 支持两种位置限制符，即 SAME 和 NEAR/*x*。其中 SAME 用来限定两个或多个检索词在同一句话中，其句子的定义为：文献题名、文摘中的句子、作者地址。使用 SAME 运算符是用于缩写检索范围的好方法。NEAR/*x* 表示 Near 链接的两个检索词之间最多相隔不超过 *x* 个单词。例如“P53 NEAR/10 liver cancer”表示检索结果中 P53 与 liver cancer 相隔不超过 10 个单词。

（4）短语检索：用英文状态的半角双引号将短语引起来用于精确检索，如果检索词中出现 AND、NOT、OR、SAME 等，这时需要将其作为检索词的一部分，而不是作为逻辑运算符号，则需要使用双引号进行精确检索，否则系统会自动将其作为运算符。

（5）运算符的优先级：NEAR/*x*＞SAME＞NOT＞AND＞OR，可以使用圆括号（ ）改变运算顺序。

2. 检索方法

（1）基本检索：进入 BP 主页面（图 4-17），默认为基本检索，可以切换到高级检索。基本检索界面中上面部分是数据库切换，中间部分是基本检索框，下面部分是时间跨度设定。

基本检索时，默认只有一个字段，输入检索词，选择对应字段进行检索。其字段包括主题、标题、作者、作者识别号、团体作者、出版物名称、编者、地址、分类数据、主要概念、化学和生化名称、会议信息、识别码、语种、出版类型、分类注释、入藏号、PubMed ID。如果检索词较多可以点击“添加另一字段”，涉及多字段检索时需要选择字段间的逻辑关系。

在字段选择时除了要理解前文介绍的字段，还需要理解以下字段：

“主题”是一个综合性字段，包括“标题”“原语种标题”“摘要”“主要概念”“概念代码”“分类数据”“疾病名称”“化学数据”“基因名称数据”“序列”“地理数据”“地质年代”“方法和设备”“器官/系统/细胞器”“综合叙词”等字段。

“作者”字段，包括作者、发明人、编者及机构作者。检索时，作者姓名的处理方式为姓在前，名在后，姓用全称，名用缩写。

“出版物名称”字段，包括期刊名或书名的全称或部分，检索时，系统提供出版物列表可供选择粘贴。

“地址”字段，包含来自于出版物中的表示地址的检索词，如研究机构名称、城市、国家或邮编等。

（2）高级检索：BP 的高级检索（图 4-18）是用两个大写字母代表的字段进行布尔逻辑运算，方便检索者完成复杂课题的检索，字段标识符必须用大写。检索框的右侧列举了 30 个可以使用的字段，逻辑运算符号包括 AND、OR、NOT、SAME、NEAR 等。在进行检索时也可以通过语种、出版类型、文献类型、生物分类注释等进行限定。

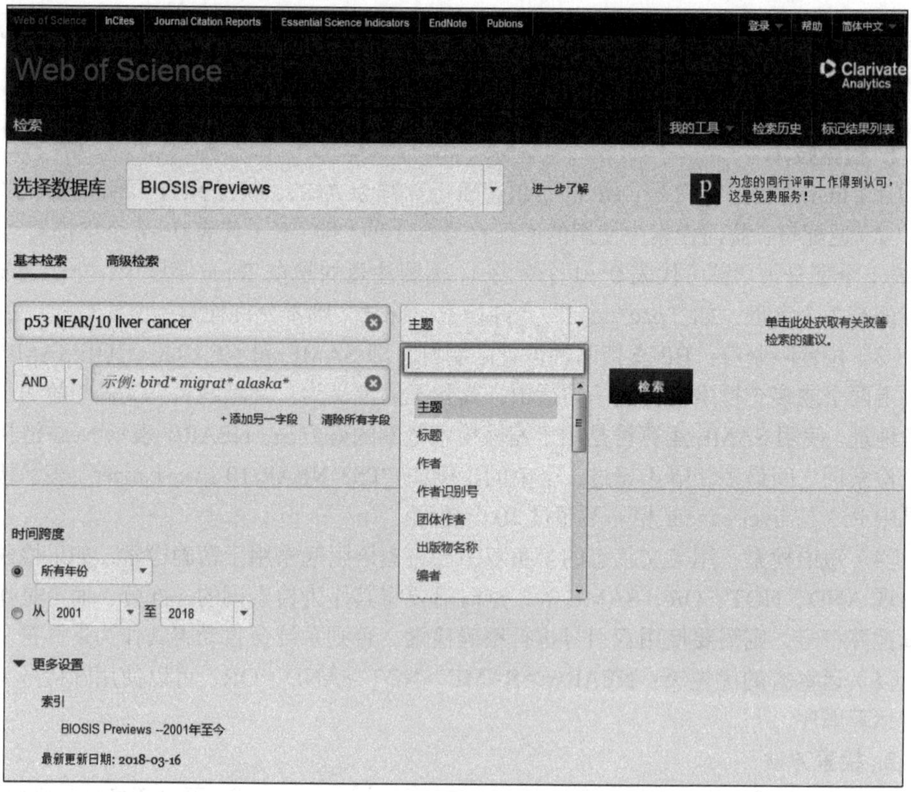

图 4-17　BP 基本检索界面

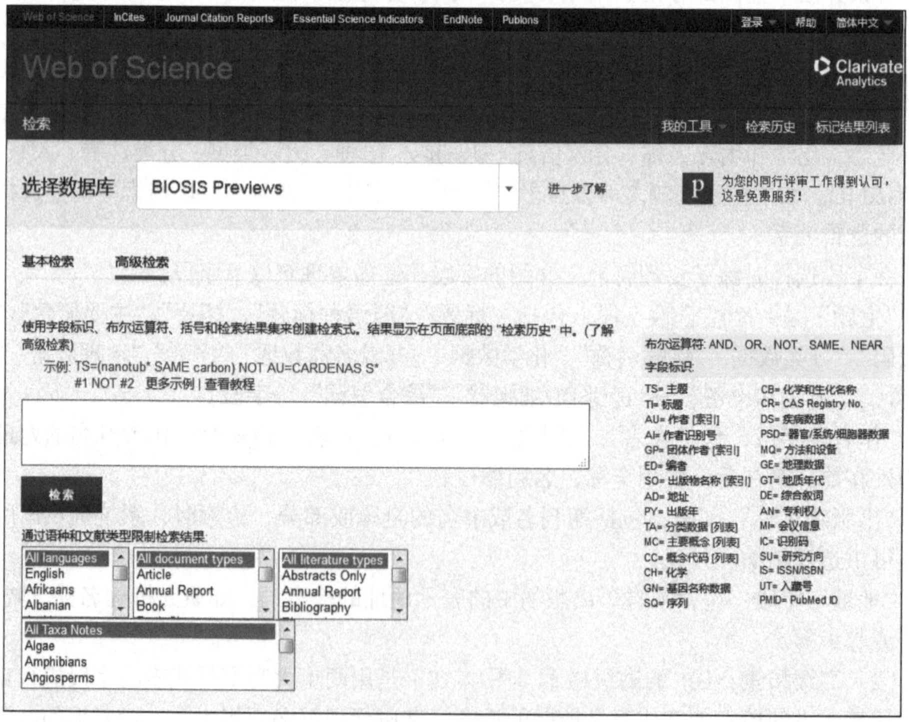

图 4-18　BP 高级检索界面

例如，要检索人感染 H7N9 的相关文献，可以直接输入检索表达式：TS=（H7N9 AND human），可以得到 913 篇文献（检索时间：2018 年 4 月 15 日）。

（三）检索结果处理

1. 检索结果显示 BP 检索结果显示有概要格式（题录格式）和文摘格式两种显示方式，默认是概要显示格式。概要格式包括篇名、作者、来源出版物名称、出版时间、被引频次、使用次数等。如果文献有全文，则在概要下显示“出版商处的全文”链接，点击“查看摘要”可以浏览文摘内容。也可以选择日期、被引频次、使用次数、相关性、第一作者（升序）、第一作者（降序）、来源出版物名称（升序）、来源出版物名称（降序）、会议标题（升序）、会议标题（降序）等对检索结果进行排序（图 4-19）。可标记选择页面或单独标记具体文献记录，点击“添加到标记结果列表”将检索结果添加到检索列表。

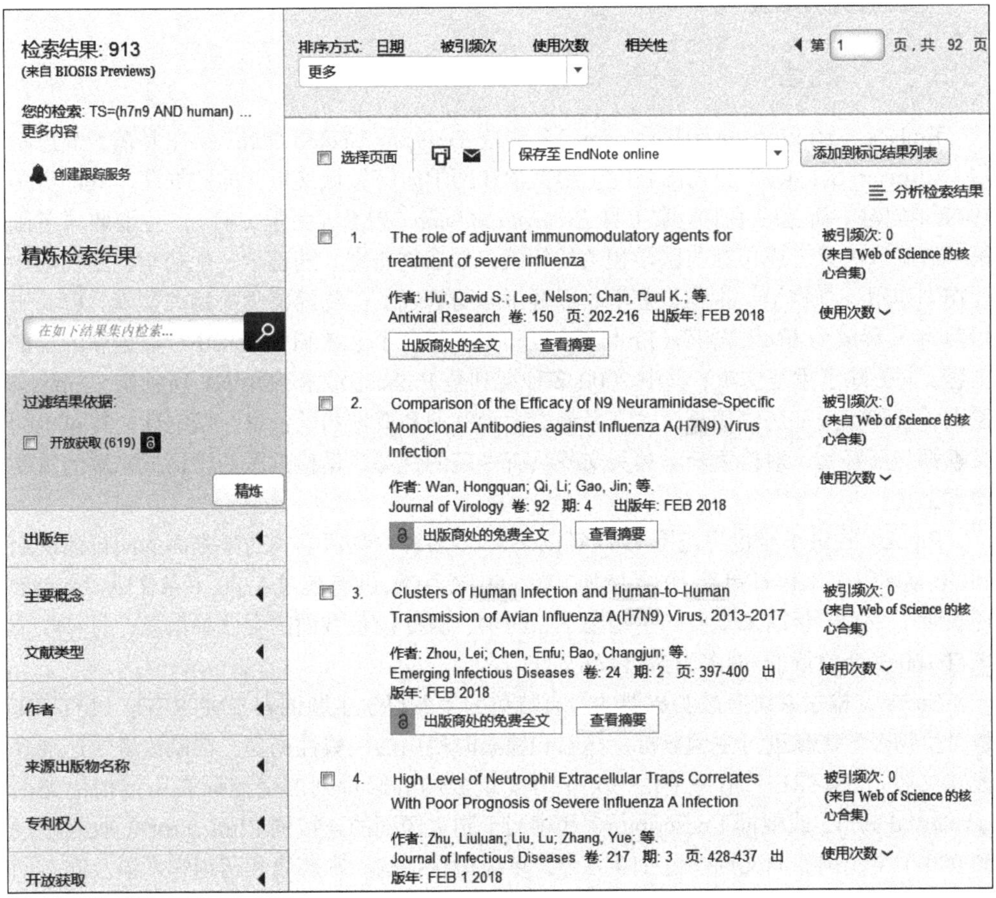

图 4-19 BP 检索结果界面

2. 检索结果精炼与分析 在概要格式显示时，页面左侧提供多种“精炼检索结果”选项（图 4-19），包括在检索结果中检索，出版年、主要概念、文献类型、作者、来源物名称、专利权人、开放获取、团体作者、编者、国家/地区、概念代码、Super Taxa、语种、研究方向等。通过精炼选项可以使检索变得更加简单，节省检索时间。检索者也可以点击“分析检索结果”按钮对包括专利权人、作者、概念代码、国家/地区、文献类型、编者、团体作者、语种、文献类型、主要概念、出版年、研究方向、来源出版物名称、Super Taxa 进行分析，使检索者可以快速对文献进行分析，了解研究概况与趋势，检索结果还可以保存，以便于在其他软件中进行分析。

3. 检索结果输出　检索结果输出的方式有打印，电子邮件，导出到 Endnote Web，保存到 Endnote、Refman、Procite 等文献管理软件，保存到 HTML 文件，保存到纯文本，保存到 MAC 格式制表符分隔文件等。步骤：①选择输出的记录；②选择输出的字段；③选择输出的方式就可以完成检索结果的输出。

4. 检索策略保存　点击“保存历史/创建跟踪”按钮，可以进入检索策略保存页面，将检索策略保存到 BP 服务器上（需要注册并登录系统），下次使用时可以点击检索历史上的“打开保存到检索历史”直接调用。

二、Embase

（一）概述

Embase（http://www.embase.com，全称是 *Excerpta Medica Database*）是荷兰爱思唯尔（Elsevier Science）公司出版的生物医学和药学研究领域最重要的数据库，其前身是 1947 年创建于荷兰的手工检索工具 *Excerpta Medica*（EM,《医学文摘》)，主要收录基础医学和临床医学，还包括与医学相关的领域，如药物研究、药理学、配药学、药剂学、药物副作用、毒物学、生物工艺学、保健策略与管理、药物经济学等相关文献。EM 于 1974 年发展成为 EM 数据库（Embase)，Embase 整合了 EM 和 MEDLINE 数据库的全部内容，并去除了重复文献，其中 2000 多种期刊是 Embase 或 MEDLINE 所独有，Embase 覆盖了各种疾病和药物信息，尤其是偏重大量欧洲和亚洲药学信息，据统计，其 40%的文献都与药有关，对检索药学相关文献具有一定的优势，是检索医药学证据来源的重要检索工具。

Embase 收录了全世界范围 1947 年以来 8500 多种生物医学和药学方面的同行评议期刊，数据库每个工作日更新，每年增加文献 150 余万条，拥有超过 3200 万条文献。Embase 还收录了 2009 年以来重要的生物医学、药学、医疗设备方面的会议录信息，每年收录来自 100 多个会议的 30 多万条会议记录。

Embase 检索系统有较为成熟的、有特色的生命科学主题词表 EMTREE，EMTREE 是对生物医学文献进行主题分析、标引和检索时使用的权威性词表，帮助读者快速准确查找文献。EMTREE 是一个由 15 个分支组成的等级排列的受控词表，包括优先词（preferred term）或叙词（descriptor）和相当于副主题词的连接词（link term）。收录超过 50 000 个主题词，同义词超过 210 万个，多级树状结构。在药物和药剂学术语及同义词方面具有优势，包括 17 个药物副主题词、47 个投药途径关联词、14 个疾病副主题词。EMTREE 包含所有 MeSH 术语（24 000 个），在 Embase 检索时，可以自动进行主题词索引对照检索。

Embase 有印刷版、光盘版、联机检索版和网络版（Embase.com)，除此之外，目前众多检索系统提供 Embase 检索服务，如 DataStar、DIALOG、DIMDI、LEXIS/NEXIS、SIN、WinSPIRS 等，每一个检索系统收录的文献的年代、更新频率、检索途径和检索方式稍有不同。本节以网络版的 Embase.com 进行介绍。

（二）Embase.com 检索规则与检索方法

Embase.com 是收费数据库，用户使用前必须要进行注册，获取用户名和密码才能检索，对于集团用户来说，只要在爱思唯尔授权的 IP 地址范围内，无论是否注册，在浏览器地址栏输入 www.embase.com 就可以进入数据库检索界面（图 4-20）。

1. 检索规则

（1）布尔逻辑运算符：包括“NOT”“AND”“OR”。

（2）通配符：任意通配符“*”，代表 0～*n* 个字符。单字通配符“？”，代表 1 个字符，可以在一个单词中或其末尾使用。

（3）相邻检索算符：NEAR/*n* 表示前后两个检索词在同一个记录内相隔 *n* 个单词；NEXT/*n* 表示两个单词以检索表达式中出现的顺序出现而且在同一记录中相隔不超过 *n* 个单词。

2. 检索方法　Embase.com 检索方法有快速检索（“Quick”）、PICO 证据检索、PV 导航检索（“PV Wizard”）、高级检索（“Advanced”）、药物检索（“Drug”）、疾病检索（“Disease”）、设备检索（“Device”）、文章检索（“Article”）、作者检索（“Authors”）（图 4-20）。

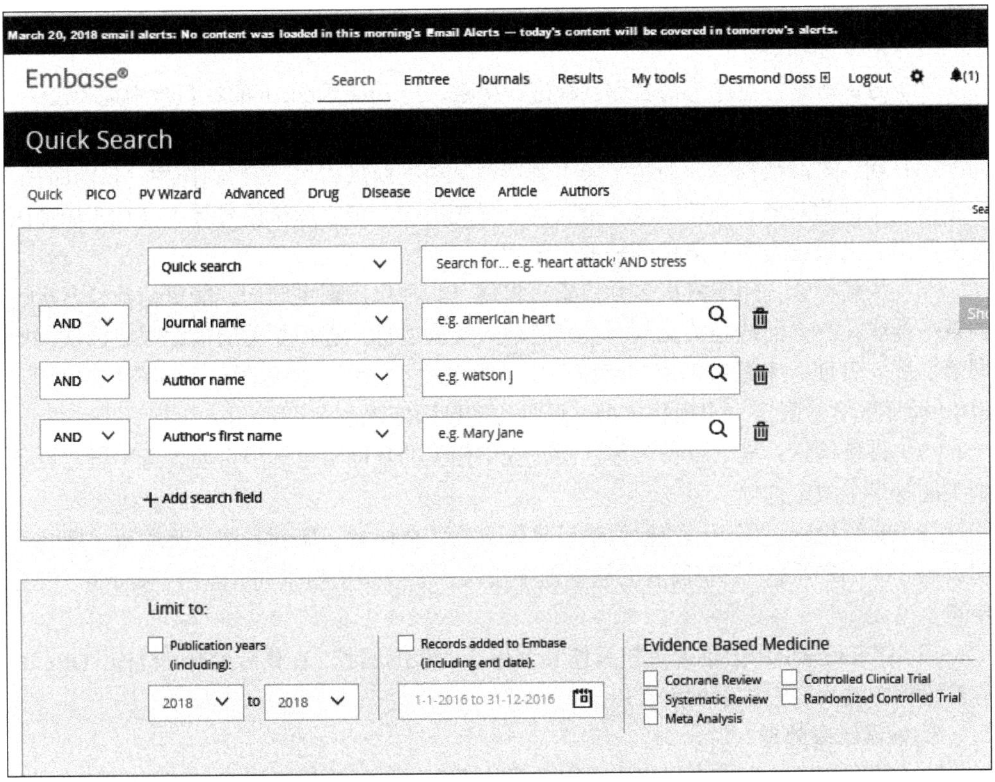

图 4-20　Embase 检索界面

（1）快速检索：其快速检索时通过多个字段的组配进行检索。也可以单独选择字段 Quick search 进行快速检索，可用单词、词组或检索式进行检索，检索词组时需要添加单（双）引号。

（2）PICO 证据检索：是帮助检索者按照循证检索的 PICOS 模式进行检索，分别在

Population、Intervention、Comparison、Outcome、Study design 字段检索词的输入框输入对应的检索词就可以进行检索，使用方便。

（3）PV 导航检索：按照检索系统提示第一步输入药物名称，可以勾选相应的副主题词（“Adverse drug reaction”、“Drug combination”、“Drug toxicity”、“Drug interaction”、“Drug therapy”和“Drug comparison”等）；点击“下一步”进入替代药物名称（“Alternative drug names”）检索界面勾选字段（如“Trade name”；“Tradename or title”；“Tradename, title or abstract”；“All fields”），将检索表达式限定在指定字段中进行检索；点击“下一步”进入药物不良反应（“Adverse drug reactions”）选择界面选择药物不良反应表达式；点击“下一步”选择特殊情况（“Special situations”）选择怀孕、新生儿、流产等不同的特殊情况，点击“下一步”系统会自动生成对应的检索表达式，点击“Show results”可以浏览检索结果。

（4）高级检索：运用逻辑运算符、位置限定算符和字段代码组织复杂的检索表达式，同时提供其他辅助限制选项，如是否词语匹配（采用词表优先词语、是否在全字段文本检索等）、日期限定、来源数据库（Embase、MEDLINE、Embase Classic）限定；检索字段选择；快速限定（试验对象、临床研究、带文摘等）、EBM 循证医学限定（Cochrane 综述、系统评价、受控对照试验、随机对照试验、Meta 分析等）、出版物类型、语种、性别、年龄、动物等。

（5）药物检索：通过药物名称字段进行检索，是 Embase.com 的特色检索途径之一，提供 17 种药物副作用和 47 种投药途径，增加了检索深度。与高级检索类似，提供词语匹配、日期、来源数据库、药物字段（制造商、药物商品名）、药物副作用、投药路径、快速限制（试验对象、临床试验、带文摘、优先出版、带临床试验号等）、EBM 循证医学检限定、出版物类型、语种等辅助限定项。

（6）疾病检索：用于疾病名称检索，提供 14 种疾病副主题词，能更精确检索疾病的某一类或几类方面的相关文献。检索时输入疾病名称，选择相关的辅助限定选项，如词语匹配、日期、来源数据库、字段限定、疾病副主题词、快速限定（同药物检索）、EBM 循证医学检限定、出版物类型、语种等辅助限定项。

（7）设备检索：输入设备名称，同时提供相关的辅助限定选项，如设备字段、设备副主题等多个限定选项。

（8）文章检索：用于迅速检索某篇具体文献，在作者、期刊名称及其缩写、期刊卷期页码、CODEN 编码等字段后的检索框中输入一项或多项检索词，点击“search”就可检索。

（9）作者检索：用于迅速查找具体某个作者发表的文献，在作者姓名、机构、ORCID 等检索框中输入相应检索词就可以进行检索。

3. 检索结果处理

（1）检索历史：在检索历史中可以选择检索序号进行逻辑组配（AND 或 OR）；也可以对检索策略进行保存、删除、打印预览、输出或发送到邮箱。

（2）检索结果显示：默认以题录格式显示，点击“Show all abstract”显示所有文献文摘（也可以单独点击具体一篇文献题录下的 abstract 显示文摘格式），提供每篇文献的索引词（药物词语、疾病词语、其他词语等）；也可以按照相关度、出版年、进入数据库的时间等进行排序。点击单篇文献标题可以显示文摘、药物词语、疾病词语、设备词语、作者信息、版权信息、CAS 登记号等详细信息。

（3）检索结果过滤：检索结果左侧栏提供对来源库、药物、疾病、设备、副主题词、年龄、性别、出版物类型、期刊、出版年、作者、会议摘要、药物商品名、药物生产商、设备贸易商、设备生产商等选项的筛选过滤。

（4）检索结果输出：可以选择记录、查看、打印、输出、发送到邮箱、添加到剪贴板等操作。

（杜志银）

第四节　全文型学术文献检索

文摘型数据库只能查询文献的题录格式和文摘格式，而全文型数据库不仅能查询文献的题录、文摘，还能查询和获取文献的全文。

一、中国知识基础设施工程

（一）简介

中国知识基础设施工程（China national knowledge infrastructure，CNKI）是以实现全社会知识资源传播共享与增值利用为目标的信息化建设项目，由清华大学、清华同方发起，始建于 1999 年 6 月。是集期刊、博硕学位论文、会议论文、专利、标准、成果、法规、古籍、年鉴、工具书、外文文献、引文等多种资源于一体的大型中文数据库检索平台。覆盖自然科学、工程技术、农业、哲学、医学、人文社会科学等各个领域。截至 2018 年 3 月，数据库收录国内 8000 余种综合期刊与专业特色期刊的全文，全文文献总量 5000 万篇。

数据库中的文献分为十大专辑：基础科学、工程科技Ⅰ、工程科技Ⅱ、农业科技、医药卫生科技、哲学与人文科学、社会科学Ⅰ、社会科学Ⅱ、信息科技、经济与管理科学。十大专辑下分为 168 个专题。

收录年限：自 1915 年至今出版的期刊，部分期刊回溯至创刊。

CNKI 提供 WEB 版（http://www.cnki.net）、镜像站版、光盘版、流量计费。网络版内容每日进行更新（表 4-2）。

表 4-2　CNKI 收录各类文献的特点及范围

类型	电子期刊	学位论文	会议论文	报纸
收录年限	1915 年至今	1984 年至今	1953 年至今	2000 年至今
收录内容	以学术、技术、政策指导、高等科普及教育类期刊为主	全国 451 家培养单位的博士学位论文和 744 家硕士培养单位的优秀硕士学位论文	中国科协系统和国家二级以上的相关机构举办的重要会议以及在国内召开的国际会议上发表的文献	重要报纸刊载的学术性、资料性文献
数量	8000 种期刊 5000 万篇文献	300 万篇文献	3 万本论文集 300 万篇文献	500 多种报纸 1000 多万篇文献

（二）检索功能

1. 快速检索　是一种快速方便的检索方法，适合于简单条件课题的检索。

在 CNKI 检索首页提供文献检索、知识元检索、引文检索等功能（图 4-21）。

“文献检索”支持在特定字段限制下的中外文文献检索。在检索框中输入所要找的检索词，选择合适的字段就可以查到相关的文献。可选字段为主题、关键词、篇名、全文、作者、单位、刊名、ISSN、CN、摘要、基金、被引文献等。

“知识元检索”支持问题检索，从知识问答、百科、词典、手册、工具书、图片、统计数据和指数等搜索答案。

“引文检索”在检索框中输入被引文献的特征词，选择合适的字段就可以查到相关的引文。可选字段为被引题名、被引作者、被引单位、被引第一作者、被引文献关键词、被引来源、被引摘要、被引文献分类号等。

常用字段说明：

（1）主题：由篇名、摘要、关键词三个字段组合而成。

（2）关键词：解释文献内容主题的、不受规范词表控制的一个或多个词语。

（3）基金：文章所属或相关项目在实施过程中所受资助的基金名称及资助说明。

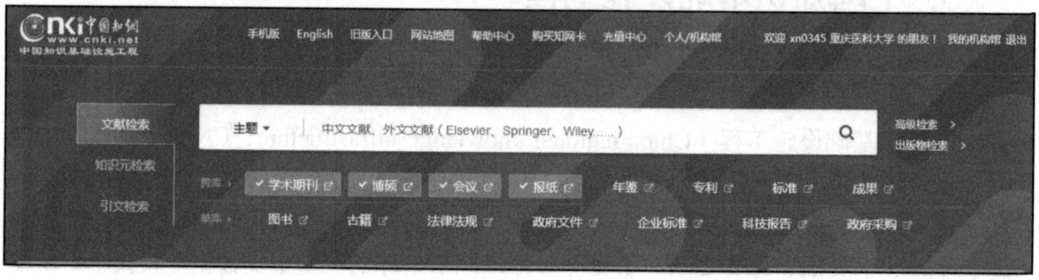

图 4-21　CNKI 首页

2. 高级检索　点击 CNKI 首页的检索输入框右上方的“高级检索”，可进入高级检索页面。

在高级检索页面中先输入常用的限定条件如作者（第一作者）、作者机构、发表时间、文献来源（期刊、报纸、博硕学位授予机构）、支持基金等，再选择检索项（检索字段）输入检索词。检索词可限定在“主题”“篇名”“关键词”“摘要”“全文”“参考文献”“中图分类号”等字段。检索词间可使用“并且”“或者”“不含”三种方式进行逻辑关系的组合。点击检索项前的“+”增加逻辑检索行，添加一个文献内容特征检索项，点击检索项前的“–”减少逻辑检索行。CNKI 还提供了灵活多样的检索限定，包括词频、是否精确匹配、检索年代范围、期刊范围等（图 4-22）。

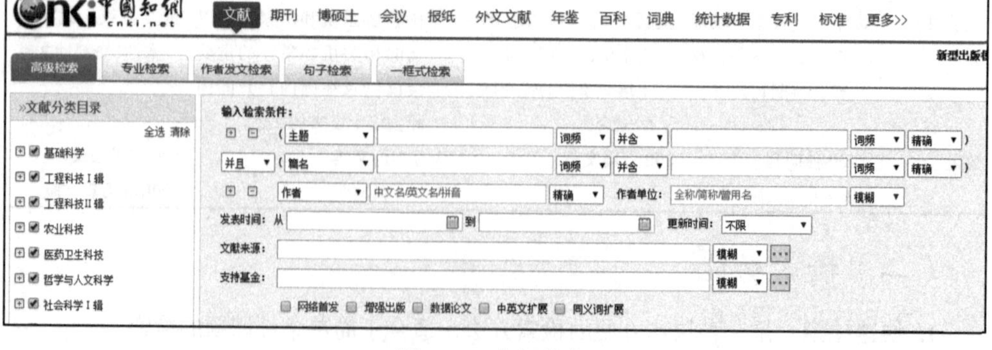

图 4-22　高级检索

“词频”指输入的检索词在所选择的检索字段中出现的频次。词频为空，表示在选择的检索项中至少出现 1 次检索词；如果词频为 3，表示在检索项中该检索词至少出现 3 次。

“精确匹配”是指检索结果完全等同或包含于检索字/词完全相同的词语；“模糊匹配”是指检索结果包含于检索字/词或检索词的片段。

例如，检索重庆医科大学作者陈锦云发表的关于子宫肌瘤方面的文献。可以在第一行输入框中输入“子宫肌瘤”，检索字段限制为“主题”，检索字段“作者”一栏输入“陈锦云”，检索字段“作者单位”一栏输入“重庆医科大学”，然后点击“检索”。

3. 专业检索　在专业检索页面中先输入常用的限定条件发表时间。再根据检索表达式语法说明构造检索表达式。

检索词之间的逻辑运算用 AND、OR、NOT，三种逻辑运算符的优先级相同；如要改变组合的顺序，请使用英文半角圆括号将条件括起来。检索字段：SU='主题'，TI='题名'，KY='关键词'，AB='摘要'，FT='全文'，AU='作者'，FI='第一责任人'，AF='机构'，JN='中文刊名'&'英文刊名'，RF='引文'，YE='年'，FU='基金'，CLC='中图分类号'，SN='ISSN'，CN='统一刊号'，IB='ISBN'，CF='被引频次'（图 4-23）。

例如，要检索王姓作者发表的关于子宫动脉栓塞术的并发症方面的文献。可将“子宫动脉栓塞术”“并发症”限定在主题字段。输入的检索表达式可为

SU='子宫动脉栓塞术'　AND　SU='并发症'　AND　AU=% '王'

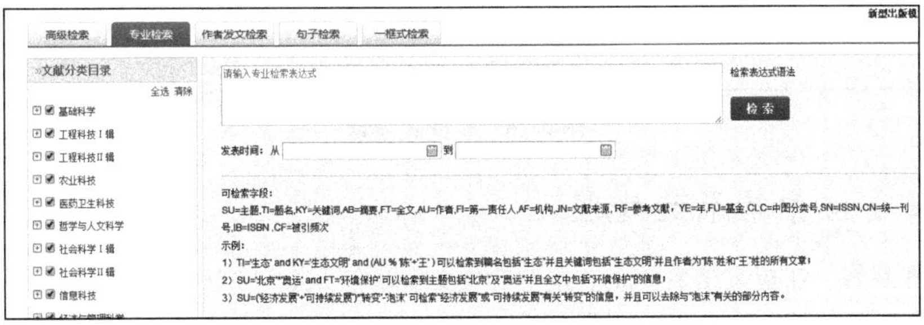

图 4-23　专业检索

4. 作者发文检索　通过作者姓名、作者单位等信息，检索作者发表的全部文献被引及下载情况。检索项包括作者姓名、第一作者姓名、作者单位。为减少误检率，作者单位可以进行组合检索（图 4-24）。

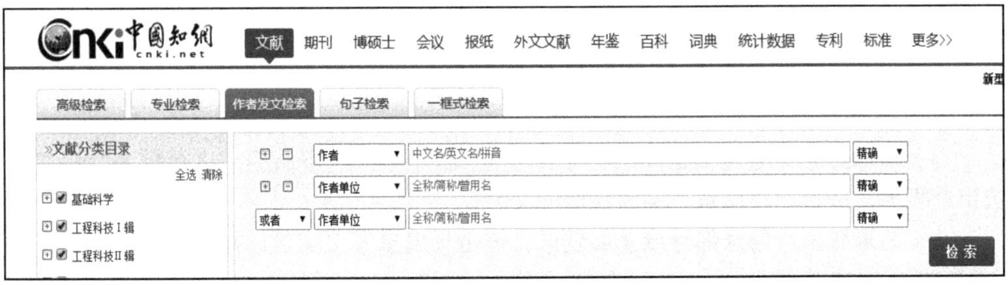

图 4-24　作者发文检索

5. 句子检索　通过用户输入的两个检索词，查找同时包含这两个词的句子。可在

全文的同一句或同一段中进行检索。同句是指两个标点符号之间，同段是指 5 句之内（图 4-25）。

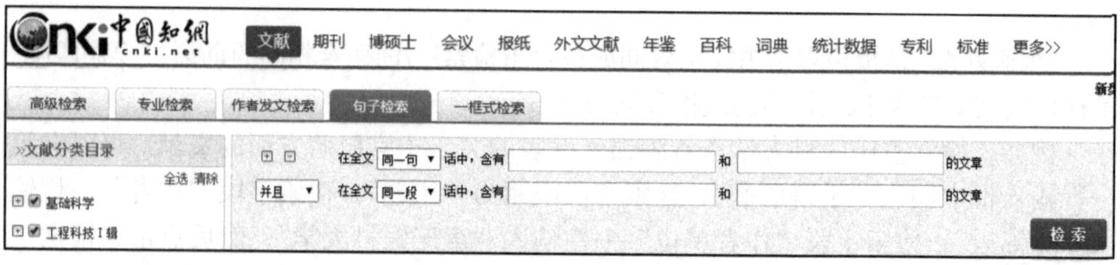

图 4-25　句子检索

6. 一框式检索　类似于搜索引擎，在检索框中输入所要查找的检索词，点击“检索”就可以查到相关的文献（图 4-26）。

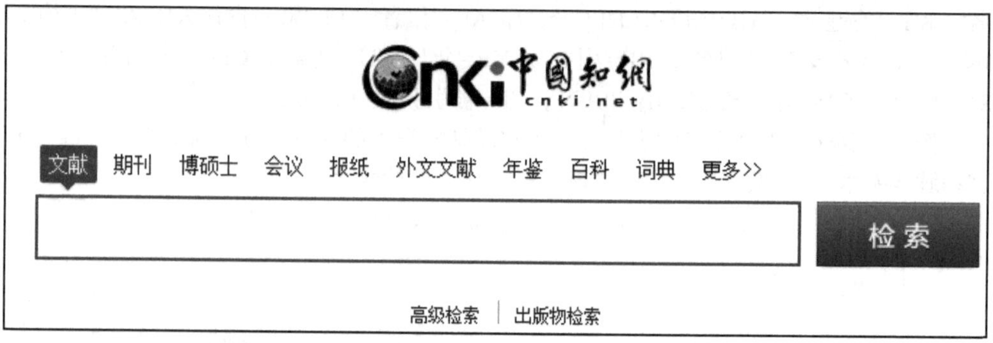

图 4-26　一框式检索

（三）检索结果的处理

1. 知网节　在检索结果页面上点击一篇文献题名，进入当前文献细览区，下拉即可看到当前文献的引文网络——知网节。知网节包含了节点文献的详细信息：题名、作者、作者单位、摘要、中英文关键词、分类号、基金等信息。

知网节还提供以节点文献为中心的知识网络，包括引文网络、参考文献、二级参考文献、引证文献、二级引证文献、共引文献、同被引文献。

2. 检索结果的显示、分组浏览、排序和导出

（1）结果显示：CNKI 的检索结果默认是列表格式，可切换为“摘要格式”。

（2）结果分组浏览：可按学科、发表年度、基金、研究层次、作者、机构进行分组分析与聚类，同时也可对结果页面左边的来源类别、期刊、关键词进行聚类，实现知识挖掘。

（3）结果排序：通过主题排序、发表时间、被引频次、下载频次进行排序，快速筛选出最相关、最新、高质量及高关注度的文献。

（4）结果导出：勾选部分或全部题录，点击导出参考文献，选择题录输出格式，如 GB/T 7714-2015 格式引文、CAJ-CD 格式引文、查新（引文格式）、查新（自定义引文格式）、CNKI E-Study、CNKI 桌面版个人数字图书馆、Refworks、EndNote、NoteExpress、NoteFirst、自定义等。

3. 全文下载　CNKI 提供 CAJ 和 PDF 两种全文格式（注：CAJ 格式文件需用同方

独有全文浏览器 CAJ Viewer 进行阅读）。

二、中文科技期刊数据库

（一）简介

中文科技期刊数据库又称维普期刊资源整合服务平台（http://www.cqvip.com），由重庆维普资讯有限公司研制开发，平台收录了自 1989 年以来的国内公开出版的 14 000 余种期刊，含 1983 种核心期刊、5700 余万篇文献。学科范围覆盖社会科学、自然科学、工程技术、农业科学、医药卫生、经济管理、教育科学和图书情报等领域。

维普期刊资源整合服务平台不仅提供中文科技期刊的一站式检索，还提供深层次知识服务。目前该平台提供 4 个功能模块：期刊文献检索、文献引证追踪、科学指标分析、搜索引擎服务。“期刊文献检索”可检索到文献摘要及全文信息，并提供在线阅读、下载全文；“文献引证追踪”是期刊文献引用分析平台，可快速获取主题线索；“科学指标分析”揭示学科发展趋势及前沿；“搜索引擎服务”提供基于 Google、Baidu 等搜索引擎个性化的期刊文献搜索延伸服务（图 4-27）。

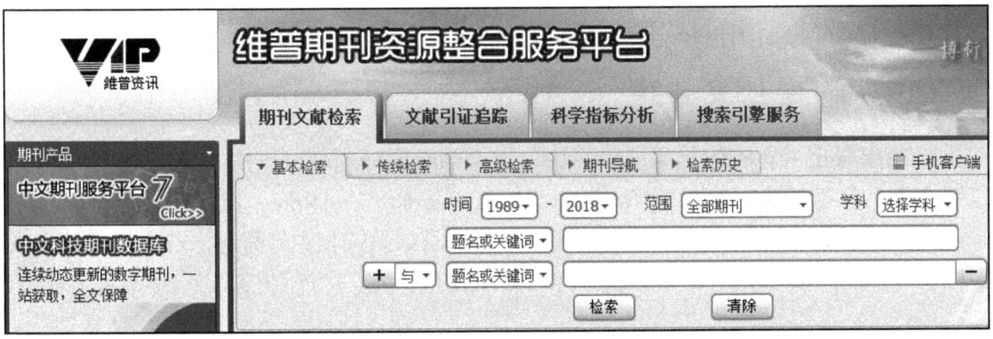

图 4-27　维普平台期刊文献检索界面

（二）检索功能

以“期刊文献检索”模块为例，介绍检索功能。“期刊文献检索”模块提供的检索方式有基本检索、传统检索、高级检索、期刊导航、检索历史。

1. 基本检索　在基本检索中，可先限定检索时间、期刊范围（全部期刊、核心期刊、EI 来源期刊、SCI 来源期刊、CAS 来源期刊、CSCD 来源期刊、CSSCI 来源期刊等）、学科范围等，再选择检索字段，输入检索词，确定检索词之间的逻辑关系（与、或、非），然后进行检索。

2. 传统检索

（1）限定检索范围：根据分类导航系统对学科范围进行限定，默认为全部范围。

（2）设定其他条件：年限的设定、期刊范围的选择、同义词、同名作者。

3. 高级检索　可以同时进行多个条件的逻辑检索，并可以对检索词进行检索字段的限定。检索字段有题名或关键词、题名、关键词、文摘、作者、第一作者、机构、刊名、分类号、作者简介、基金资助、栏目信息、任意字段等。高级检索还提供了查看同义词、同名（合著）作者，查看分类表，查看相关机构，期刊导航等功能。例如，在题名或关键词字段后的检索框，输入“乳腺癌”，点击“查看同义词”，可查看与乳腺癌相关或同义的词，根据需求勾选需要的词语，加入到检索框中（图 4-28）。

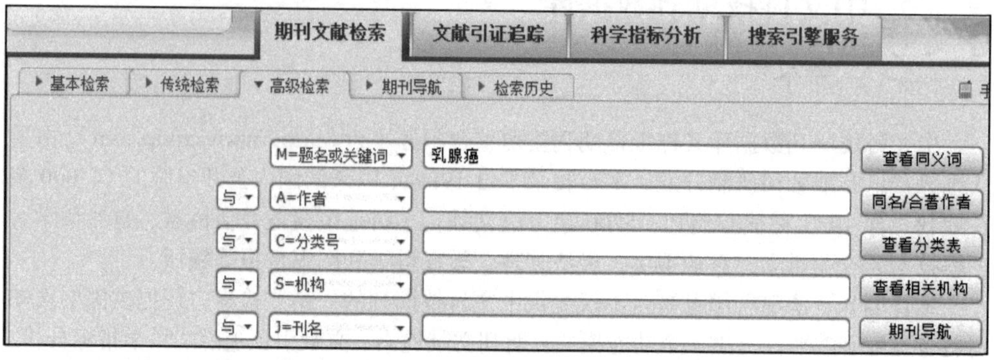

图 4-28 维普平台期刊文献检索模块高级检索界面

4. 期刊导航 可根据期刊名、ISSN、刊名第一个字首字母、期刊学科分类、核心期刊导航、国内外数据库收录导航、期刊地区分布导航等七种方式进行期刊导航。

5. 检索历史 所有的操作都记录在检索历史中，通过检索历史可对检索表达式进行“与”“或”“非”的组配。

（三）检索结果处理

1. 结果导出 在检索结果显示页面勾选全部或部分题录，点击“导出”。导出格式包括文本、参考文献、XML、NoteExpress、Refworks、EndNote、自定义导出等。

2. 全文下载 “期刊文献检索”模块中的检索结果按相关性排序。若有全文的文献会标识“在线阅读”和“全文下载”，仅有文摘的会标识“文献传递”。

三、万方数据库

（一）简介

万方数据知识服务平台（http://www.wanfangdata.com.cn）是北京万方数据股份有限公司开发的大型网络版数据库检索系统。资源类型丰富，是集中外文期刊、中外文学位论文、中外会议论文、中外专利、科技报告、科技成果、标准、法律法规、地方志、视频等多种资源于一体的集题录、文摘、全文于一体的大型数据库检索平台。涵盖了自然科学、工程技术、医药卫生、农业科学、哲学政法、社会科学、科教文艺等各个学科（表 4-3）。

万方医学网（http://med.wanfangdata.com.cn）是万方数据股份有限公司于 2009 年推出的医药信息专业服务平台，收录生物医学中外期刊、学位论文、会议论文等多种类型的全文。万方医学网独家收录中华医学会、中国医师协会等权威机构主办的 220 余种中外文医学期刊，拥有 1000 余种中文生物医学期刊、4100 余种外文医学期刊，930 余部医学视频等高品质医学资源。囊括 26 000 余种外文期刊资源。具备临床诊疗知识库、中医药知识库、临床百家等知识库（表 4-4）。

表 4-3 万方收录各类文献的特点及范围

类型	期刊	学位论文	会议论文
收录年限	1995 年至今	1980 年至今	1982 年至今
收录内容	涵盖了自然科学、工程技术、医药卫生、农业科学、哲学政法、社会科学、科教文艺等各个学科	涵盖理学、工业技术、人文科学、社会科学、医药卫生、农业科学、交通运输、航空航天和环境科学等各学科领域	中文每年收集 4000 多个重要学术会议 外文会议主要来源于外文文献数据库，收集了世界各主要学（协）会、出版机构出版的学术会议论文
数量	中文期刊共 8000 余种，核心期刊 3200 种左右 外文期刊主要来源于外文文献数据库 共收录世界各国出版的 20 900 种重要学术期刊	收录中文学位论文共计 524 万余篇，年增 30 万篇，外文学位论文共收藏 11.4 万余册，年增量 1 万余册	中文年增 20 万篇全文，每月更新

表 4-4 万方医学网收录各类文献的特点及范围

资源类别	类型	数量
中文医学文献资源	合作期刊	1100 余种
	学位论文	43 万余篇
	会议论文	42 万余篇
外文医学期刊资源	期刊数量	26 000 余种
	总文献量	题录：2000 余万篇
医学专利、法规、成果资源	专利技术	171 万余项
	政策法规	86 万余条
	科技成果	14.6 万余条

（二）检索功能

1. 快速检索 快速检索的默认状态是不限定检索字段，同时检索期刊（期刊名称、期刊论文）、学位论文、会议（会议论文、会议名称）、专利等全部资源。点击快速检索框会出现题名、关键词、摘要、作者、作者单位等检索字段，即可将检索词限定在字段中进行检索（图 4-29）。

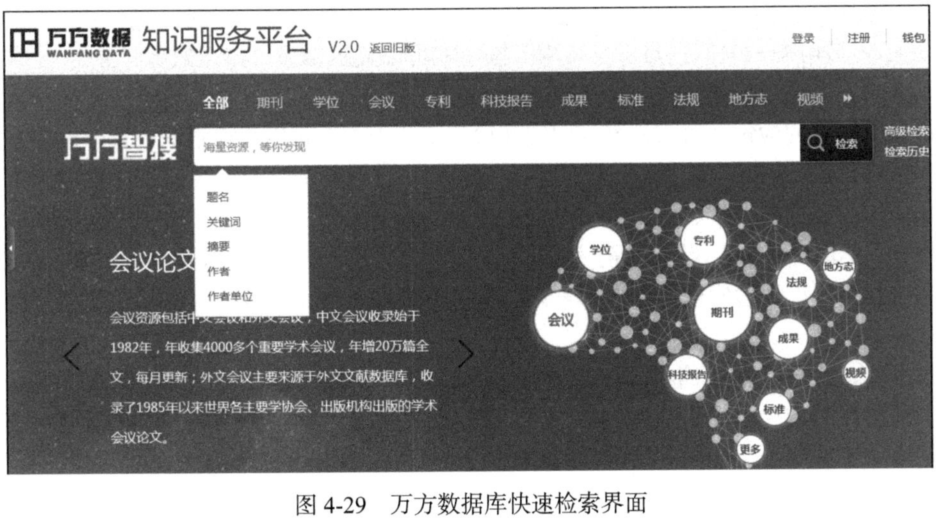

图 4-29 万方数据库快速检索界面

还可将检索结果进行标题、作者、关键词、发表时间等限制，使检索结果更加准确。例如，检索“子宫肌瘤”的相关文献，在检索结果中将“王智彪”作为作者限制（图 4-30）。

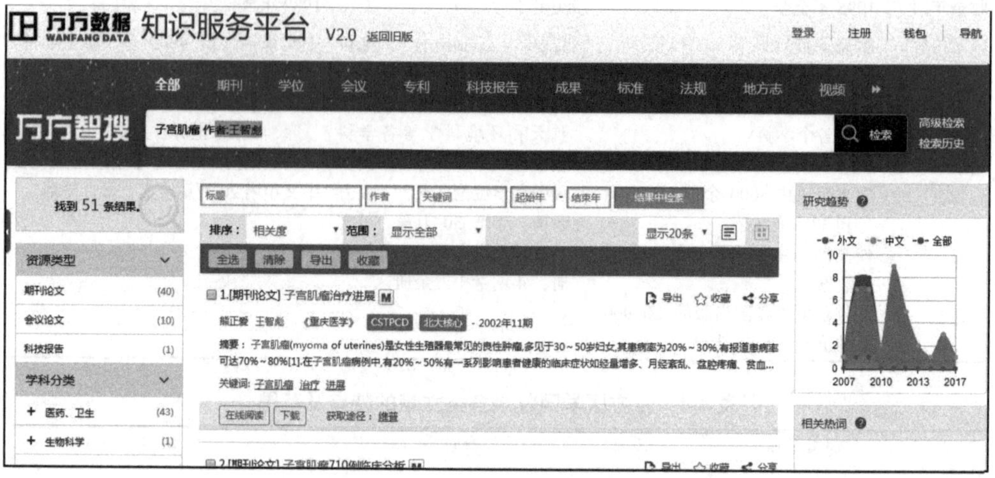

图 4-30 快速检索二次检索界面

万方医学网的快速检索默认状态是不限字段进行检索，同时检索期刊论文、学位论文、会议论文。点击快速检索框上的“期刊”，如在检索框中输入“妇产”，即在期刊刊名字段进行检索，检索结果含有与“妇产”相关的期刊；同理点击“作者”，输入作者姓名，检索结果包含了作者及其对应的机构、发文数量等。

2. 高级检索 在高级检索页面中先输入限定条件发表时间，再选择检索项（检索字段）输入检索词。检索词可限定在“主题（题名、关键词、摘要三个字段的组合）”“题名”“关键词”“摘要”“题名或关键词”“作者”“第一作者”“作者单位”“DOI”“刊名”“期刊-期”“期刊-基金”“学位-专业”“学位授予单位”“导师”“会议名称”“会议-主办单位”等字段。检索词间可使用“与”“或”“非”三种方式进行逻辑关系的组合。点击检索项前“+”增加逻辑检索行，添加一个文献内容特征检索项，点击检索项前的“–”减少逻辑检索行。检索词可以使用“模糊”或“精确”匹配。

例如，检索“近 5 年来有关高血压并发症方面的文献”，可以选择“主题”字段输入“高血压”，在另一行选择“主题”字段输入“并发症”，逻辑关系选择“与”，发表日期输入“2013—2017”，点击“检索”按钮就可以显示结果（图 4-31）。

点击万方医学网数据库首页检索框右侧的“高级检索”，可进入页面。高级检索可以进行更精确的检索，可将检索词限定在检索字段中。并可以对检索词进行“模糊”或“精确”匹配，检索词间可以进行“与”“或”“非“的逻辑组配。在高级检索页面中具有出版时间、资源类型、资源分类、主题选择等检索限定。资源类型包含中文期刊、外文期刊、学位论文、会议论文等。资源分类：按照中图分类法分为医药卫生和生物科学。主题选择：可以在检索框中输入检索词进行主题词精确检索，也可以根据主题词分类浏览选择主题词。

例如，检索“近 5 年来有关高血压并发症方面的文献”，可以选择“题名”字段输入“高血压”，在另一行选择“题名”字段输入“并发症”，逻辑关系选择“与”，发表日期输入“2013—2017”，点击“检索”按钮就可以显示结果（图 4-32）。

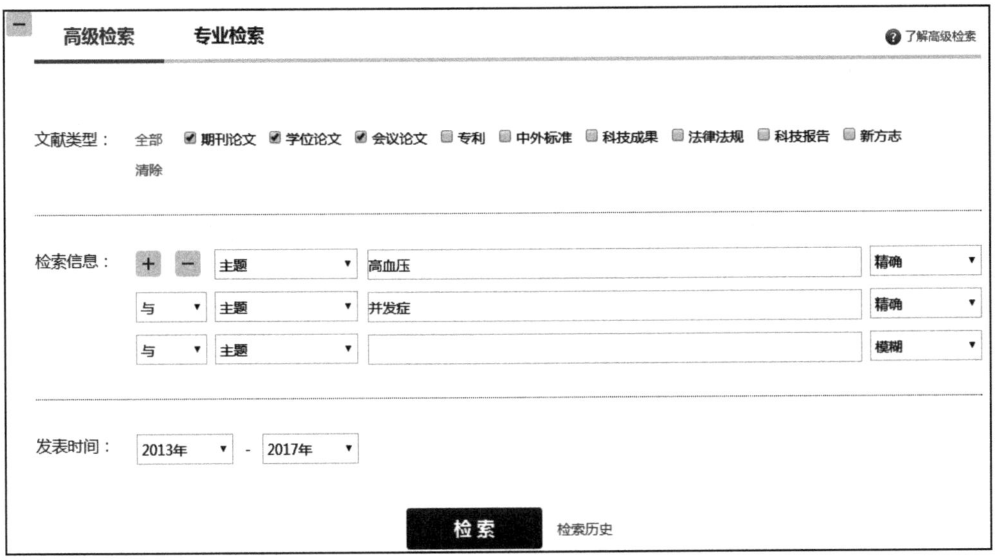

图 4-31　万方高级检索界面

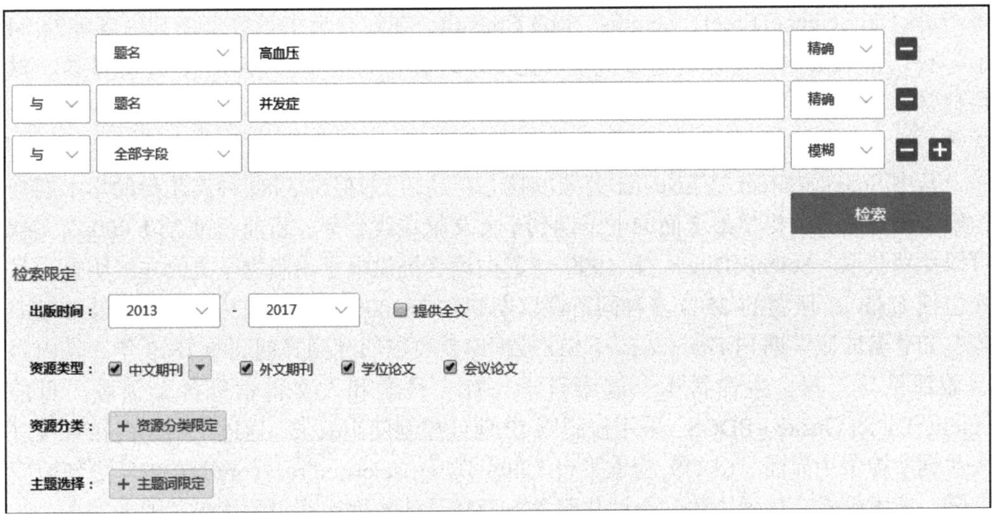

图 4-32　万方医学网高级检索界面

（三）检索结果处理

1. 结果排序、显示　万方数据库的检索结果提供按相关度、发表时间、被引量、热度等进行排序。同时在检索结果页面的左侧按照资源类型、学科分类、出版时间、语种、来源数据库、出版状态、作者、机构等进行统计，可直观地了解检索结果的时间分布、期刊分布、作者分布、机构分布等。

点击检索结果题名后的“M”可以了解文献的文摘阅读量、下载量、第三方链接量、被引量等情况。

检索结果可以按照摘要和列表形式进行显示。

万方医学网的检索结果提供按相关度、发表时间、被引量等进行排序。同时在检索结果页面的左侧按照资源类型、中图分类、出版时间、中文期刊-刊名、外文期刊-文献类型、学位论文-授予单位等进行结果聚类统计，可直观地了解检索结果的出版时间分布、资源类型分布等。

2. 结果导出、下载 万方数据库：勾选部分或全部题录，点击批量导出，选择题录输出格式，即参考文献格式、查新格式、Refworks、EndNote、NoteExpress、NoteFirst、Bibtex、自定义等。在检索结果界面文献的下方会标识“在线阅读”和“下载”。

万方医学网：勾选部分或全部题录，点击题名右边“导出”，选择题录输出格式，即参考文献格式、EndNote、NoteExpress。在检索结果界面文献的右侧标识“在线阅读”和“下载全文”。

四、ScienceDirect

（一）简介

荷兰爱思唯尔(Elsevier)出版公司是全球最大的科技与医学文献出版发行商之一。Elsevier 公司每年出版大量的各学科高品质图书和学术期刊，大部分期刊被 SCI、SSCI、EI 收录。Elsevier 公司每年出版近 2500 种学术期刊和 1900 种新书，以及一系列的电子产品，如 ScienceDirect、Scopus、MD Consult、在线参考书目等。期刊内容涉及 24 个学科，包括数学、物理、生命科学、化学、计算机科学、临床医学、环境科学、材料科学、航空航天、工程与能源技术、地球科学、天文学及经济、商业管理和社会科学等。

其中 ScienceDirect 是 Elsevier 公司的核心产品，目前提供 3984 种高质量的学术期刊检索、浏览服务，提供最全面的电子期刊全文文献在线服务，目前超过 250 000 篇文献可以免费获取。ScienceDirect 从 1999 年起向读者提供电子出版物全文的在线服务。目前包括 Elsevier 所属的 2500 多种同行评议期刊和 26 000 多种系列丛书、手册及参考书等，如著名的医学期刊 *The Lancet*、SD 数据库就可以回溯到其创刊的 1823 年。其内容涵盖理科与工程、生命科学、健康科学、社会科学和人文科学等各个领域。目前 ScienceDirect Onsite（SDOS）采用校园网 IP 地址控制使用权限，通过图书馆链接直接进入数据库检索主界面。SDOS 检索平台（http://www.sciencedirect.com）在内容更新速度范围、检索模式、检索方法和个性化服务方面较其他数据库有很大优势（图 4-33）。

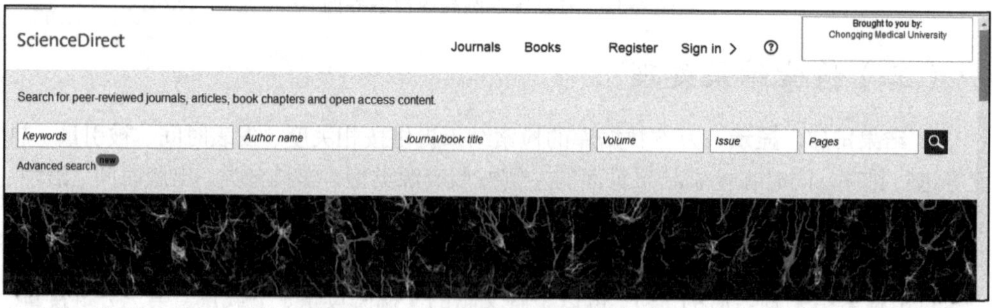

图 4-33 ScienceDirect 数据库主页

（二）检索功能

ScienceDirect 平台提供了浏览和检索两大功能。其中检索分为快速检索（“Quick

search”)、高级检索(“Advanced search”)、专家检索(“Expert search”)三种检索方法。

1. 浏览

(1)按学科主题浏览(browse publications by subject):SDOS 数据库主页上列出理科与工程(“Physical Science and Engineering”)、生命科学(“Life Sciences”)、健康科学(“Health Sciences”)及社会学与人文学科(“Social Sciences and Humanities”)4 个大的一级学科,点击学科名称或者学科下面的【子学科】即可浏览该主题的书刊信息,书刊信息按字母排列。

(2)按书刊字母顺序浏览(browse publications by title):SDOS 数据库主页上将所有图书期刊按字母顺序排列,点击相应的字母即可进入该字母开头的书刊信息。

2. 检索　SDOS 数据库的检索功能规定了多种检索规则,包括:①布尔逻辑运算符,即逻辑“与”(AND)、逻辑“或”(OR)、逻辑“非”(NOT);②截词符号,“*”代表 0～n($n \geqslant 1$)个字符,“?”代表 0～1 个字符;③用双引号表示限制为短语整体检索;④位置运算符,W/n 为两个词相隔不超过 n 个词,词序不定;PRE/n:两个词相隔不超过 n 个词,词序固定。

(1)快速检索:SDOS 首页上方设有快速检索区,可快速查找目标文献。可供选择的检索字段包括所有字段、作者姓名、期刊(图书名称、卷、期和页码)等。检索时可选择其中的一个字段或多个字段进行限制,多个字段间的关系为逻辑“与”(AND)。若只输入期刊的名称,检索结果为刊名包含该检索词的所有期刊列表。其他字段检索将直接得到期刊论文和图书信息。

(2)高级检索:点击快速检索输入框下方的“Advanced Search”即可进入新版的高级检索界面(图 4-34)。高级检索提供了多个检索限制。“Find articles with these words”表示默认在所有字段中将多个检索词以逻辑“与”的形式出现在检索结果中,“By these

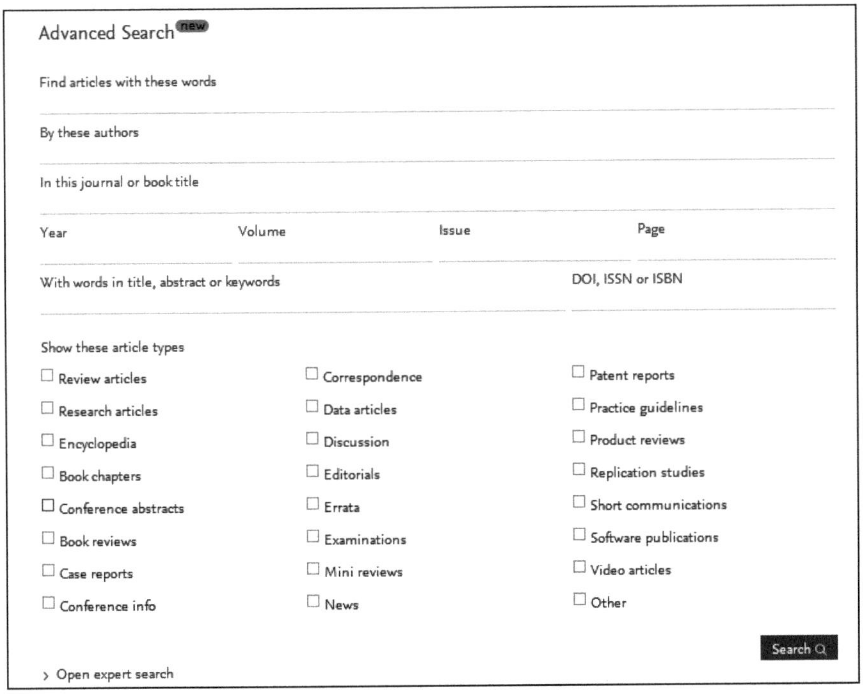

图 4-34　ScienceDirect 新版本高级检索界面

authors”表示对作者的限制，“In this journal or book title”表示对期刊或图书名称的限制，以及后面的出版年、卷、期、页码等的限制。“With words in title，abstract or keywords”表示将检索词限制在标题、摘要或者关键词中，以及后面的 DOI、ISSN 或者 ISBN 中。“Show these article types”表示对文献类型的限制，如综述类的文献、研究类的文献。

点击新版本高级检索界面左下角的“Open expert search”即可进入专家检索和老版本的高级检索界面（点击“Advanced search”）（图 4-35）。

旧版的高级检索提供两个检索输入框，可以输入单词、词组或布尔逻辑检索表达式。输入框后的字段限制默认为全部字段，也可进行特定字段选择。高级检索还同时提供文献类型、学科范围、出版时间等限定条件，使得检索结果更加精确。

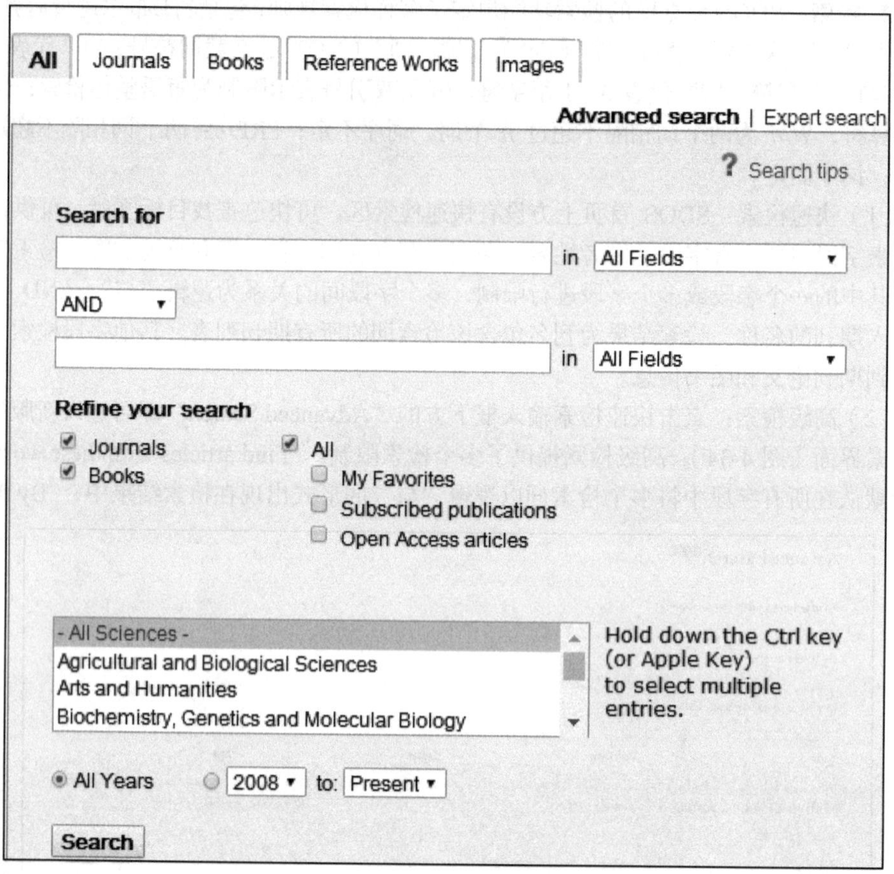

图 4-35　ScienceDirect 老版本高级检索界面

（3）专家检索：点击新版本高级检索界面左下角的“Open expert search”即可进入专家检索界面。专家检索时，需要用户按照规定的格式，编写布尔逻辑检索表达式进行检索，一般用于具有专业检索知识或具有检索经验的用户。

（三）检索结果处理

1. 结果分析　在检索结果页面左侧栏，平台提供检索结果聚类分析功能，包括文献出版时间、文献类型、文献出版主题、文献获取类型等。

2. 结果显示、排序　点击某篇文献下方的“Abstract”，可以查看当前文献的摘要。

通过相关度和出版时间可对检索结果进行排序，筛选出最相关、最新的文献。

3. 结果导出、下载

（1）结果导出：勾选需要导出的文献，只能单篇导出，点击“Export citation”可将文献导成 Refworks、RIS、BibteX、Text 等格式。

（2）结果下载：勾选部分或全部文献，点击“Download selected pdf”进行批量下载，也可以单条下载。

（四）个性化服务

SDOS 提供了个性化推荐（“My recommendations”）和提醒（“My alerts”）功能。注册登录后，用户的检索策略可以设置为检索提醒，方便以后阅读和检索，SDOS 还会根据用户的检索历史推荐相关的杂志和论文。

五、SpringerLink

（一）简介

SpringerLink 是由德国施普林格（Springer-Verlag）科技出版集团推出的在线学术资源平台。作为全球领先的科学、技术和医学出版机构，截至 2018 年 3 月，Springer 拥有超过 2900 种期刊和 250 000 本图书，还包括丛书（series）、指南（protocols）及参考作品（reference works）等类型的文献，学科范围覆盖自然科学、社会科学、医学等各个学科领域。

1996 年推出的电子期刊全文数据库检索平台 SpringerLink（http://www.springer.com.cn），涵盖施普林格出版的所有在线资源，可进行多语种、跨数据库的检索。2002 年 7 月，Springer 公司在中国开通了 SpringerLink 服务，提供简体中文检索界面。

（二）检索功能

SpringerLink 平台提供了浏览和检索两大功能。其中检索分为快速检索（“Quick search”）和高级检索（“Advanced search”）两种检索方法。

1. 浏览

（1）按学科主题浏览（“Browse by discipline”）：SpringerLink 数据库目前包含 24 个学科主题，分别为生物医药、业务及管理、化学、计算机科学、地球科学、经济学、教育、工程、环境、地理、历史、法律、生命科学、文学、材料科学、数学、医学与公共卫生、药剂学、哲学、物理、政治科学与国际关系、心理学、社会科学、统计等类目。点击相应的类目即可出现检索结果。

（2）按资源类型浏览（“Browse by title”）：SpringerLink 按照出版物的形式分为“期刊”“图书”“操作指南”“参考作品”等，点击相应的类型即可查看该类型相关的信息。其中操作指南是全球经过同行评审的在线实验室指南数据库，目前收集超过 49 702 条标准化的实验室操作记录，学科领域主要包括生命科学、生物医药、医学与公共卫生、化学等领域。

2. 检索

（1）快速检索：是 SpringerLink 默认的检索方式，直接在检索框中输入任意检索词默认在全部字段中检索。检索词可以是一个词或是多个词语，若是多个词语之间必须有逻辑运算符号进行组配，逻辑“与”（AND）、逻辑“或”（OR）、逻辑“非”（NOT）。

（2）高级检索：点击快速检索搜索按钮旁类似“齿轮”的按钮，选择“Advanced search”高级检索界面（图 4-36）。高级检索提供了多个检索限制。其中“with all of the words”表示输入的检索词之间是逻辑“与”的关系；“with the exact phrase”表示精确匹配，强制为短语整体检索；“with at least one of the words”表示输入的检索词之间是逻辑“或”的关系；“without the words”表示检索结果中不包含此类检索词，检索词间是逻辑“非”的关系；“where the title contains”表示限定检索词出现在篇名中；“where the author/editor is”表示作者检索；“Show documents published”可设置出版时间。

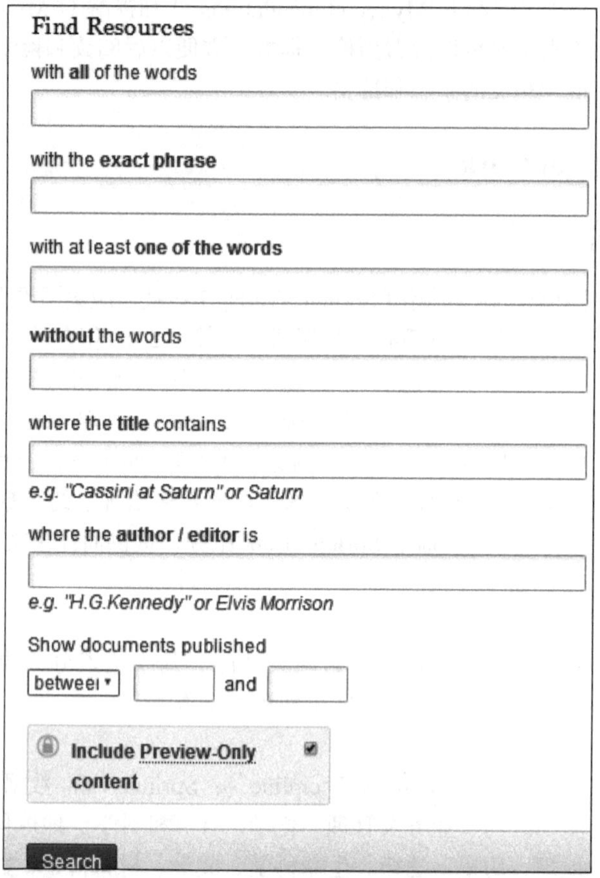

图 4-36　SpringerLink 高级检索界面

（三）检索结果处理

在检索结果页面左侧栏，平台提供检索结果聚类分析功能，包括文献资源类型、文献所属的学科（子学科）、语种等进行分类统计。页面中间显示文献题录，“Sort By”可按相关度、出版时间对检索结果进行排序。“Date Published”可将结果进一步按照出版时间进行限定。题录右方的“Open Access”表明当前文献可以在任何时候、任何地点在网络上免费下载。题录下方的“Download PDF”和“View Article”分别为 PDF 和 HTML 格式的全文下载链接。

（四）个性化服务

检索结果右上方的表明将本页检索结果订阅到 RSS 中。点击检索结果右上方的“下拉箭头”可将少于1000条的检索结果以CSV格式下载到本地电脑上。SpringerLink 注册登录后，可显示最近的检索历史、特色期刊和特色图书，并可保存检索策略。

六、Ovid Full Text

（一）简介

Ovid 公司是世界著名的数据库提供商，2001 年与美国银盘公司（SilverPlatter Information）合并组成全球最大的电子数据库出版公司。目前包含医学、生物、人文、科技等多领域数据库300多个，其中80多个是生物医学数据库：包括 Books@Ovid（临床各科专著及教科书）、Journals@ Ovid（医学期刊全文数据库）、Embase（循证医学）、EBMReviews、MEDLINE、BIOSIS Previews 等生物医学数据库。通过 OvidSP 检索平台，可以检索电子期刊（Journals@ Ovid）、电子图书（Books@ Ovid）及近百种数据库。

其中 Journals@ Ovid Full Text 提供访问包括 LWW（Lippincott，Williams & Wilkins）世界第二大医学出版社、American Medical Association（美国医学协会）和 Adis International 出版的医学药学核心期刊在内的3000多种医学期刊。不仅包括 LWW 出版的期刊以及临床医学和护理学为代表的 *Circulation*、*Annals of Surgery* 等著名的期刊，还包括 BMJ（*British Medical Association Journals Collection*）、OUP（*Oxford University Press Journals Collection*）、Thieme（*Thieme Journals Fulltext Collection*）等核心医学期刊。

除电子期刊外，OvidSP 平台还提供了电子书（Books@Ovid，提供包括 LWW、Adis International 及其他出版社出版的1000多本电子书），以及生命科学、医学、农业、生物、工程技术等领域上百种数据库。

（二）检索功能

OvidSP 的所有数据库使用同一检索界面检索，操作界面直观简洁，支持智能检索功能。OvidSP 提供6种检索途径，分别为基本检索（“Basic Search”）、题录检索（“Find Citation”）、规范化主题词检索（“Search Tools”）、字段检索（“Search Fields”）、高级检索（“Advanced Ovid Search”）、组合检索（“Multi-Field Search”）。检索主页面由检索输入区、结果显示区、结果输出方式设置区三部分组成（图4-37）。

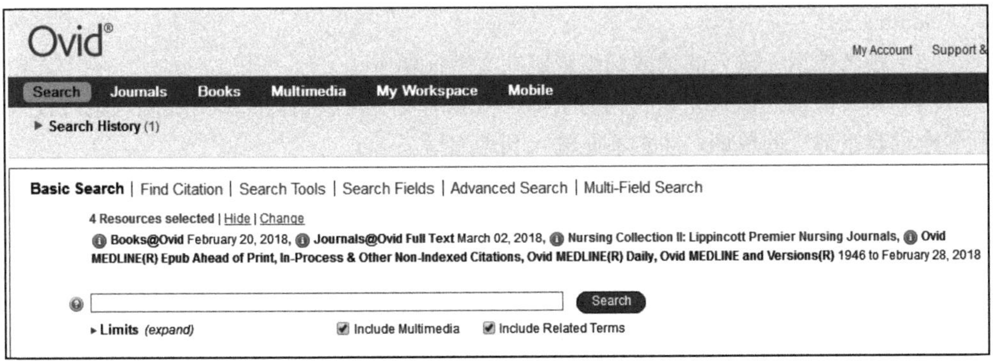

图4-37　OvidSP 检索主页面

1. 基本检索 是 OvidSP 默认的检索方式，支持“自然语言检索功能”。可在基本检索框里输入相关关键字或一句话即可，系统将自动提取主要的检索词（包括名词、名词短语和适当的形容词）作为检索用词，提取的检索词间执行逻辑“与”（AND）运算。

在基本检索界面可勾选“Include Related Terms”对输入检索词进行扩展检索，包括同义词、相关派生词、不同拼写法的筛选查找。检索到的扩展词之间执行逻辑“或”（OR）运算。通过扩展相似词语，提高了文献查全率。

系统提供了查找多媒体文献的功能。勾选“Include Multimedia”，系统可自动检索出多媒体文献。在检索限制（“Limits”）区域，点击“Limits”链接后可以直接设定出版年限、文献类型、是否有全文等限制，点击“Additional Limits”，可增加更多限定条件，如年龄组（“Age Groups”）、动物类型（“Animal Types”）、期刊子集（“Journal Subsets”）、图书子集（“Book Subsets”）、临床咨询（“clinical queries”）、语种（“Languages”）等。

2. 高级检索 提供了 5 种检索途径，即关键词（“Keyword”）、著者（“Author”）、标题（“Title”）、刊名（“Journal”）和图书名称（“Book Name”）等。高级检索界面的默认检索途径为“Keyword”（关键词检索）。高级检索适用于检索主题概念较多，要求较高的检索，可提高查全率和查准率（图 4-38）。

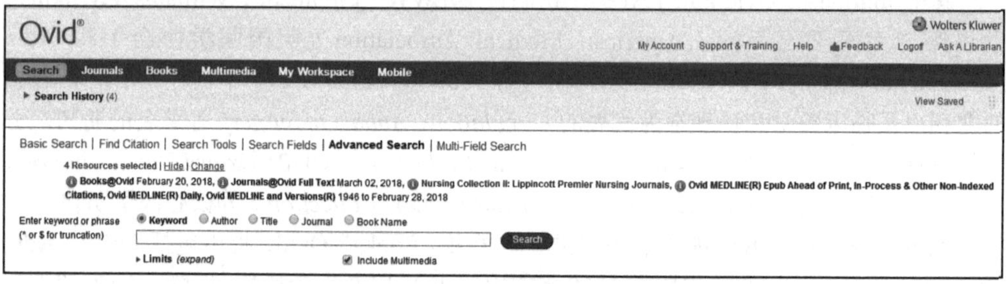

图 4-38 OvidSP 高级检索界面

（1）关键词检索：可以输入检索词、词组或含逻辑运算符的句子。默认检索字段包含题名、摘要、全文和图片说明四个字段。输入多个检索词以空格隔开，系统默认为词组检索。但如果检索短语中含有禁用词（如 and、not、or、.ti 等），必须用半角的双引号括起，否则系统将作为逻辑运算符处理。关键词检索的检索面全面且广泛，不易漏检。例如，hypertension .ti，检索结果为检索题名中出现 hypertension 的文献。

（2）著者检索：直接输入著者姓名进行检索。输入格式：输入完整的作者名称，姓全称在前，名首字母在后。例如，查找著者为 Jessie Smith 的文献时，需要在检索框中输入“Smith J”。

（3）题名检索：输入的词或词组限定在文献标题中。

（4）刊名检索：输入完整的刊名全称，检索出发表在该刊上的所有文献。也可输入刊名全称起始部分的单词。注意不能输入刊名缩写。

（5）图书名称检索：输入完整的图书全称，检索出目标图书的详细信息。

3. 题录检索 点击“Find Citation”，输入已知的题录信息，如篇名，刊名，作者姓名，期刊的年、卷、期、起始页，出版社，唯一标示符，DOI 等，可快速查找特定文献。需要注意：刊名必须输入全称，可输入刊名起始部分，或选择“Truncation”截词检索。作者姓名的输入格式为“姓”全称在前，“名”首字母在后，或选择“Truncation”截词检索。

4. 字段检索　输入检索词或词组，选择单个或多个字段，点击“Search”显示检索结果。平台提供了常用的字段（“My fields”）：Author、Abstract、Keywords、Full Text 及“All fields”（全字段）。系统还可从“All fields”中选择字段添加到“My fields”中做个性化设置。

5. 组合检索　系统提供多个字段的组合检索，以提高检索效率。各字段检索结果之间进行 AND、OR、NOT 的逻辑组配。

6. 主题词检索　为了便于用户使用主题词进行检索，OvidSP 平台提供了主题词检索工具（“Find Tools”），帮助用户了解主题词的定义、注释、历史变更、使用范围等，确定规范化的主题词、副主题词等信息。主题词的树状结构 Tree 展示该词上下级层次结构，便于选择合适的主题词。选择主题扩展检索（“Explode”）后，检索结果包含该词及其下位词的全部文献，提高了文献查全率。选择副主题词（“Subheadings”）用于限定该主题词某一方面的文献。选择排列索引（“permuted index”），检索结果包含该词相关的某些领域的文献数量。选择“Scope Node”，结果为该词相关的注释说明。

（三）检索结果处理

检索结果默认以题录格式显示，可点击结果页面上面的“Citation”以参考文献格式或“Abstract”摘要格式显示。在检索结果页面的左侧，可对检索结果进行发表时间、学科、作者、期刊、出版类型、资源类型等限制。

系统根据检索词命中的次数、检索词出现的频率、重要性等相关算法，按照相关度的大小对文献等级进行评定，其中 5 星级文献相关度最高，结果按照相关度大小进行排序显示。

（四）个性化服务

1. 保存检索策略　通过个人账户（“My Account”），可以对检索策略进行保存。第一次使用个人账户，需要进行注册，再次确认密码方可注册成功。下次登录便可显示所有保存过的检索策略，可进行重新检索或者查看更新文献。

勾选部分题录或全部题录，点击检索结果界面右上角的“E-mail”，输入邮箱便可将检索结果发送到邮箱中。勾选部分题录或全部题录，点击检索结果界面右上角的“My projects”，输入 projects 名称，便可将检索结果批量保存到“My Account”的“My projects”功能中。

2. 检索结果导出　勾选部分题录或全部题录，点击检索结果界面右上角的“Export”，便可将检索结果以 Microsoft word、pdf、.txt、Excel-sheet、citavi、Endnote、ProCite、Reference Manager、Refworks、BRS、Reprint、RIS、XML 等格式输出。

七、其他外文全文库

（一）EBSCOhost

EBSCO 是目前世界上最大的提供学术文献服务的专业公司之一，提供数据库、期刊、文献订购及出版等服务，总部在美国，在全球 22 个国家设有办事处。开发了 300 多个在线文献数据库产品，涉及自然科学、社会科学、生物医学、人文艺术等多学科领域。

EBSCOhost 数据库主要包括以下内容：Academic Search Premier（学术期刊集成全文数据库，ASP）；Business Source Premier（商业资源集成全文数据库，BSP）；Educational Resource Information Center（教育资源信息中心，ERIC）；Professional Development Collection（专业开发收藏库，PDC）；Newspaper Source（报刊资源库）；MEDLINE（医学数据库）；World Magazine Bank（世界杂志库）；Regional Business News（地区商业新闻）；American Humanities Index（美国人文科学索引）9 个数据库，其中 ASP 和 BSP 是系统的核心数据库。

ASP 是当今最大的多学科学术期刊全文数据库。提供了近 4783 种出版物全文，其中包括 4022 种同行评审期刊。它为 150 种期刊提供了可追溯至 1975 年或更早年代的 PDF 过期案卷，并提供了 1000 多个题名的可检索参考文献。学科涉及生物科学、工商经济、资讯科技、人文科学、社会科学、通信传播、工程、教育、艺术、文学、医药学等领域。

BSP 是行业中使用最多的商业研究数据库，它提供 2300 多种期刊的全文，包括 1100 多种同行评审刊名的全文。BSP 相比同等数据库的优势在于它对所有商业学科（包括市场营销、管理、MIS、POM、会计、金融和经济）都进行了全文收录。

EBSCO 平台上还免费提供有 MEDLINE、Eric 等数据库资源使用。

（二）Wiley online library

John Wiley 出版公司创建于 1807 年，是世界上最大的期刊出版商之一。2007 年，John Wiley 公司合并以出版国际性期刊为主的英文期刊的 Blackwell 公司，称为 Wiley-Blackwell。

Wiley-Blackwell 的电子资源通过 Wiley Online Library 平台提供浏览访问及检索服务。截至 2018 年 3 月，Wiley Online Library 平台可访问的学术期刊有 2486 种，涉及生命科学与医学、数学统计学、物理、化学、计算机科学、地球科学、工程学、商业管理金融学、教育学、法律、心理学等各个领域。Wiley online library 平台还包括电子图书 21 293 种，9 种数据库，19 种实验室指南等。

（三）ProQuest

ProQuest 是由美国推出的全球性检索与研究平台，ProQuest 公司可提供期刊、报纸、参考书、参考文献、书目、索引、地图集、绝版书籍、记录档案、博士论文和学者论文集、学术视频等各种类型的信息服务，还可提供全球独特、不易获取的珍贵原始档案、英美政府文献，全球顶级高校博硕士学位论文、著名学术期刊文献（含现刊及过刊）、具有历史价值的文献资料、古典书籍、重要的国际报刊及电子书等。学科范围覆盖经济、金融、医学、科技、艺术、语言、文学、历史、社会科学、人文科学等领域。

其中 ProQuest Central 是综合性学科文献全文数据库，包含 30 多个子库，收录 1970 年至今逾 2.5 万种出版物，全文出版物 1.9 万多种，内容覆盖商业、健康与医学、语言与文学、社会学、教育、科学与技术等 160 多个学科领域。Research Library 是综合性学科文献全文数据库，收录 1971 年至今综合学科研究领域备受推崇的 6800 多种出版物，全文出版物 4000 多种，内容覆盖商业、文学、语言、表演和视觉艺术、历史、宗教、医学、社会学、教育学、科学和技术等 150 多个学科领域。Ebook Central 平台（简称 EBC），由原 EBL 及 Ebrary 合并而成，收录源自全球 1000 多家著名大学出版社、专业出版商、学术出版机构出版的超过 97.5 万种权威学术著作，它覆盖的范围非常广泛，囊括了各学科领域。该平台提供多种字段检索及主题浏览，提供在线阅读及整种或特定章节下载，下载前须先申请才能登录个人账户，并安装 Adobe Digital Edition。

（杨美洁）

第五节　引文型学术文献检索

作者在撰写论文时，往往会通过引述前人的研究成果或观点来增强对自己观点的说服力，这就是引用，表明自己的研究是在前人的基础上完成的，体现了学术研究的继承性与发展性。引文型学术文献检索就是通过检索这些存在互相引证关系的文献，获取最新的研究文献。引文型学术文献检索，也称为引文检索，一般用于对研究机构、研究者等进行科研绩效评价和期刊质量评价。

一、引文检索概述

（一）基本概念

1. 引文（citation）　又称为被引用文献（cited paper），指列于文末的参考文献（reference）或脚注中的文献。其作者称为引文作者或被引作者（cited author）。

2. 引用文献（citing paper）　又称引证文献，指列有参考文献或脚注的文献。

引用文献和被引用文献是相对的，文献 A 对于它的参考文献来说是引用文献，但当文献 A 作为别的文献的参考文献时，其就成了该文献的被引用文献。当作者引用自己发表的文献时称为作者自引，同一期刊上文献的相互引用称为期刊自引，二者统称自引（self-citation）。非同一作者和非同一期刊之间的引用称为他引。

3. 来源文献（source article）　指引文数据库收录的文献，对应于引用文献。

4. 引文索引（citation index）　按文献之间引用关系建立的索引，是提供引文检索的工具。

5. 引文检索（cited reference search）　以被引用文献为检索起点来检索引用文献的过程。引文检索时需要使用专门的引文检索工具，常见的引文检索工具有 Web of Science 核心集合、中国科学引文数据库、中国引文数据库等。

（二）引文检索的作用

自尤金·加菲尔德第一次在《科学》杂志（*Science*）提出了“引文索引”的设想，并创建了 SCI 评价工具以来，引文检索在学术交流和科学评价中的作用日益突出，其作用主要表现在以下几个方面：

1. 检索同一主题相关的新文献　通过对研究领域中某位著名研究学者或某篇高质量的文献着手进行引文检索，利用文献的被引用文献与引用文献在内容上存在的或多或少的关联，常常可以获得一系列主题相关、内容上有继承与发展的新文献，这种方法也称为追溯法。

2. 用于评价学术论文的影响力 一篇文献发表以后可能会被其他文献所引用，如果文献的被引频次（cited times）越高，说明其论文的观点或成果被他人借鉴或参考，在一定程度上能够说明其学术影响越高。

3. 用于评价研究人员的学术水平 对研究人员的评价一般采用其在某一时间段内在高质量（高影响因子）期刊上发表的论文的数量，及其论文的被引用次数作为评价质量的指标，尤其是在人才引进或职称评定时往往会要求图书馆出具论文的引证报告，作为其学术水平高低的依据之一。

4. 用于评估国家或机构的科研实力 一些研究评价机构一般每年出具一个报告，分析各个国家或研究机构在上一年度发表论文的篇数、总被引次数，以及篇均被引次数等，用于客观评价一个国家或研究机构的学术实力。也可以通过专门的工具 Essential Science Indicator（基础科学指标，ESI）来查询。中国科学技术信息研究所（简称中信所）每年都会向社会公布中国科技论文统计结果，其内容就会包括中国科技论文的国际和国内影响情况、中国各类机构论文的产出和影响情况，以及中国高校创新发展报告等，其研究成果发布在中信所科技论文统计与分析网（CSTPCD 数据库，http://www.cstpcd.org）。

5. 用于评价学术期刊的质量 期刊评价的指标很多，但是一般国际上采用期刊的影响因子、即年指标、被引总频次等指标对期刊进行评价，这些数据库可以从 SCI 数据的姊妹产品 Journal Citation Reports（期刊引用报告，JCR）中获取，国内期刊的评价数据也可以从《中国科技期刊引证报告》或中信所的 CSTPCD 数据库获取。

6. 用于分析、追踪热点研究领域 基于文献的引用与被引用关系，可以通过共引分析研究某领域的研究热点、研究前沿，也有研究人员专门开发了分析工具，如 CiteSpace、HistCite、Refviz、Omniviz、TDA 等。

扩展阅读：影响因子（IF）认识的误区

引文检索在对科研人员、期刊、机构、国家等的学术质量评价方面所起的作用毋容置疑，但也存在一些误区。一些人或机构在进行人才引进或职称评审与考核时一刀切，单纯以期刊的影响因子来作为评价其文献质量高低的指标，认为发表在影响因子高（如IF=5）的期刊的论文就一定比影响因子低（如IF=2）的期刊上的文献的质量高，这种认识是有问题的，因为期刊的影响因子不能等同于单篇文献的影响力，也就是说发表在影响因子高的期刊上的论文不一定比发表在影响因子低的论文的被引频次高。

二、常用引文检索工具

（一）Web of Science 核心集合

Web of Science（WOS）（http://www.isiknowledge.com）曾经是 Thomson Reuters 的产品，现在被 Clarivate Analytics 公司收购。该平台整合了 Web of Science 核心集合、Current Contents Connect、Derwent Innovations Index、BIOSIS Previews、MEDLINE、SciELO Citation Index、中国科学引文数据库、KCI-韩国期刊数据库等，以及 Journal Citation Reports、Essential Science Indicators（ESI）分析工具。

WOS 核心集合包括：Science Citation Index Expanded（科学引文扩展版，SCI-EXPANDED）、Social Sciences Citation Index（社会科学引文索引，SSCI）、Arts &

Humanities Citation Index（艺术与人文科学引文，A&HCI）、Conference Proceedings Citation Index - Science（科学会议录引文索引，CPCI-S）、Conference Proceedings Citation Index - Social Science & Humanities（社会科学与人文科学会议录引文索引，CPCI-SSH）、Emerging Sources Citation Index（新出版期刊引文索引，ESCI）等。

1. 检索规则　WOS 核心集合主要包含以下检索规则：

（1）布尔逻辑运算符：包括“NOT”“AND”“OR”。

（2）位置限定运算符：NEAR/*x*、SAME。NEAR/*x* 用于查找该运算连接的检索词之间相隔不超过指定数量的单词的记录。如果只使用 NEAR 而不使用/*x*，则系统将查找其中的检索词由 NEAR 连接且彼此相隔不到 15 个单词的记录。使用 NEAR 的检索表达式中不能同时使用 AND 运算符。SAME 用于限定其前后的检索词出现在同一记录的同一地址中。WOS 逻辑运算的优先顺序：NEAR/*x*＞SAME＞NOT＞AND＞OR，可以使用括号改变运算符优先级。

（3）通配符：“*”代表 0～*n* 个字符，“？”代表 1 个字符，“$”代表 0～1 个字符。这些通配符一般跟在单词后面。

2. 检索方法　WOS 是收费数据库，集团用户只有在指定授权的 IP 地址范围才能检索，进入系统界面后选择 Web of Science 核心集合，设定时间跨度，在更多设定中选择需要检索的数据库。检索方法包括基本检索、被引参考文献检索、高级检索、作者检索 4 种（图 4-39）。

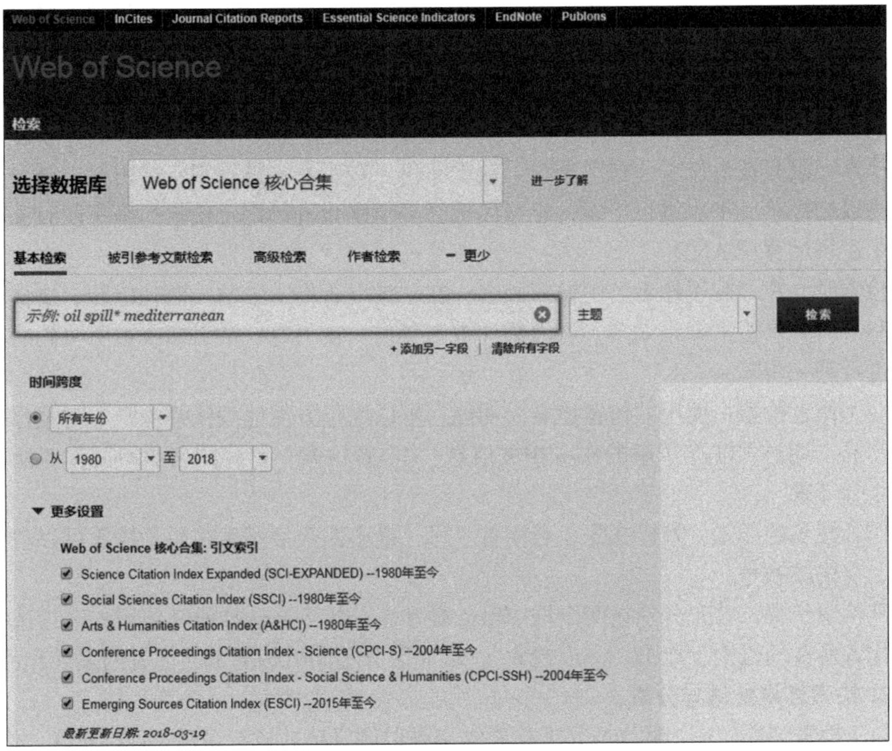
Web of Science
InCites
Journal Citation Reports
Essential Science Indicators
EndNote
Publons
Web of Science
检索
选择数据库
Web of Science 核心合集
进一步了解
基本检索
被引参考文献检索
高级检索
作者检索
更少
示例: oil spill* mediterranean
主题
检索
+添加另一字段
清除所有字段
时间跨度
所有年份
从 1980 至 2018
更多设置
Web of Science 核心合集: 引文索引
Science Citation Index Expanded (SCI-EXPANDED) --1980年至今
Social Sciences Citation Index (SSCI) --1980年至今
Arts & Humanities Citation Index (A&HCI) --1980年至今
Conference Proceedings Citation Index - Science (CPCI-S) --2004年至今
Conference Proceedings Citation Index - Social Science & Humanities (CPCI-SSH) --2004年至今
Emerging Sources Citation Index (ESCI) --2015年至今
最新更新日期: 2018-03-19

图 4-39　WOS 检索界面

（1）基本检索：系统默认的是基本检索，检索时输入检索词选择对应的字段进行检索，如果有多个检索词，则可以点击“添加另一个字段”添加字段进行组合检索，选择字段之间的逻辑关系（AND、OR、NOT），输入检索词进行检索。

检索词包括主题、标题、作者、作者识别号、编者、出版物名称、DOI、出版年、地址、机构扩展、会议、语种、文献类型、基金资助机构、授权号、入藏号、PubMed ID 等。

主题（“Topic”）：包括记录中的“标题、摘要、作者关键词、keywords Plus”等字段。

著者（“Author”）：对著者进行检索，要求姓在前，名在后，姓用全称，名用缩写，姓名之间用空格隔开。

出版物名称（“Publication Name”）：对出版物进行检索，可以输入期刊标题、书籍、书籍名称、丛书标题、书籍副标题、丛书副标题等，可以输入完整或部分出版物名称，其后跟通配符（*、？、$）进行截词检索。

地址（“Address”）：通过在作者地址中输入机构和（或）地点的完整或部分名称，可以检索“地址”字段。地址常常采用缩写形式，建议在检索时将“地址”检索与“作者”检索结合起来使用，这样可以扩大或缩小检索结果。

（2）高级检索：只限于来源文献检索，不能进行引文检索。使用字段标识、布尔逻辑运算符、括号等来组织一个复杂的检索表达式，也可以对原有检索结果进行重新组配检索，在检索时还可以选择语种或文献类型进行限制检索。

例如，利用高级检索查找期刊 *Nature* 在 2017 年发表的论文中包含检索词“amphibian”的记录，则可以在检索框中输入：SO=Nature AND TS=Amphibian* AND PY=2017。

（3）被引参考文献检索：用于检索引用了发表的著作的记录，即通过被引文献获取引用文献。通过检索引用的参考文献，可以了解某个已知领域理念或创新获得确认、应用、改进、扩展或纠正的过程。了解谁在引用该研究成果，以及其著作对世界其他研究人员的影响。

检索字段有被引作者、被引著作、被引年份、被引卷、被引期、被引页、被引标题等，可以选择单一字段进行检索，也可以选择多个字段进行组合检索，多字段时字段间的布尔逻辑运算符 AND。

检索时，在“被引作者”中输入姓名；在“被引著作”中输入期刊标题、书籍标题或专利号。如果检索结果太多，可以添加被引年份、被引卷、被引期或被引页码对检索结果进行进一步限制。

（4）作者检索：使用“作者检索”功能，可以简单方便地确认并检索出特定作者的所有作品。通过关注您了解的作者相关信息，“作者检索”可将同名的不同作者所著的作品区分开来。

作者姓名的形式：姓氏在先，名字首字母（最多四个字母）在后。姓氏可以包含连字号、空格或撇号。

其检索步骤：首先分别在两个框中输入姓和名；接下来选择研究领域；继续选择组织（作者所在的机构）点击“完成检索”，从而区分不同机构同名的作者的发表作品。

3. 检索结果处理与分析

（1）检索结果显示：默认情况下检索结果是以题录格式进行显示，包括标题、作者、出处、被引频次、使用次数。需要查看文摘时点击“查看摘要”，点击“出版商处的全文”查看全文（需有权限）。

（2）检索结果排序：排序方式包括日期、被引频次、使用次数、相关性，还可以点击更多，按照被引频次（升序）、出版日期（升序）等排序。

（3）检索结果输出：先勾选所需要的记录，点击“添加到标记结果列表”将结果添加到标记结果列表，通过结果列表可以实现检索结果以文献管理软件格式或其他格式保存到电脑。检索者也可将检索结果以需要的格式进行打印或发送到邮箱。

（4）结果精炼：通过选择检索左侧的精炼检索结果栏下方的各选项：输入检索词进行二次检索、出版年、Web of Science 类别、文献类型、机构扩展、基金资助机构、作者、开放获取等，点击各选项旁的“精炼”按钮可以实现对检索结果的精炼。

（5）分析检索结果：点击检索结果左侧栏精炼选项最下方的“分析检索结果”，可以实现对结果进行作者、国家/地区、文献类型、机构、语种、出版年、研究方向、来源出版物名称等的分析。

（6）创建引文报告：点击检索结果右上角的“创建引文报告”，对检索结果创建引文报告，报告内容包括出版物总数、H 指数、被引频次总计、去除自引的被引频次总计、施引文献、按年的被引频次，以及每篇文献各年度被引用次数、合计被引频次和年平均被引频次等。

（7）创建引文跟踪服务：注册并登录后访问保存到 Web of Science 的检索历史，可以根据保存的检索历史创建电子邮件跟踪和 RSS Feed（通过 RSS 获取最新文献）。

4. 个性化功能和服务 用户免费注册并登录后，进入“我的工具”可以使用系统提供的个性化服务，包括保存检索历史、一次性导出最多 5000 条记录、引文跟踪、发送文献到 EndNote 等服务。

（二）中国引文数据库

中国引文数据库（Chinese Citation Database，http://ref.cnki.net）是中国知网（CNKI）提供的一个子数据库。其引文数据库来源于中国学术期刊网络出版总库、中国优秀博硕士学位论文库全文数据库、国内外重要会议论文全文数据库、中国重要报纸全文数据库、中国图书全文数据库和中国年鉴全文数据库等。在浏览器地址栏中输入中国引文数据库对应的网址，就可以进入中国引文数据库首页（图 4-40），其首页内容包括快速检索、作者引证报告、文献导出、来源文献检索、数据分析器（作者分析器、机构分析器、期刊分析器、基金分析器、地域分析器、出版社分析器等）、高被引排序（高被引作者、高被引期刊、高被引院校、高被引医院、高被引文献、高被引学科等）。

1. 检索方法 中国引文数据库的检索方法包括快速检索、高级检索、被引作者检索、被引机构检索、被引基金检索、被引学科检索、被引地域检索、被引出版社检索等。

（1）快速检索：根据需要选择被引文献、被引作者、被引机构等不同类别，针对文献还可以选择不同条件（如被引主题、被引题名、被引关键词等），在检索框中输入需要检索的信息就可进行检索。

（2）高级检索：检索时需要选择学科类别，默认是全选，引文检索需要先选择来源文献范围、被引文献类型，在检索条件选择被引主题、被引题名、被引关键词、被引摘要、被引中图分类号、被引作者、被引第一责任人等字段，可以点击“+”增加检索字段，多字段组合检索需要选择逻辑关系。在检索结果列表上方系统提供对检索结果的分析概况，包括文献总数、总被引次数、被他引次数、篇均被引次数、篇均他引次数等。检索结果列表包括被引文献题名、被引作者、被引来源、出版年（期）、被引次数、他引次数、下载次数、预览等（图 4-41），点击结果中的被引题名跳转到 CNKI 中的节点文献，可以看到该文献的引文网络中的引证文献，即可以浏览引用该文献的文献的题录，点击其标题可以通过 CNKI 下载全文，从而实现通过被引文献查找引证文献获取全文的过程。

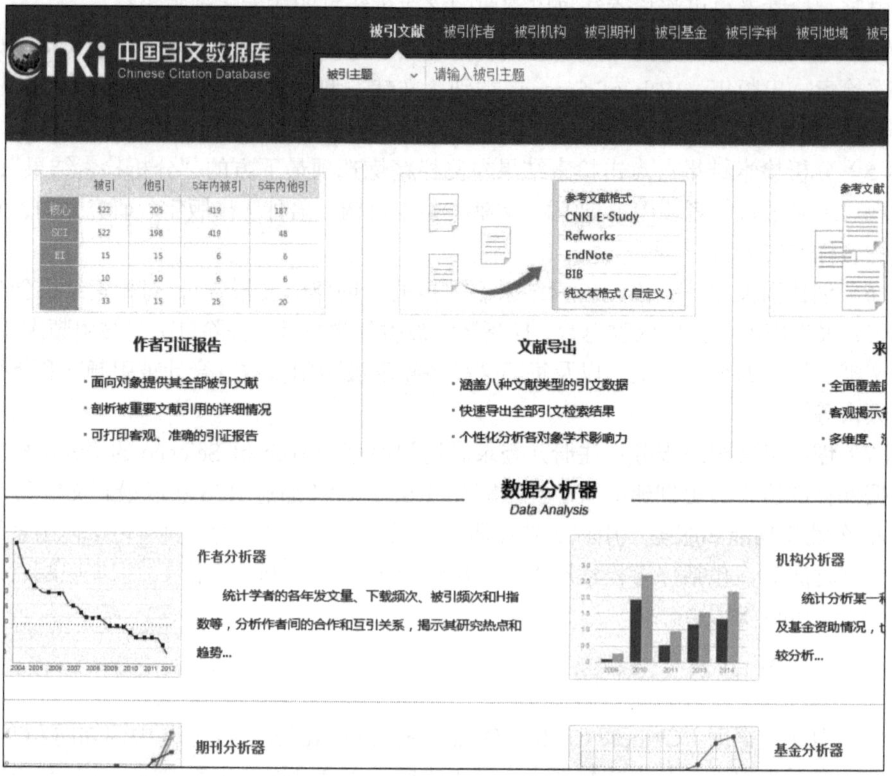

图 4-40　中国引文数据库首页界面

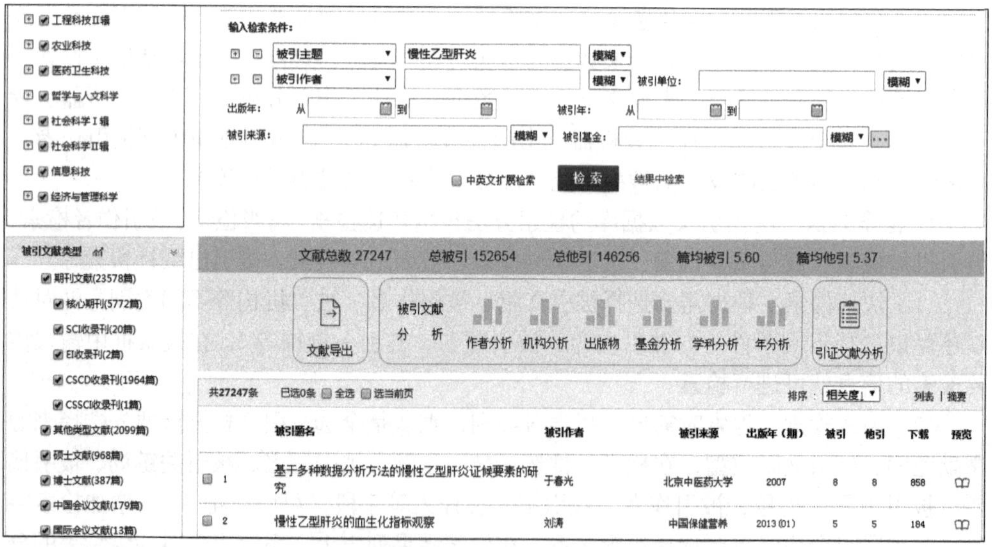

图 4-41　中国引文数据库高级检索及其结果显示界面

（3）其他被引检索：中国引文数据库还提供被引作者检索、被引机构检索、被引期刊检索、被引基金检索、被引学科检索、被引地域检索、被引出版社检索等检索方式（图

4-42），检索时输入对应被引作者、机构、基金、期刊等名称，选择出版年、被引年及被引文献类型，即可完成检索（说明：这些检索需要付费使用）。

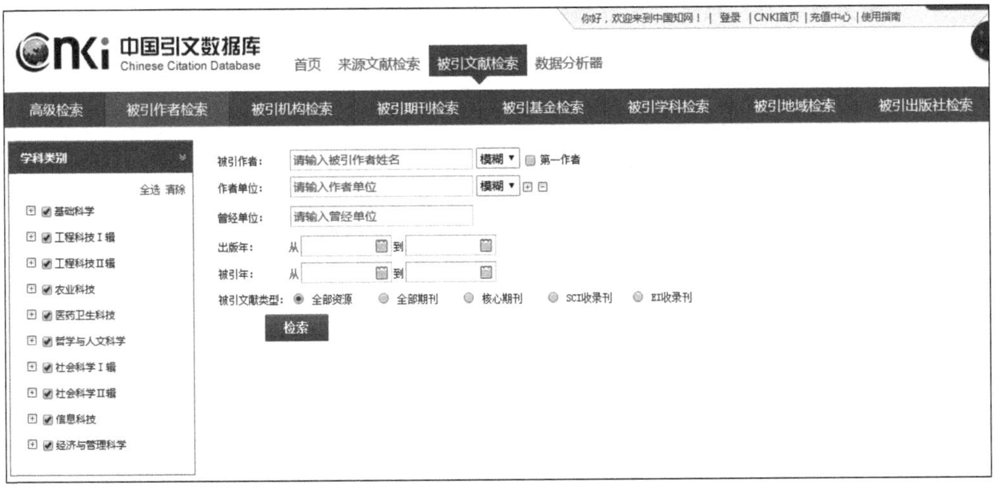

图 4-42　中国引文数据库被引作者界面

2. 数据分析器　中国引文数据库构建了作者、机构、出版物、基金、学科分析器，可以实现对其发文量、篇均被引量等多角度的比较分析，让检索者对其学术影响力有一个比较直观的认识。

（三）中国科学引文数据库

中国科学引文数据库（Chinese Science Citation Database，CSCD，http://sdb.csdl.ac.cn）创建于 1989 年，1995 年 CSCD 出版了我国的第一本印刷本《中国科学引文索引》，1998 年出版了我国第一张中国科学引文数据库检索光盘，2007 年中国科学引文数据库与美国 Thomson-Reuters Scientific 合作，中国科学引文数据库以 ISI Web of Knowledge 为平台，实现了与 Web of Science 的跨库检索，中国科学引文数据库是 ISI Web of Knowledge 平台上第一个非英文语种的数据库。

中国科学引文数据库收录了我国数学、物理、化学、天文学、地学、生物学、农林科学、医药卫生、工程技术和环境科学等领域出版的中英文科技核心期刊和优秀期刊，2017～2018 年度中国科学引文数据库收录来源期刊 1229 种，其中中国出版的英文期刊 201 种，中文期刊 1028 种，其中核心库 887 种，扩展库 342 种。从 1989 年到现在累计收录论文记录超过 490 万条，引文记录超过 6000 万条。

中国科学引文数据库具有建库历史悠久、专业性强、数据准确规范、检索方式多样、完整、方便等特点，自提供使用以来，深受用户好评，被誉为“中国的 SCI”。

（四）科技论文统计与分析网

中国科学技术信息研究所开发了中国科技论文与引文数据库（Chinese Science and Technology Paper Citation Database，CSTPCD），并携手万方软件以 CSTPCD 为基础，整合了 SCI、EI、MEDLINE、SSCI、CPCI-S、DERWENT 等国际权威检索数据库和中国科技期刊引证报告，打造了中国科技论文统计与分析网（http://www.cstpcd.org/）。其中

CSTPCD 论文收录时间跨度为 1989 年至今，引文收录时间跨度为 1994 年至今，收录了 2000 种中国出版的自然科学领域重要期刊。

1. 检索方法 其检索分为文献检索、引文检索、期刊引证报告检索（图 4-43）。

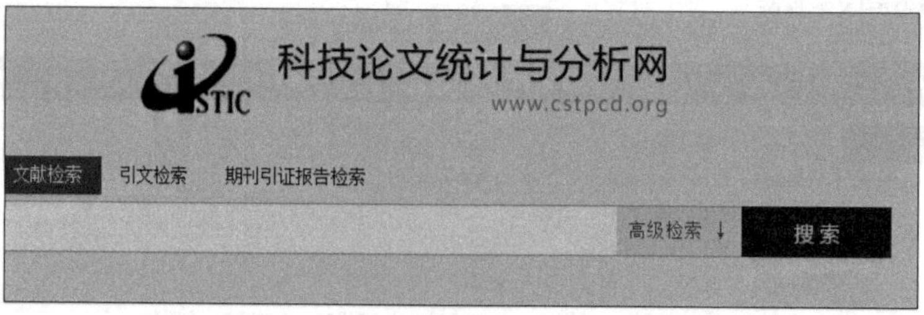

图 4-43 科技论文统计与分析网首页

（1）文献检索：其文献检索用于检索文献被数据库收录情况，分为快速检索和高级检索。快速检索是直接输入检索词进行检索，查询检索词对应的文献是否被 CSTPCD、SCI、EI 等数据库收录的情况（图 4-44）。高级检索又分为常规检索和按机构检索，常规检索中可以设定检索数据库，按输入检索词，选择主题范围、出版年等进行检索，查看某主题文献是否被指定的数据库所收录。按机构检索时可以按首字母浏览，也可以直接输入机构名称进行检索，可以获取该机构某年度被各数据库收录的文献数量，同时可以进行多机构对比报告，下载 PDF 等。

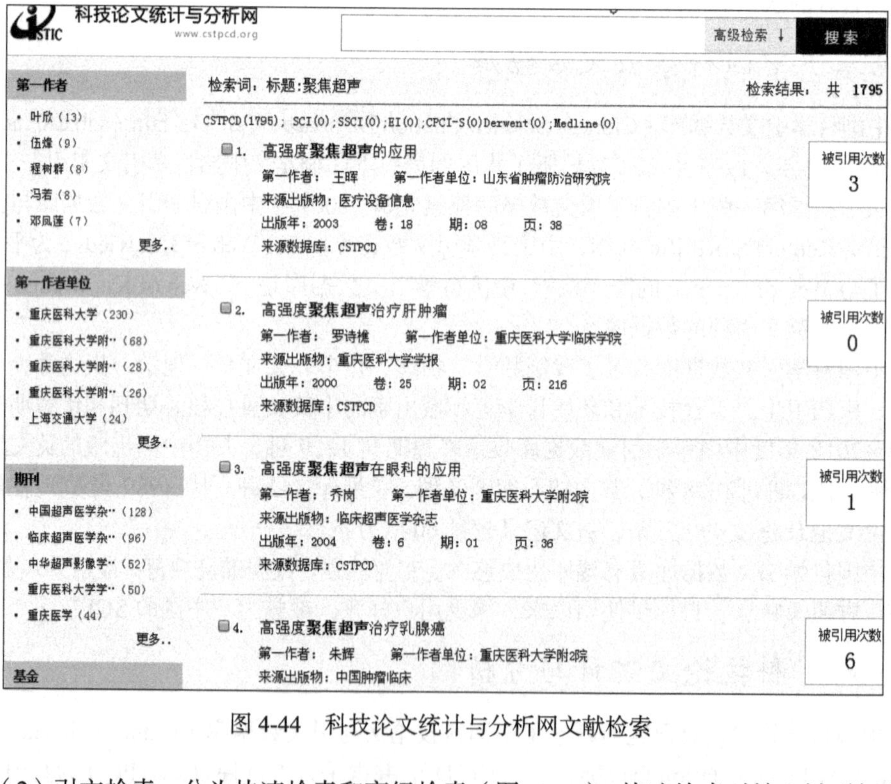

图 4-44 科技论文统计与分析网文献检索

（2）引文检索：分为快速检索和高级检索（图 4-45），快速检索时输入被引标题词语进行检索，查看文献被引用情况，选择被引参考文献并单击“施引文献”，可查找引用个人著作的文献。单击每篇著作的“总施引文献数”可查看本篇著作被引当年的施引文献数。高级检索又分为常规检索和按机构检索，常规检索时需要选择检索范围（被引标题、被引作者、被引年份、被引著作等），输入检索词；按机构检索其使用方法与文献检索的机构检索方法一致。

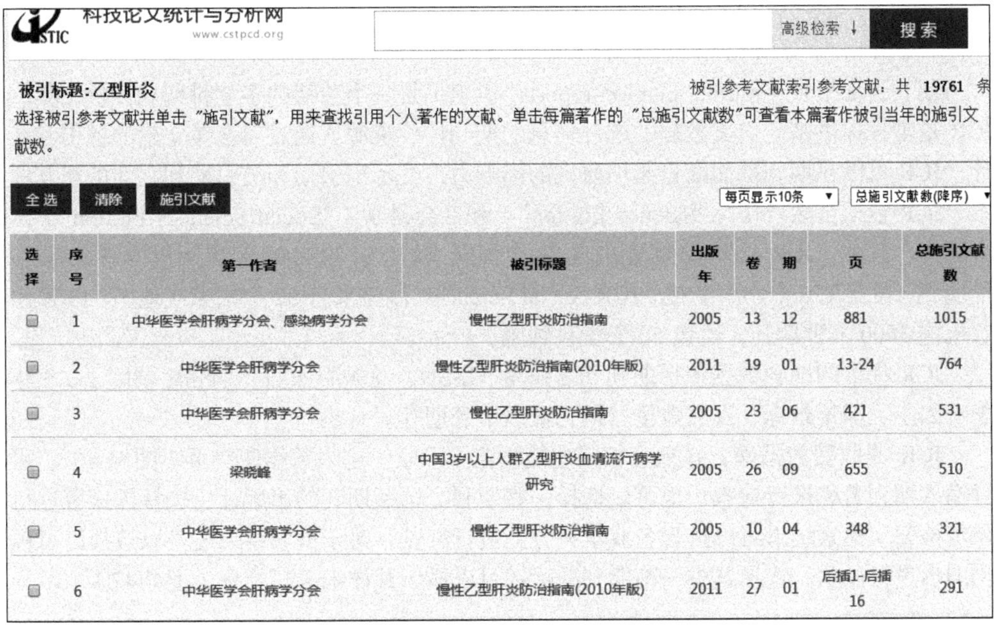
科技论文统计与分析网

www.cstpcd.org

高级检索 ↓　搜索

被引标题:乙型肝炎　　被引参考文献索引参考文献：共 19761 条

选择被引参考文献并单击"施引文献"，用来查找引用个人著作的文献。单击每篇著作的"总施引文献数"可查看本篇著作被引当年的施引文献数。

全选　清除　施引文献　　每页显示10条　总施引文献数(降序)

选择	序号	第一作者	被引标题	出版年	卷	期	页	总施引文献数
	1	中华医学会肝病学分会、感染病学分会	慢性乙型肝炎防治指南	2005	13	12	881	1015
	2	中华医学会肝病学分会	慢性乙型肝炎防治指南(2010年版)	2011	19	01	13-24	764
	3	中华医学会肝病学分会	慢性乙型肝炎防治指南	2005	23	06	421	531
	4	梁晓峰	中国3岁以上人群乙型肝炎血清流行病学研究	2005	26	09	655	510
	5	中华医学会肝病学分会	慢性乙型肝炎防治指南	2005	10	04	348	321
	6	中华医学会肝病学分会	慢性乙型肝炎防治指南(2010年版)	2011	27	01	后插1-后插16	291

图 4-45　科技论文统计与分析网引文检索

（3）期刊引证报告检索：用于对期刊的评价检索。分为快速检索和高级检索，可检索某期刊某年度或各年度被引用情况、影响因子、即年指标、他引率、自引率、扩散因子等。

（五）其他中文引文数据库

1. 中文社会科学引文索引　中文社会科学引文索引（Chinese Social Science Citation Index，CSSCI，http://cssci.nju.edu.cn）由南京大学中国社会科学研究评价中心开发，属于国家、教育部重点课题攻关项目。CSSCI 含扩展版 2017～2018 年度共收录期刊 754 种，另收录集刊 189 种。CSSCI 收录来源文献 100 余万篇，引文文献 600 余万篇。

2. 中文科技期刊引文数据库　又称为中文科技期刊数据库（引文版）（Chinese Citation Database，CCD），由重庆维普资讯有限公司开发，收录 1989 年至今的 8000 多种中文科技期刊，引文数据加工自 2000 年。采用科学计量学中的引文分析方法，对文献之间的引证关系进行深度数据挖掘，除提供基本的引文检索功能外，还提供基于作者、机构、期刊的引用统计分析功能。

三、引文分析工具

引文分析是利用各种数学及统计学的方法进行比较、归纳、抽象、概括等的逻辑方法，对科学期刊、论文、著者等分析对象的引用和被引用现象进行分析，以揭示其数量特征和内在规律的一种信息计量研究方法。引文分析的数据有期刊的影响因子、期刊的即年指标、文献发表量、文献被引用次数和篇均被引次数等，它们是评价期刊和研究人员学术水平的客观指标。常用的工具有期刊引证报告、中国科技期刊引证指标数据库和基本科学指标等。

（一）期刊引证报告

期刊引证报告（journal citation reports，JCR）是一个独特的多学科期刊评价工具。JCR 是唯一提供基于引文数据的统计信息的期刊评价资源。通过对参考文献的标引和统计，JCR 可以在期刊层面衡量某项研究的影响力，显示出引用和被引期刊之间的相互关系。JCR 包括自然科学（“Science Edition”）和社会科学（“Social Sciences Edition”）两个版本。其中，JCR-Science 涵盖来自 83 个国家或地区，约 2000 家出版机构的 8500 多种期刊，覆盖 176 个学科领域。JCR-Social Sciences 涵盖来自 52 个国家或地区 713 家出版机构 3000 多种期刊，覆盖 56 个学科领域。

JCR 提供的期刊数据包括期刊刊名缩写、ISSN、总被引次数、期刊影响因子、5 年影响因子、即年指标、发文数量、期刊被引半衰期等。

JCR 是收费数据库，必须有权限才能浏览与检索。进入数据库首页（图 4-46），可以输入期刊名称进行检索，也可以选择一些期刊、选择期刊的出版社、选择国家等进行限定检索。检索结果可以按刊名或学科分类进行浏览，对于检索结果还可以选择以可视化图形进行显示。选择其中一种期刊的标题可以显示其详细分析指标（图 4-47）。

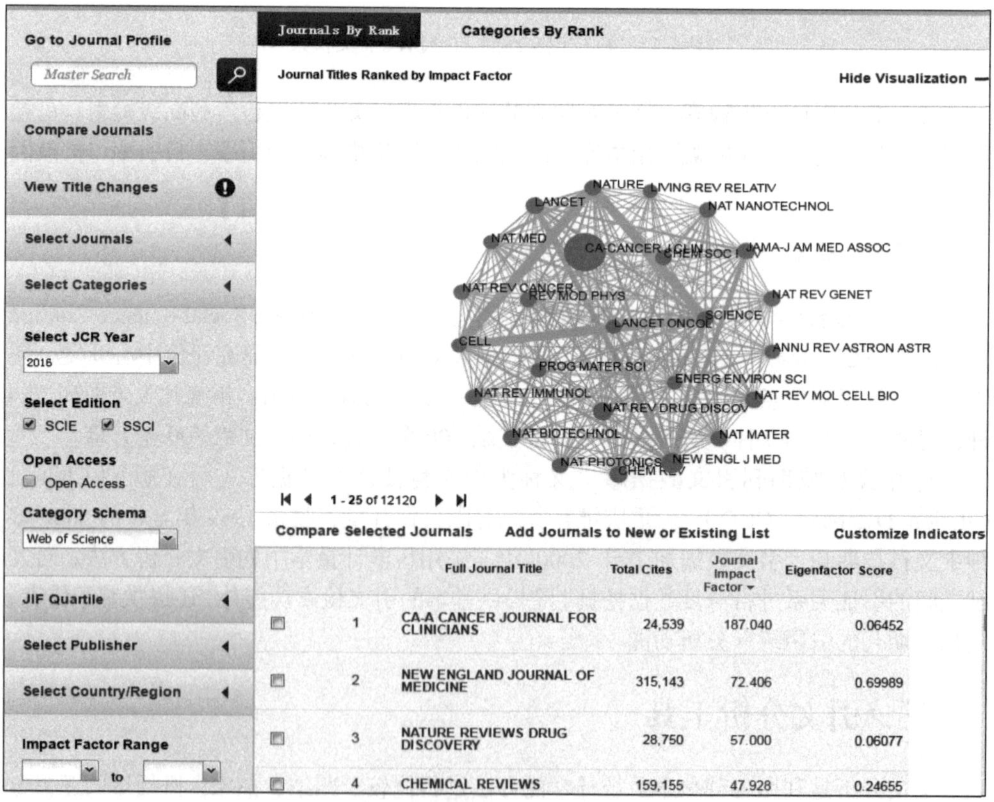

图 4-46　JCR 首页

Home Journal Profile

LANCET

ISSN: 0140-6736

ELSEVIER SCIENCE INC
360 PARK AVE SOUTH, NEW YORK, NY 10010-1710
ENGLAND

Go to Journal Table of Contents   Go to Ulrich's

Titles
ISO: Lancet
JCR Abbrev: LANCET

Categories
MEDICINE, GENERAL & INTERNAL - SCIE

Languages
ENGLISH

52 Issues/Year;

Key Indicators

Year	Total Cites Graph	Journal Impact Factor Graph	Impact Factor Without Journal Self Cites Graph	5 Year Impact Factor Graph	Immediacy Index Graph	Citable Items Graph	Cited Half-Life Graph	Citing Half-Life Graph	Eigenfacto Score Graph	Article Influence Score Graph	% Articles in Citable Items Graph	Normalizec Eigenfacto Graph	Average JIF Percentile Graph
2016	214,7...	47.831	46.465	48.082	16.303	337	9.0	4.7	0.404...	19.450	79.23	46.40...	99.032
2015	195,5...	44.002	42.579	46.119	13.210	309	9.0	4.7	0.407...	19.136	91.91	46.40...	99.032
2014	185,3...	45.217	43.967	42.724	12.967	271	9.2	4.7	0.395...	17.592	91.14	44.30...	99.026
2013	176,5...	39.207	37.887	39.315	12.649	276	9.0	4.5	0.380...	15.986	90.58	41.95...	99.038
2010	155,7...	33.633	32.520	32.498	10.852	271	8.7	4.2	0.378...	12.715	90.04	Not A...	99.020
2011	158,9...	38.278	37.025	33.797	10.576	276	8.9	4.3	0.360...	13.611	94.57	Not A...	99.032
2009	152,8...	30.758	29.740	29.443	10.211	280	8.5	4.7	0.379...	10.906	77.14	Not A...	98.872
2012	166,9...	39.060	37.888	36.427	9.556	313	9.1	4.8	0.361...	14.575	91.69	Not A...	99.032
2007	135,9...	28.638	27.612	24.201	8.636	305	7.7	4.4	0.451...	9.318	80.33	Not A...	98.500
2008	148,1...	28.409	27.293	27.264	8.505	289	8.1	4.7	0.411...	9.946	94.46	Not A...	97.664
2006	133,9...	25.800	24.899	Not A...	7.419	301	7.4	4.5	Not A...	Not A...	72.09	Not A...	98.544

图 4-47 JCR 期刊详细指标数据

（二）基本科学指标

基本科学指标（essential science indicators，ESI）是美国科学情报研究所（ISI）于2001年推出的衡量科学研究绩效、跟踪科学发展趋势的基本分析评价工具，是基于ISI 引文索引数据库（“Science Citation Index” 和 “Social Science Citation Index”）所收录的全球 8500 多种学术期刊的 1000 多万条文献记录而建立的计量分析数据库。

ESI 从引文分析的角度，针对 22 个专业研究领域，分别对国家、研究机构、期刊、论文、科学家进行统计分析和排序，主要的指标包括论文数、引文数、篇均被引频次。用户可以从该数据库了解达到一定级别的科学家、研究机构（大学）、国家（城市）和学术期刊在某一领域的发展和影响，并获得各个领域学术研究的进展、影响和趋势报告。利用 ESI 数据库，用户还可以了解诸如在免疫学领域内哪些论文被引用的次数最多、哪些是农业科学的新研究领域、哪些国家在化学研究领域内的影响力最大、分子生物研究领域内哪些科学家的被引次数最高、地球科学领域内哪些期刊排在前列等信息。作为学术信息资源体系——ISI Web of Knowledge 的一部分，ESI 为科学研究者提供了一种动态的、综合的、基于网络的研究分析环境。

作为一种基本的科学计量分析评价工具，ESI 具有以下评价功能：分析某公司、研究机构、国家及期刊的科学研究绩效；跟踪自然科学和社会科学领域内的研究发展趋势；分析评价员工、合作者、评论家及竞争对手的能力；测定某一专业研究领域内科学研究成果的产量和影响力。

（杜志银）

第六节 专利信息检索

【问题】

如果某课题组想了解一项技术的最新进展，但从已有的论文中无法获取详细的技术细节，他们应该求助于哪类文献资料呢？

一、专利信息

（一）相关概念

专利是专利权的简称，是指一项发明创造向国家专利局提出专利申请，依法审查合格后，向专利申请人授予的在规定时间内对这项发明创造享有的专有权。各个国家都通过建立专利制度的形式来保护专利权，专利制度的核心是专利法，它主要从专利权的授予和保护两个方面对专利事务做出规范。我国于 1984 年颁布了《中华人民共和国专利法》，1985 年 4 月 1 日正式实施，在实施过程中不断修订完善。

狭义的专利信息是实行专利制度的国家及国际性专利组织在审批专利过程中产生的官方文件及其出版物的总称。广义的专利信息是指以专利文献作为主要内容或以专利文献为依据，经分解、加工、标引、统计、分析、整合和转化等信息化手段处理，并通过各种信息化方式传播而形成的与专利有关的各种信息的总称。

据世界知识产权组织统计，世界上 90%～95%以上的发明创造成果都出现在专利信息中，充分利用专利信息可以节约 60%的研究时间和 40%的科研经费。专利信息检索和分析不仅可以避免重复研究和专利侵权，同时可以有效保护自己的科研成果。因此对于专利信息的检索、分析和利用，已成为科学研究过程中不可缺少的重要组成部分。

扩展阅读：世界知识产权日

世界知识产权日（The World Intellectual Property Day），由世界知识产权组织于2001年4月26日设立，从2001年起将每年的4月26日定为“世界知识产权日”，目的是在世界范围内树立尊重知识、崇尚科学和保护知识产权的意识，营造鼓励知识创新的法律环境。

（二）专利文献分类

各国都有自己的专利分类法，各自采用的分类原则、分类体系和标识符号都不相同。目前，大多数国家都已废弃本国的专利分类表，改用《国际专利分类表》（International Patent Classification，IPC），于 1968 年正式出版并使用，每 5 年修订一次，以适应新技术发展的需要。IPC 的分类体系为部、大类、小类、组（大组和小组）。

1. 部（section） 是分类系统的一级类目，部下面有分部（sub-section），分部只有类目，不设类号（表 4-5）。

2. 大类（class） 由两位数字组成，如 A61 医学或兽医学；卫生学。

3. 小类（sub-class） 由一个大写字母组成，如 A61B 诊断；外科；鉴定。

表 4-5　国际专利分类表部与分部类目名称

部	分部
A：人类生活必需	农业，食品与烟草，个人和家庭用品，健康与娱乐
B：作业、运输	分离和混合，成型，印刷，运输
C：化学、冶金	化学，冶金
D：纺织、造纸	纺织和其他类不包括的柔性材料，造纸
E：固定建筑物	建筑物，挖掘，采矿
F：机械工程、照明、加热、武器、爆破	发动机与泵，一般工艺，照明与加热，武器，爆破
G：物理	仪表、核子学
H：电学	

4. 组　每个小类细分为许多组，包括大组（group）和小组（sub-group）。每个组的类号由小类类号加上用“/”分开的两个数组成。大组：由小类类号加上一个 1～3 位的数及“/00”组成，如 A61B3/00 测试眼睛的设备；检查眼睛的仪器。小组：由小类类号加上一个 1～3 位的数，后跟一个“/”符号，再加上除 00 以外的两位数组成，如 A61B3/02 主观型的，即要求患者主动配合的测试装置。

（三）专利文献编号

1. 专利国别代码　是指专利号前面的两个英文字母，如 CA（加拿大）、CN（中国）、JP（日本）、WO（世界知识产权组织）等。

2. 申请号　为专利局受理某件专利申请时同时给的编号，中国均采用 10～12 位数编码，前 2 位数（从 2004 年开始使用 4 位数字）代表申请的年代，第 3 位数代表不同的专利类型，1 表示发明专利，2 表示实用新型，3 表示外观设计，后 5 位为当年各项专利申请的流水号，最后加小数点及一位计算机校验码，如 CN99104538.6、CN200610054320.0。

3. 公开/公告号　按文献流水号排序，均采用 7 位数编号，前面加国际通用国别代码，第一位数字用来区分三种不同专利。

A 发明专利申请公开，如 CN1348826A；Y 实用新型专利授权公告，如 CN2475414Y；C 发明专利授权公告，如 CN1084638C；D 外观设计专利授权公告，如 CN3100661D。

4. 专利号　正式获得授权的专利的编号。我国的专利编号与申请号相同，仅在前面加 ZL，如 ZL01214062.7。

> **优先权：**
> 优先权是指专利申请人就其发明创造第一次在某国提出专利申请后，在法定期限内，又就相同主题的发明创造提出专利申请的，根据有关法律规定，其在后申请以第一次专利申请的日期作为其申请日，专利申请人依法享有的这种权利，就是优先权。专利优先权的目的在于，排除在其他国家抄袭此专利者，有抢先提出申请，取得授权之可能。

二、专利信息源

（一）国家知识产权局专利检索系统

中华人民共和国国家知识产权局专利检索系统（http://www.pss-system.gov.cn/sipopublicsearch/portal/uiIndex.shtml）收录了 103 个国家、地区和组织的专利数据，以及引文、同族、法律状态等数据信息，其中涵盖了中国、美国、日本、韩国、英国、法国、德国、瑞士、俄罗斯、欧洲专利局和世界知识产权组织等。系统提供：专利检索功能，包括常规检索、药物检索、法律状态查询、同族查询等；专利分析功能，包括申请人分析、区域分析、技术领域分析等；专利服务功能，包括专利新视点、专利统计快报、经典案例分析、专利申请指南等（图 4-48）。

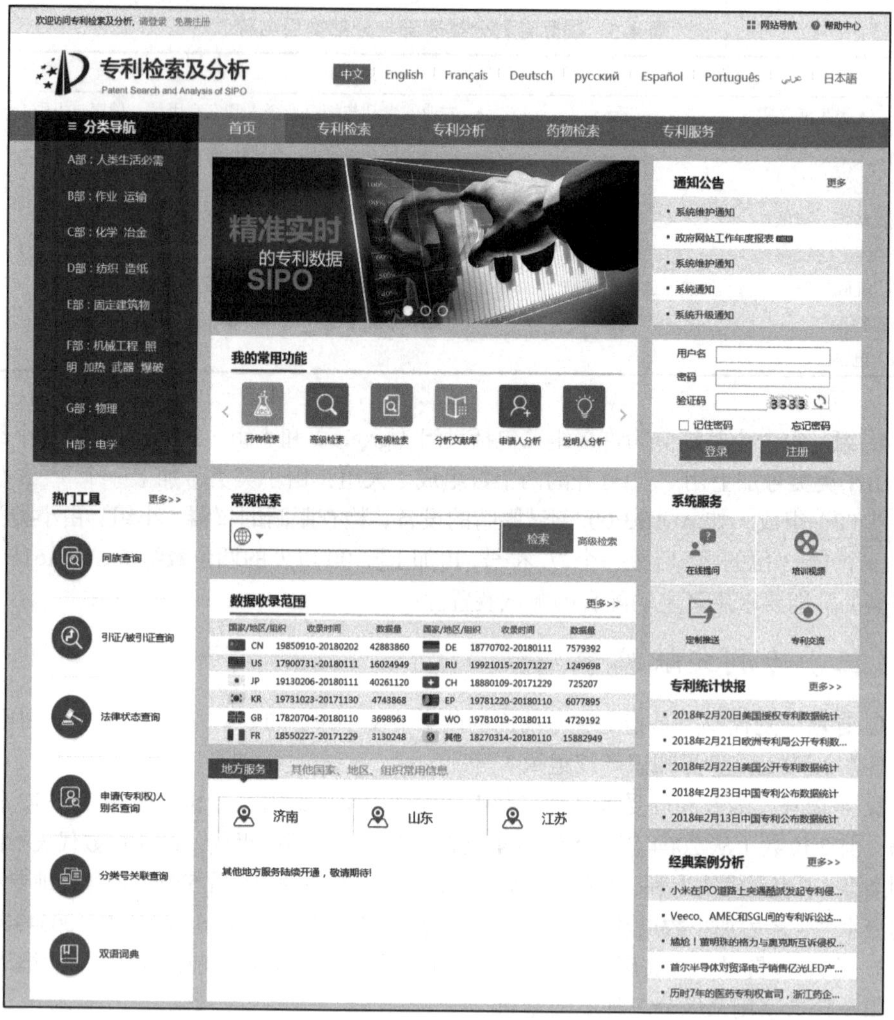

图 4-48　国家知识产权局专利检索系统

（二）世界知识产权组织专利检索系统

世界知识产权组织（World Intellectual Property Organization，WIPO）是一个致力于促进使用和保护人类智力作品的国际组织。总部设在瑞士日内瓦的世界知识产权组织，是联合国组织系统中的 15 个专门机构之一。它管理着涉及知识产权保护各个方面的 24 部（16 部关于工业产权，7 部关于版权，加上《建立世界知识产权组织公约》）国际条约。其专利检索系统（PATENTSCOPE，http://www.wipo.int/patentscope/en/）提供上百万件专利文件，其中包含专利合作条约（patent cooperation treaty，PCT）成员的国际专利申请查询。用户可通过关键词、专利名称、国家专利分类号等字段进行检索，并提供汉语、英语、日语、法语等多国语言支持（图 4-49）。

（三）欧洲专利局

欧洲专利局（https://worldwide.espacenet.com/）是欧洲第二大政府间组织，基于单一专利申请面向 41 个欧洲国家的科技发明提供高质量专利（图 4-50）。PCT 制度下全

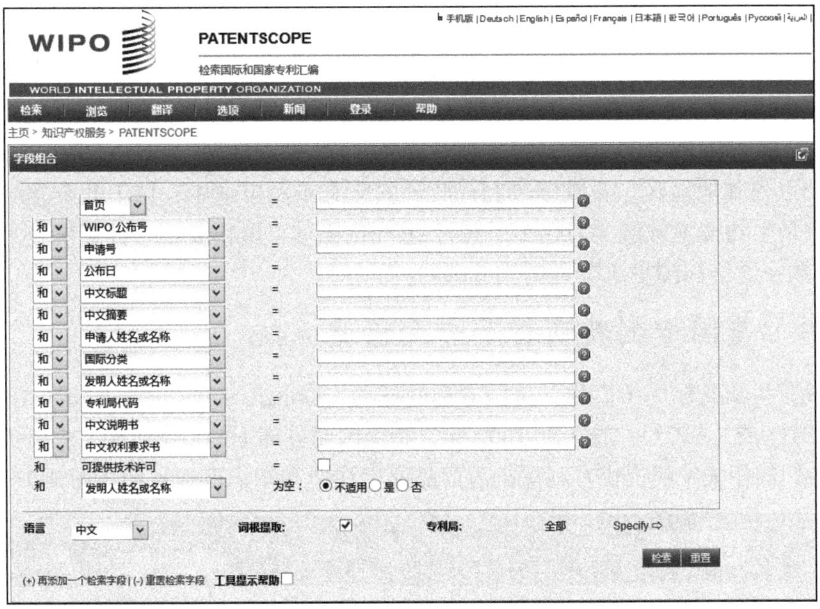

图 4-49　PATENTSCOPE 检索界面

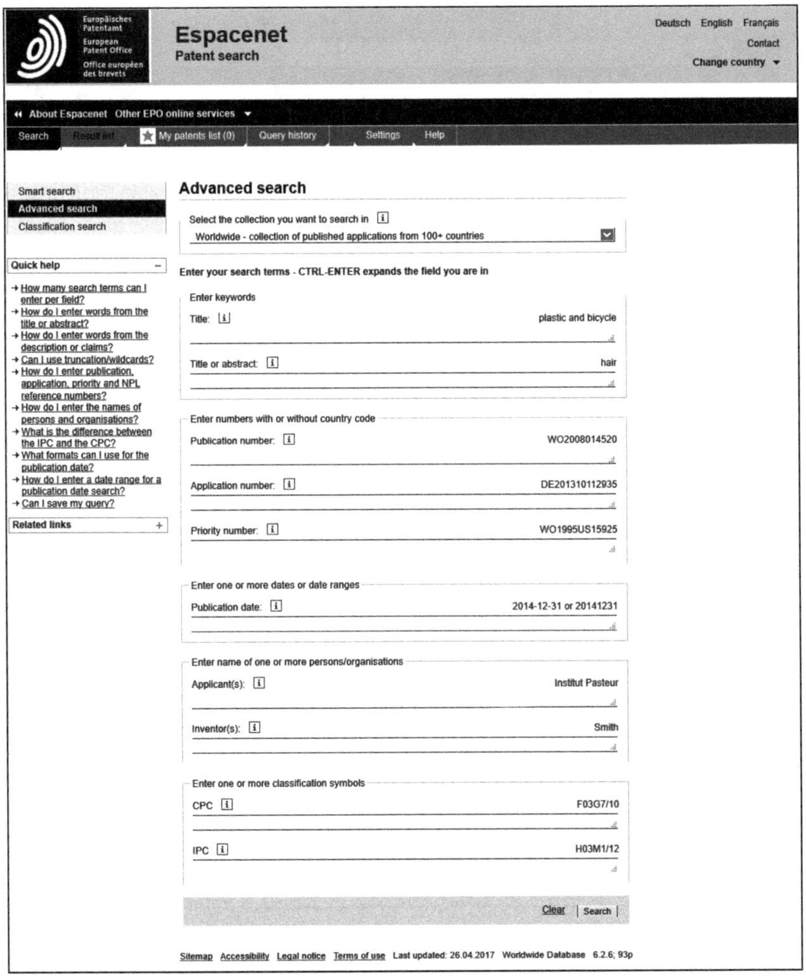

图 4-50　欧洲专利局 Espacenet 检索界面

球 40%的国际检索和超过一半的国际初审都由欧洲专利局完成。欧洲专利申请量排名占据前 5 名的仍然是美国（占总量的 26%）、日本（18%）、德国（11%）、中国（9%）和韩国（6%）。中国的申请量增长率最大，达到了 18%，其次是美国，近 7%，韩国为 2%。在 2014 年欧洲专利局收到的专利申请中，1/3 来自欧洲专利局成员国，另外 2/3 来自欧洲以外其他地区。在欧洲专利局收到的所有专利申请中，以下几个领域增势最强，依次是生物技术领域（增幅 12.1%）、电气化机械（增幅 8%）、计算机技术（增幅 7.8%）、数字通信和测量（分别增幅 6.6%）。

（四）美国专利及商标局专利检索系统

美国专利及商标局（简称：美国专利商标局，United States Patent and Trademark Office，PTO 或 USPTO）成立于 1802 年，是美国商务部下的一个机构，主要负责为发明家和他们的相关发明提供专利保护、商品商标注册和知识产权证明（图 4-51）。它免

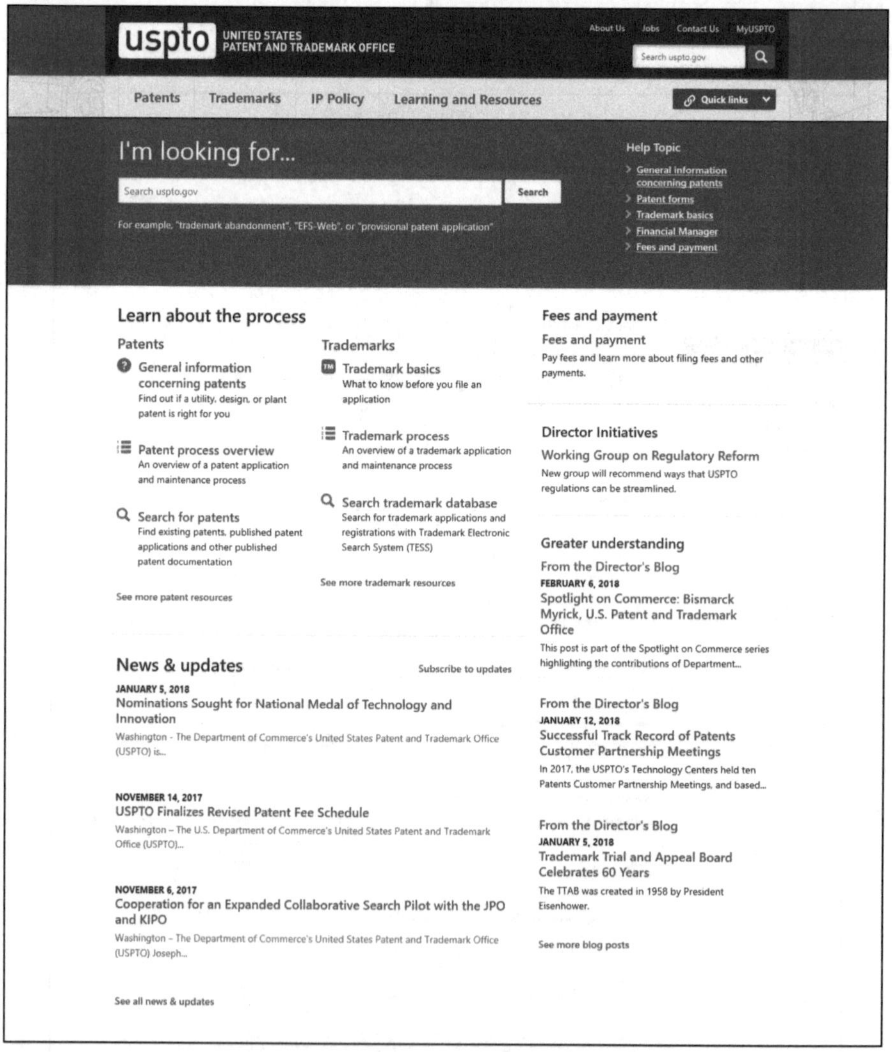

图 4-51 美国专利及商标局检索界面

费提供 1970 年以来授权的专利说明书和近 3 年的专利申请文件，其专利文献全文采用文本和图像两种方式提供，文本方式无图片，图像方式是原件扫描而成的 TIFF 文件，需要下载安装 TIFF 图片插件方可阅读。

（五）德温特创新索引数据库

德温特创新索引数据库（Derwent Innovations Index，DII，https://clarivate.com/products/derwent-world-patents-index/）将原来的德温特世界专利索引（Derwent World Patents Index，WPI）与专利引文索引（Patents Citation Index，PCI）加以整合，是世界上国际专利信息收录最全面的数据库之一（图 4-52）。数据库收录起始于 1963 年，到目前为止，数据库共收录 1000 万个基本发明，2000 万项专利，使用户可以总揽全球化学、工程及电子方面的专利概况。每周有 40 多个国家、地区和专利组织发布的 25 000 条专利文献和来自于 6 个重要专利版权组织的 45 000 条专利引用信息收录到数据库中。

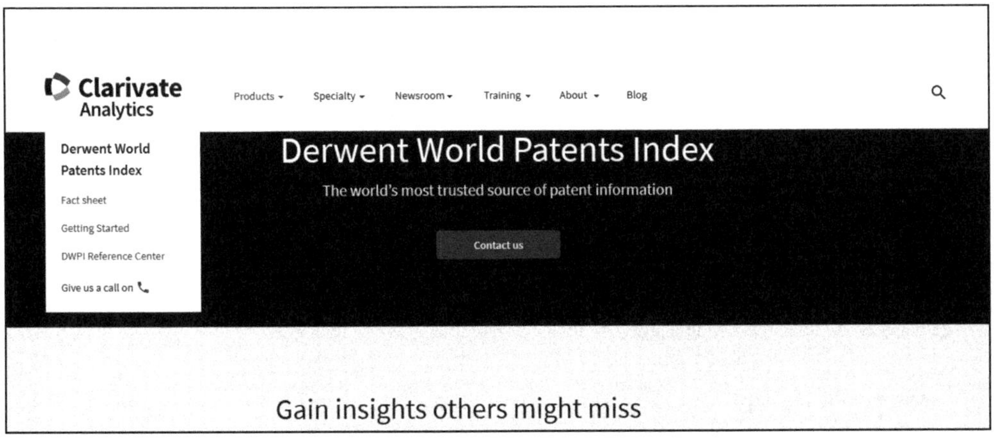

图 4-52 DII 检索首页

扩展阅读：Clarivate Analytics

2016年10月，Onex公司（Onex Corporation）与霸菱亚洲投资基金（Baring Private Equity Asia）完成了对汤森路透知识产权与科技业务的收购。新独立出来的公司正式被命名为Clarivate Analytics，顾名思义，旨在“通过为全球客户提供值得信赖的数据与分析，洞悉科技前沿，加快创新步伐”。Clarivate Analytics将继续专注于科学与学术研究、专利分析与标准、商标保护、域名品牌保护、知识产权管理、生命科学与制药等领域的服务。

（六）其他

除了以上提及的平台及数据库，用户还可利用中国知网、万方知识服务平台针对专利类的文献进行检索。中国专利全文数据库（知网版）包含发明专利、实用新型专利、外观设计专利三个子库，准确地反映中国最新的专利发明。可以通过申请号、申请日、公开号、公开日、专利名称、摘要、分类号、申请人、发明人、优先权等检索项进行检索，并一次性下载专利说明书全文。与通常的专利数据库相比，中国专利全文数据库（知网版）每条专利的知网节集成了与该专利相关的最新文献、科技成果、标准等信息，可以完整地展现该专利产生的背景、最新发展动态、相关领域的发展趋势，可以浏览发明人与发明机构更多的论述以及在各种出版物上发表的文献。中外专利数据库（Wanfang Patent Database，WFPD），收录始于 1985 年，目前共收录中国专利 1500 万余条，国外专利 3700 万余条，年增 25 万条。收录范围涉及 11 国 2 组织，内容涵盖自然科学各个学科领域。

三、检索举例

专利信息的检索遵循一般信息检索的原则与步骤，在充分考虑检全率与检准率的基础上，选用合适的数据库与检索入口进行检索。本节以我国国家知识产权局专利检索系统为例进行说明。

如某课题准备对“脑机接口”领域的国内外相关技术信息进行检索。在我国国家知识产权局专利检索系统中，由于已知关键词，因此可选取高级检索中的“发明名称”作为检索入口，检索式为“发明名称=（脑机接口）”（图 4-53），当然，如果有更为详细的检索信息，则可进行复合检索式编辑，使得检索结果更加精确。

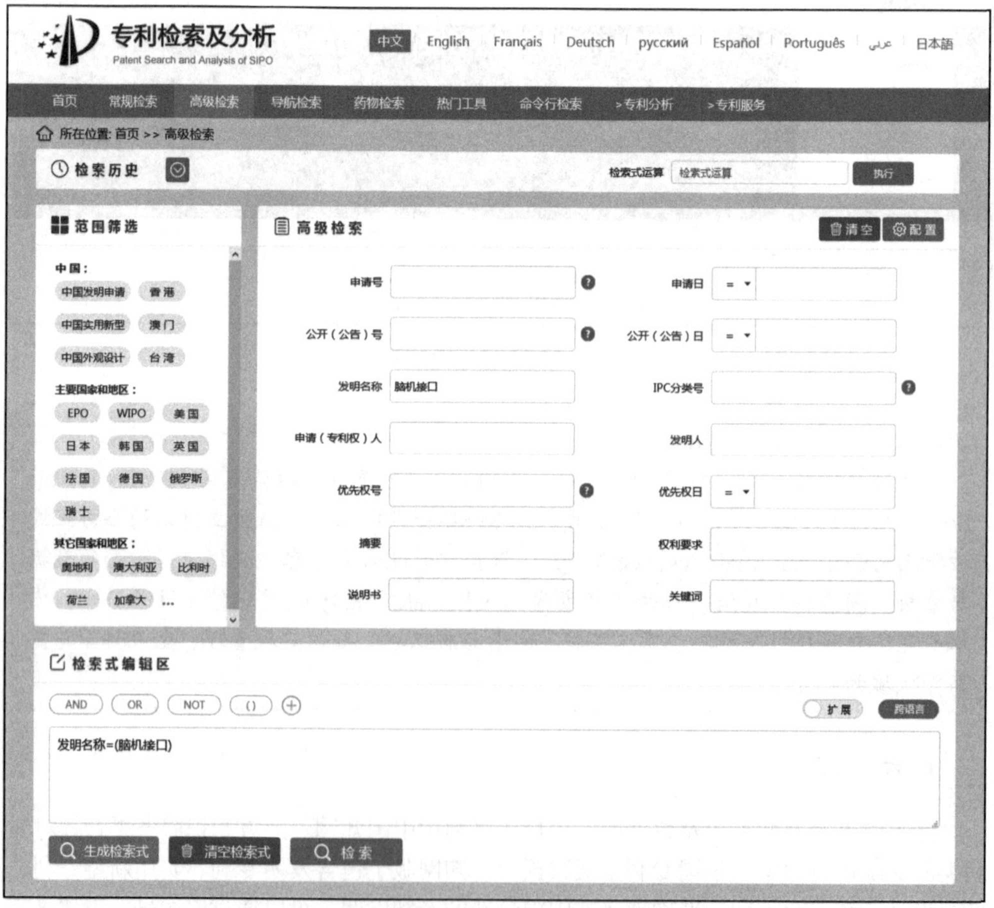

图 4-53　我国国家知识产权局专利检索系统高级检索界面

用户可浏览检索结果的著录信息、法律状态，可查看申请或授权文件的详细信息，也可纳入分析库进行检索结果的统计（图 4-54）。

> **同族专利：**
> 同族专利是基于同一优先权文件，在不同国家或地区，以及地区间专利组织多次申请、多次公布或批准的内容相同或基本相同的一组专利文献。在同一专利族中最早优先权的专利文献称基本专利。
> 如：
> 优先权：
> 优先申请国家——US
> 优先申请日期——1985 年 1 月 14 日
> 优先申请号——690915
> 专利簇：
> US 4588244（申请日：1985 年 1 月 14 日）
> JP 61-198582 A（申请日：1985 年 11 月 30 日）
> GB 2169759 A（申请日：1986 年 1 月 3 日）
> FR 2576156 A（申请日：1986 年 1 月 13 日）

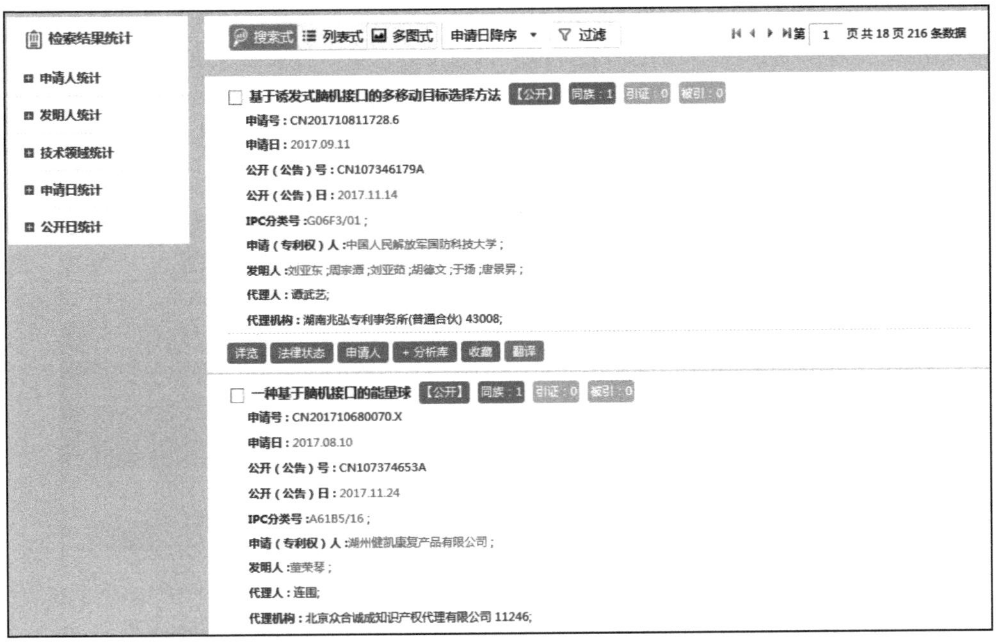
检索结果统计
申请人统计
发明人统计
技术领域统计
申请日统计
公开日统计
搜索式
列表式
多图式
申请日降序
过滤
第 1 页 共 18 页 216 条数据
基于诱发式脑机接口的多移动目标选择方法 【公开】 同族：1 引证：0 被引：0
申请号：CN201710811728.6
申请日：2017.09.11
公开（公告）号：CN107346179A
公开（公告）日：2017.11.14
IPC分类号：G06F3/01；
申请（专利权）人：中国人民解放军国防科技大学；
发明人：刘亚东；周宗潭；刘亚茹；胡德文；于扬；唐景昇；
代理人：谭武艺；
代理机构：湖南兆弘专利事务所(普通合伙) 43008；
详览
法律状态
申请人
+分析库
收藏
翻译
一种基于脑机接口的能量球 【公开】 同族：1 引证：0 被引：0
申请号：CN201710680070.X
申请日：2017.08.10
公开（公告）号：CN107374653A
公开（公告）日：2017.11.24
IPC分类号：A61B5/16；
申请（专利权）人：湖州健凯康复产品有限公司；
发明人：董荣琴；
代理人：连围；
代理机构：北京众合诚成知识产权代理有限公司 11246；

图 4-54　检索结果界面（部分）

（侯筱蓉）

第七节　其他学术文献获取

【问题】

除了传统的文献数据库查找，还有哪些方式可以获取文献？甚至是免费获取文献？

一、文献共享与传递平台

信息资源共享是指图书馆在自愿、平等、互惠的基础上，通过建立图书馆与图书馆之间和图书馆与其他机构之间的各种合作、协作、相互协调关系，利用各种技术、方法和途径，开展共同提示、共同建设和共同利用信息资源，以最大限度地满足用户信息资源需求的全部活动。文献传递是将用户所需的文献复制品以有效的方式和合理的费用，直接或间接传递给用户的一种非返还式的文献提供服务，它具有快速、高效、简便的特点。现代意义的文献传递是在信息技术的支撑下从馆际互借发展而来，但又优于馆际互借的一种服务。

（一）国家科技图书文献中心资源与服务

国家科技图书文献中心（National Science and Technology Library，NSTL，http://www.nstl.gov.cn/）是根据国务院领导的批示于 2000 年 6 月 12 日组建的一个虚拟的科技文献信息服务机构。NSTL 由中国科技信息研究所、中国科学院图书馆等 9 个基础较好、实力较强的在京信息机构共同建设。按照“统一采购、规范加工、联合上网、资源共享”的原则进行书刊资料的加工，以虚拟中心为共建共享组织的核心，以理、工、农、医类9家科技信息机构为主体，采集、收藏和开发科技文献信息资源，建设开通NSTL网络服务系统，为科技创新提供文献信息保障。目前中心在全国各地已经建成了8个镜像站和33个服务站，构成了辐射全国的网络化的科技文献信息服务体系，推动了全国范围的科技文献信息共建共享，提升了地方科技文献信息保障能力与服务水平，更全面、更高效地发挥了国家科技文献信息战略保障的整体功效（图4-55）。

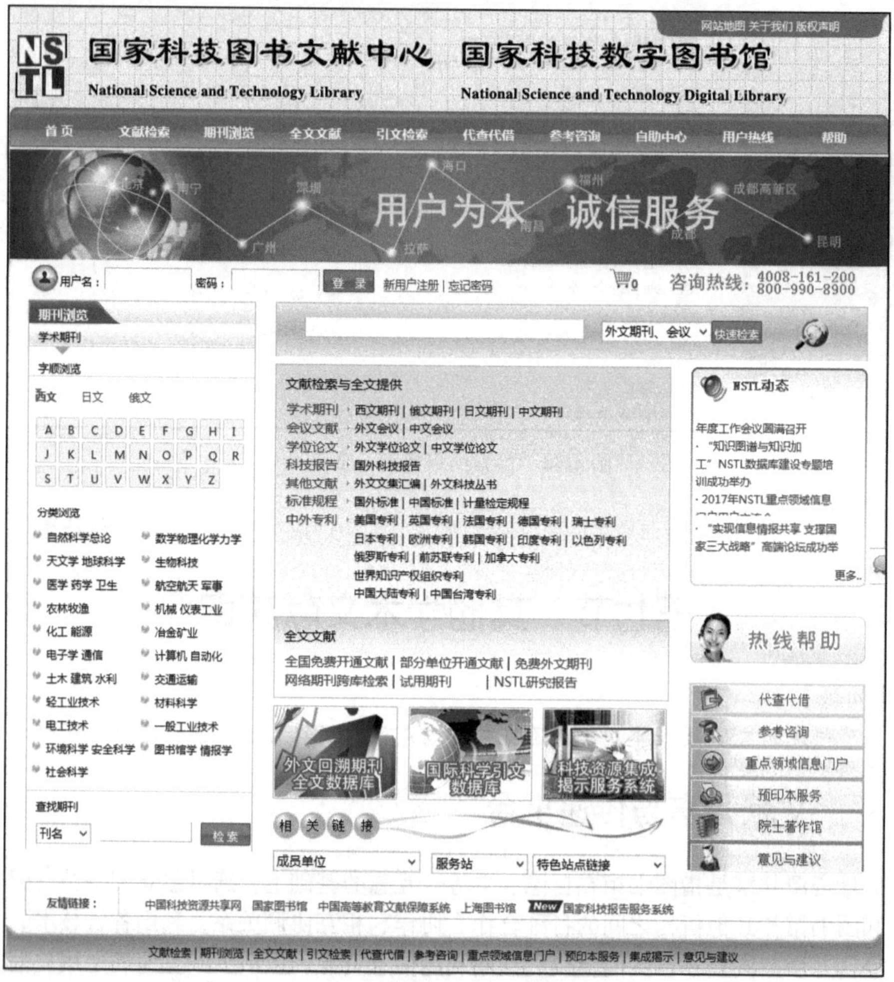

图4-55　国家科技图书文献中心

（二）中国高等教育文献保障系统资源与服务

中国高等教育文献保障系统（China Academic Library & Information System，CALIS），是经国务院批准的我国高等教育“211工程”“九五”“十五”总体规划中三个公共服务体系之一。CALIS的宗旨是，在教育部的领导下，把国家的投资、现代图书馆理念、先进的技术手段、高校丰富的文献资源和人力资源整合起来，建设以中国高等教育数字图书馆为核心的教育文献联合保障体系，实现信息资源共建、共知、共享，以发挥最大的社会效益和经济效益，为中国的高等教育服务。CALIS管理中心设在北京大学，下设了文理、工程、农学、医学 4 个全国文献信息服务中心，华东北、华东南、华中、华南、西北、西南、东北七个地区文献信息服务中心和一个东北地区国防文献信息服务中心，从而形成了“全国中心—地区中心—高校图书馆”三级文献保障体系结构（图 4-56）。

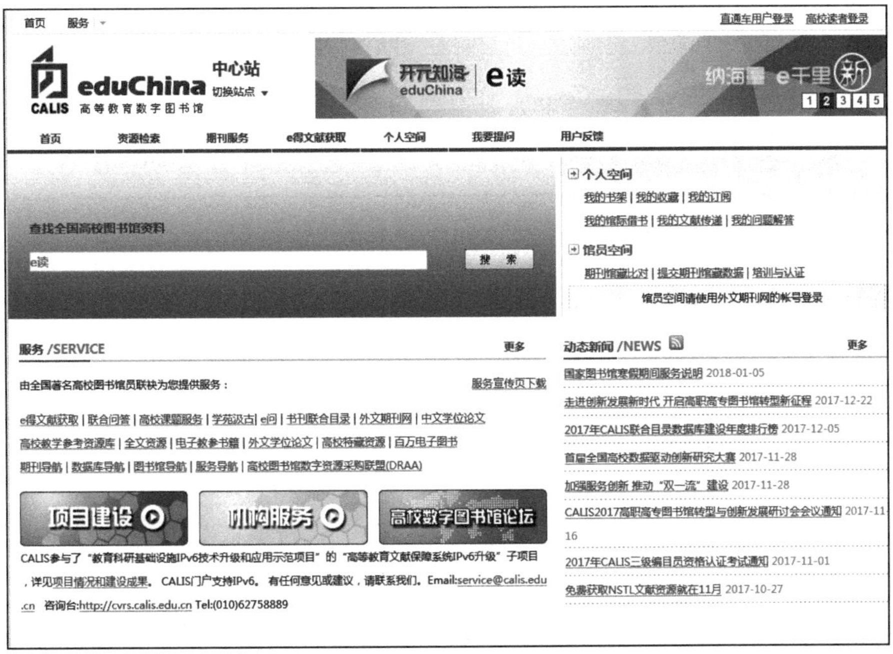

图 4-56　CALIS 高等教育数字图书馆中心站

二、机构知识库

机构知识库是一个机构建立的，以网络为依托，以收集、整理、保存、检索、提供利用为目的，以本机构成员在工作过程中所创建的各种数字化产品为内容的知识库。中国科学院国家科学图书馆对机构知识库的定义让人们对机构知识库的未来充满了希望：“机构知识库是研究机构实施知识管理的工具，是机构有效管理其知识资产的工具，也是机构知识能力建设的重要机制。”在这个定义中，机构知识库的范围从机构的“知识产品”扩展到了“知识资产”。机构知识库应该是把机构内各种系统、各个团队、各个成员散存的各类知识成果的记录、集成、再组织、展现，展现机构成果，盘活机构知识资产，为成员、团队提供学习、科研服务支持。

（一）OpenDOAR 与 ROAR

自从 2002 年 Dspace 系统问世，世界范围内出现了大规模机构知识库的建设，并且很多国家已经取得了显著成效。“开放获取知识库名录”（The Direct of Open Access Repositories，OpenDOAR）由英国诺丁汉大学和瑞典兰德大学于 2005 年共同创办（http://www.opendoar.org）（图 4-57）。“开放获取机构知识库注册”（Registry of OpenAccess Repositories，ROAR）由英国南安普顿大学于 2003 年创办（http://roar.uel.ac.uk/）（图 4-58）。截至 2007 年 3 月，OpenDOAR 上收录的机构知识库仅有 853 个；而在 2016 年 11 月，OpenDOAR

开放获取：

开放获取（open access，OA）是学术界、图书馆界和出版界为推动科研成果利用 Internet 自由传播而发起的运动。2002 年 2 月，布达佩斯开放获取倡导（Budapest Open Access Initiative）提出了开放获取实现的两种途径：开放获取期刊和开放获取仓储，而开放获取仓储也称为开放获取知识库，包括基于学科存储的学科知识库（discipline repositories，DR）和基于机构存储的机构知识库（institutional repository，IR）。

收录机构知识库达到3271个，ROAR收录机构知识库4358个。世界范围内的机构知识库总量在近年呈现明显的增长趋势。

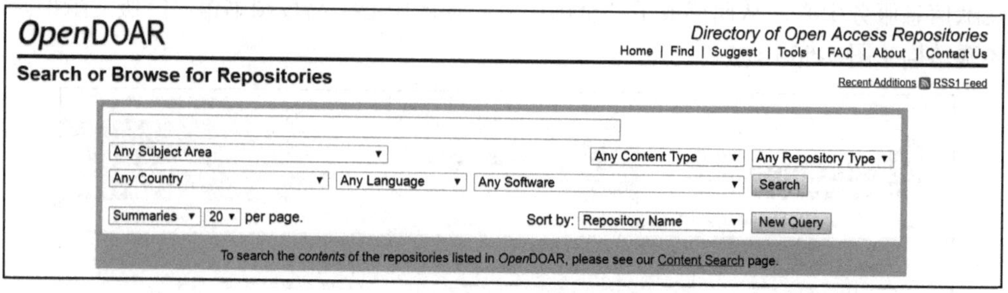

图4-57 OpenDOAR检索界面

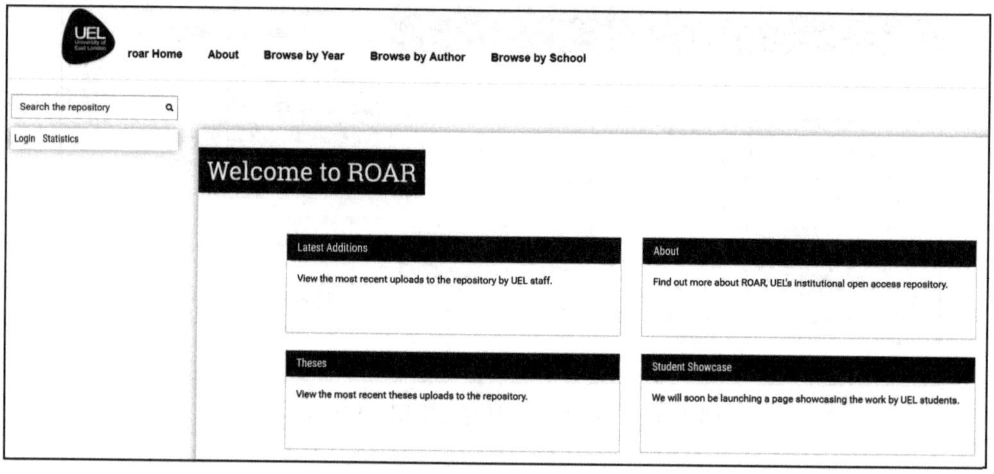

图4-58 ROAR检索界面

（二）CAS IR GRID与CALIS高校机构知识库

我国机构知识库建设起步较晚，但是发展迅速。近几年国内较重要的机构知识库联盟主要包括中国科学院系统的中国科学院机构知识库网格（CAS IR GRID）（图4-59）和以教育部中国高等教育文献保障系统牵头的高校系统（CALIS高校机构知识库）。

中国科学院机构知识库网格建设工作起步于2007年。通过10余年的试点、示范及规模推广与服务工作，中国科学院机构知识库在促进全院研究所开展机构知识管理、保存、传播和共享研究所科研成果方面取得了显著成效，已成为中国科学院数字科研知识环境重要的有机组成部分，是目前国际科研机构中最大的公共资金资助科研成果共享系统之一，在示范和推动我国公共科研成果开放共享方面发挥了重要作用。目前中国科学院内已有110余家研究所的IR建成或者在建，该系统共收录各类数据超过72万条，全文开放总量近54万，累计浏览量和下载量分别达到1.2亿次和近1600万次（http://www.irgrid.ac.cn/）。

CALIS高校机构知识库建设项目最初由北京大学图书馆、北京理工大学图书馆、重庆大学图书馆、清华大学图书馆和厦门大学图书馆5个示范馆联合建设，目前有40所高校图书馆参与。项目建设采用“分散部署、集中揭示”的组织方式。“分散部署”即由CALIS中心提供机构知识库建设系统，参建高校自行搜集本校学术资源，并在其机构知识库上发布。“集中揭示”是指CALIS机构知识库中心系统通过收割元数据的方式来集中揭示参建高校机构库的学术资源，并以此作为高校学术成果利用的统一窗口（http://chair.calis.edu.cn/）（图 4-60）。

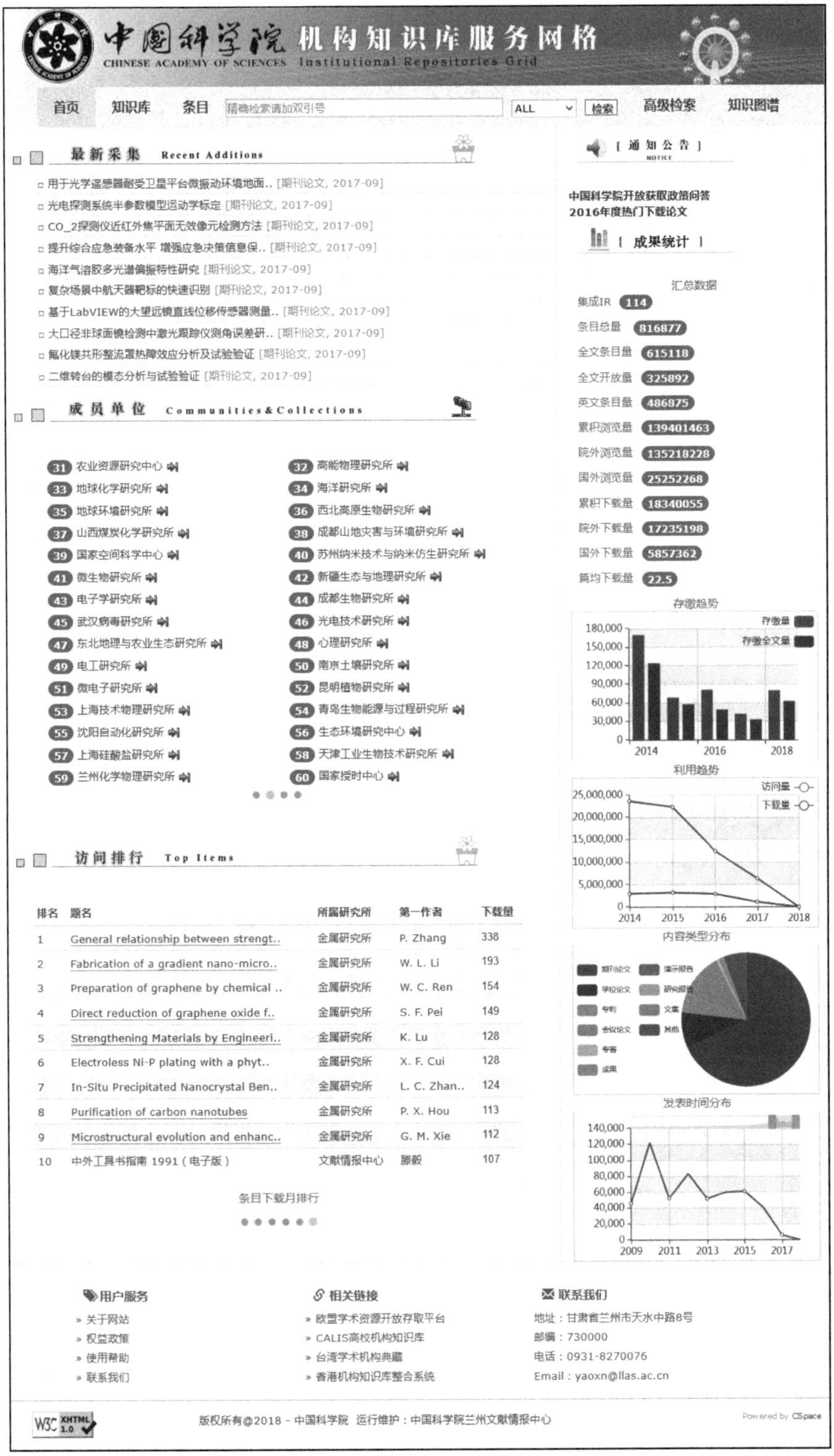

图 4-59　中国科学院机构知识库网格（CAS IR GRID）

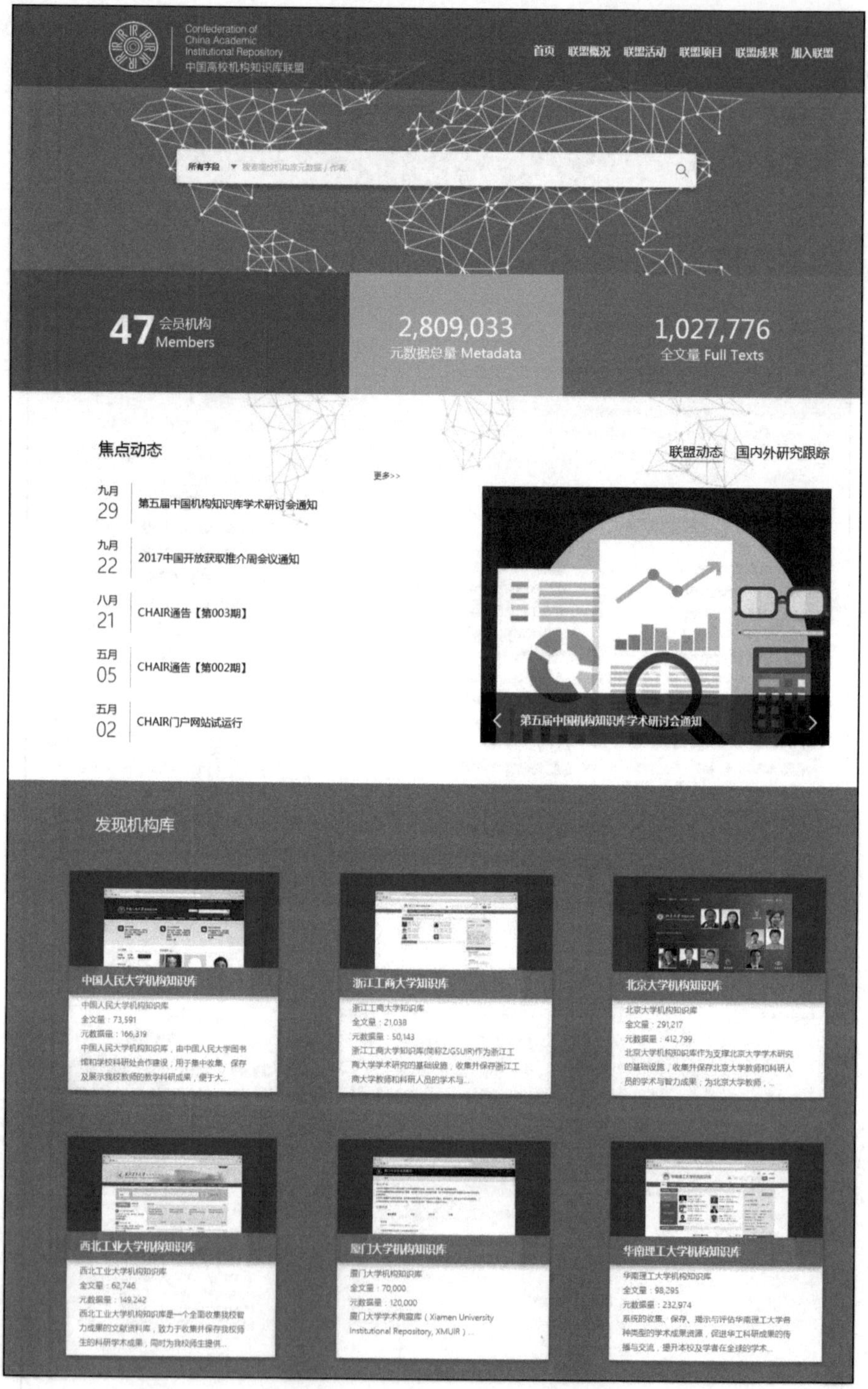

图 4-60　中国高效机构知识库联盟

扩展阅读：ResearchGATE

ResearchGATE是一个科研社交网络服务网站，于2008年5月上线。网站旨在推动全球范围内的科学合作，用户可以联系同行，了解研究动态，分享科研方法及交流想法。创办人Dr. Ijad Madisch、Soeren Hofmayer与Horst Fickenscher为了让科研进入新时代而建立了ResearchGATE全球化的线上社会。至今已经有超过300 000名来自196不同国家的科学家加入此共同体。截至2012年2月，这个科学家社区已拥有140万名注册会员，来自全球192个国家和地区。网站在2012年有20多个分类社区，其中最大的医学社区有35万注册用户。在ResearchGATE上，科学家可以分享研究成果、学术著作，以及参加一些科研论坛或兴趣小组。一些需要向社会公布的科研项目或成果也可以提前在社区里宣布，让大家讨论并提出建议等。访问网址为https://www.researchgate.net/。

三、学术搜索引擎

面对海量的信息，用户检索首选搜索引擎。我国搜索引擎的用户相当庞大，截至2017 年 6 月，我国搜索引擎用户规模达 6.09 亿，使用率为 81.1%；手机搜索用户数达5.93 亿，使用率为 81.9%。搜索引擎检索信息虽然快，但有时结果会显示不相关内容，降低信息的准确性。科研工作者对信息的精准性要求很高，他们习惯应用专业数据库检索。但专业数据库种类繁多，具有不同特点，用户如要提高检全率，需检索多个数据库，且检索结果重复率高，需二次选择。如何在搜索引擎和专业数据库之间找到一个比较好的结合点，使用户既能快速又能准确地获取信息，并且能整合重复的检索结果，提供全文或者全文线索，学术搜索引擎就能满足这种需求。

学术搜索引擎是专门搜索学术资源的搜索引擎。是将存在于网络之中的海量学术资源进行收集整理，建成虚拟的免费学术数据库，也就是对存在于互联网上的各类学术资源进行整合，利用网络在线搜索形式向用户提供各种查询，使用户更方便地搜索全球的学术科研信息，它能帮用户搜到论文、书籍、学术文献、技术报告等存在于网络之中的文献资源。它与传统搜索的不同之处在于能过滤掉普通搜索中的大量无用信息。如用“学术搜索”搜寻某人姓名，得到的结果中没有关于他的新闻报道，只会显示该作者历年来发表的学术文章。

学术搜索具有以下特点：统一的检索平台；涵盖学术研究的各类型资源；一站式获取结果，提供全文或线索；结果按需排列或输出，能进行二次应用；能进行知识发现与分析。

当前学术搜索有两类：一类是搜索引擎开发的，这些搜索引擎有很高的使用率，如百度学术、360 学术、搜狗学术和 Bing 学术；另一类是以知网、万方、读秀和百链为代表的专业资源提供商开发的学术搜索。

扩展阅读：学术搜索引擎存在的问题

- 标引和检索词未受控，同一名称存在多种拼写形式（如人名、期刊名），易造成漏检。
- 由于一些学术资源会在不同的数据库中重复存储（如机构知识库、学科知识库），而它们在不同数据源中著录的格式可能不同，部分学术搜索引擎缺乏针对异构、海量资源的归并与去重的功能，导致检索结果中重复记录较多（多条相同资源的不同表现形式）。
- 一些搜索引擎只提供按相关性排序检索结果，而引文是被用作计算相关性的重要指标，一方面由于引文的滞后性，最新发布的资源的引文量可能远低于早期的资源，会导致一些最新的资源在检索结果中的排序靠后，隐藏在大量陈旧的资源中。另一方面由于引文动机不同，一些引文并不能说明被引资源的学术价值和重要性，会导致内容不相关资源获得了较高的形式相关性而排在前面，掩盖了真正相关的资源。

● 资源的学术质量问题：这类免费学术搜索引擎一般没有严格的质量控制机制，在如何界定学术资源方面也没有统一的标准，因此在检索结果中可能存在大量低质量的资源。

（一）Google 学术搜索引擎

预印本（preprint）： 预印本是指科研工作者的研究成果还未在正式出版物上发表，而出于和同行交流目的自愿先在学术会议上或通过互联网发布的科研论文、科技报告等文章。

Google 学术（Google Scholar）（http://scholar. google. com）（图 4-61）是 Google 公司于 2004 年 11 月推出的一个免费学术搜索引擎，旨在“站在巨人的肩膀上”，为全球用户提供可广泛获取学术文献的简便方法。用户可以从一个位置搜索众多学科和资料来源：来自学术著作出版商、专业性社团、预印本、各大学及其他学术组织的经同行评论的论文、图书、摘要和文章。一般认为，支持谷歌搜索的文献来源为 3 部分：学术商业数据库 PubMed、Cambridge Scientific Abstract 等；出版社的网站 SAGE、Blackwell、Springer 等；来自域名为“. gov”、“. org”和“. edu”，即政府、机构和高校校园网。Google 学术搜索可帮助用户在整个学术领域中确定相关性最强的研究。Google 学术搜索可以有如下用途：

（1）了解有关某一领域的学术文献。由于收录范围限于学术文献，将屏蔽掉网上很多不相关的信息。

（2）了解某一作者的著述，并提供书目信息。可直接在网上搜索原文、文摘等；如果是图书，还可通过“Library Search”（如 OCLC 的 Open WorldCAT）检索附近图书馆的收藏。

（3）了解某文献被引情况。可直接点击 Cited by…（引用数）搜索引用文献。

（4）对文献和期刊进行应用和引用排名。

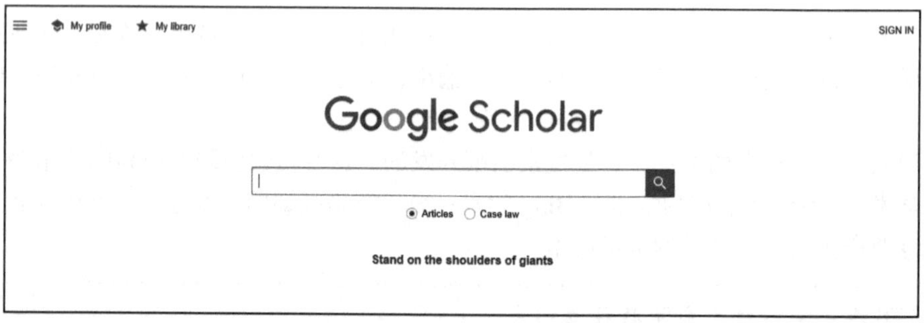

图 4-61　Google 学术搜索界面

（二）百度学术搜索引擎

2014 年 6 月 13 日，“百度学术搜索”上线，旨在“保持学习的态度”，为用户提供海量中英文检索的学术搜索平台，访问网址为 http://xueshu.baidu.com/。百度学术收录了知网、维普、万方、Elsevier、Springer、Wiley、NCBI 等 120 多万个国内外学术站点（图 4-62）。

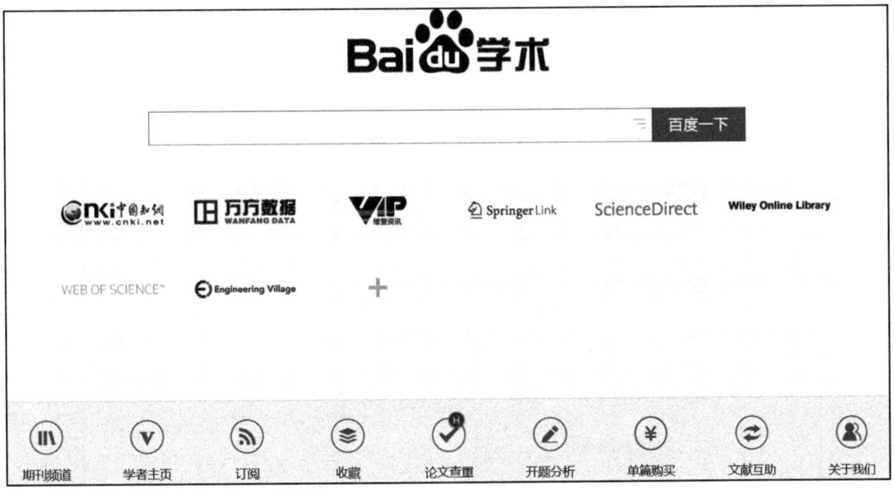

图 4-62　百度学术界面

百度学术索引了超过 12 亿学术资源页面，建设了包括学术期刊、会议论文、学位论文、专利、图书等类型在内的 4 亿多篇学术文献，在此基础上，构建了包含 400 多万个中国学者主页的学者库和包含 1 万多中外文期刊主页的期刊库。它目前提供两大类服务：学术搜索和学术服务。

> **DOI：**
> 数字对象唯一标识符（digital object unique identifier，DOI），是一套识别数字资源的机制，涵括的对象有视频、报告或书籍等。它既有一套为资源命名的机制，也有一套将识别号解析为具体地址的协议。其具体现形式主要包括：二维码、条形码、字符码、网络域名等，数字对象唯一性是 DOI 的典型特征，也是数字时代的“身份证”号码。

1. 学术搜索　支持用户进行文献、期刊、学者三类内容的检索，并支持高校和科研机构图书馆定制版学术搜索。

文献搜索：是用户需求最多、使用频率最高的功能，包括标题（intitle）检索、关键词/主题检索、参考文献检索、DOI 检索等。搜索结果会综合考虑文献的相关性、权威度、时效性等多维度指标，提供与输入词最相关的多篇文献，并且提供以下功能：

排序：支持按相关性、被引量、时间降序 3 种方式将文献进行排序，默认为按相关性排序。

筛选：支持按发表时间、所属研究领域、核心数据库收录情况、包含关键词、文献类型、作者、发表期刊、发表机构 8 种方式将文章进行细粒度的筛选，缩小搜索范围，找到所需文献。

研究点分析：提取出与所检索文献最相关的多个研究点进行深度分析，用户点击后即可查看可视化分析。

功能区：每篇文献均在功能区提供“免费下载”“批量引用”“引用”“收藏”四种功能。

当百度学术能够识别出用户寻找唯一目标的需求时，将直接返回该文献的详情页，包括：

题录区：包含文献的作者、出版源（时间、期、卷等）、被引量信息，均支持进一步点击，查看对作者、出版源的二次检索结果及该文献的引证文献。

下载区：给出该文献的全部来源供用户选择进行下载，用户也可从“免费下载”tab 下直接查看所有的免费来源进行选择，若无法获取该文献可以选择向其他用户求助。

推荐区：支持用户按照相似文献、参考文献、引证文献 3 个维度查看更多相关文献。

引用统计：将当前文献被引情况按年度进行统计，方便用户快速了解该文献在所属领域的影响力情况。

同时，百度学术还支持高级检索（图 4-63）。

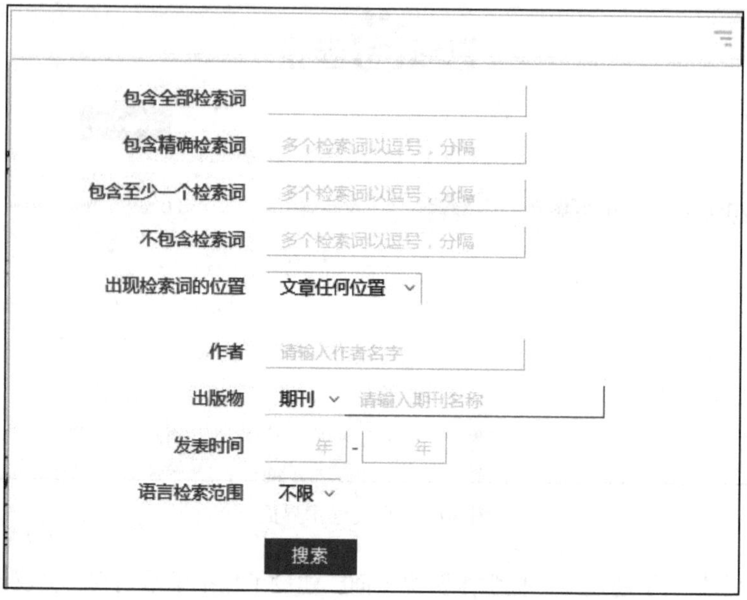

图 4-63　百度学术高级检索界面

扩展阅读：高级检索语法说明

- 包含全部检索词：仅输入词本身，无特殊语法。
- 包含精确检索词：使用双引号“　”语法。
- 包含至少一个检索词：使用小括号（）语法。
- 不包含检索词：使用-（）语法。
- 出现检索词的位置：包含文章任何位置和位于文章标题两种检索范围，默认为前者，使用intitle（）语法。
- 作者：使用author：（）语法。
- 出版物：包含期刊和会议两种出版物检索，可分别使用journal：（）和conference：（）语法，也可统一使用publish：（）语法。

2. 学术服务　支持用户“订阅”感兴趣的关键词、“收藏”有价值的文献、对所研究的方向做“开题分析”、进行毕业论文“查重”、通过“单篇购买”或者“文献互助”的方式获取所需文献、在首页设置常用数据库方便直接访问。

（三）百度学术搜索实例

【问题】

某课题组拟在百度学术中检索关于“2 型糖尿病”的学术文献，百度学术可以提供哪些信息呢？

以“2 型糖尿病”相关文献的检索为例。百度学术提供检索结果的文摘信息列表，用户可根据其具体需求选择相应的文献发表时间、领域、期刊、机构等缩小检索范围（图 4-64）。对于某篇具体的文献，用户可查看其数据库来源并进行下载，也可进行文献求助（图 4-65）。若要引用该篇文献，则可自由选择引用格式或导入相应的文献管理软件（图 4-66）。

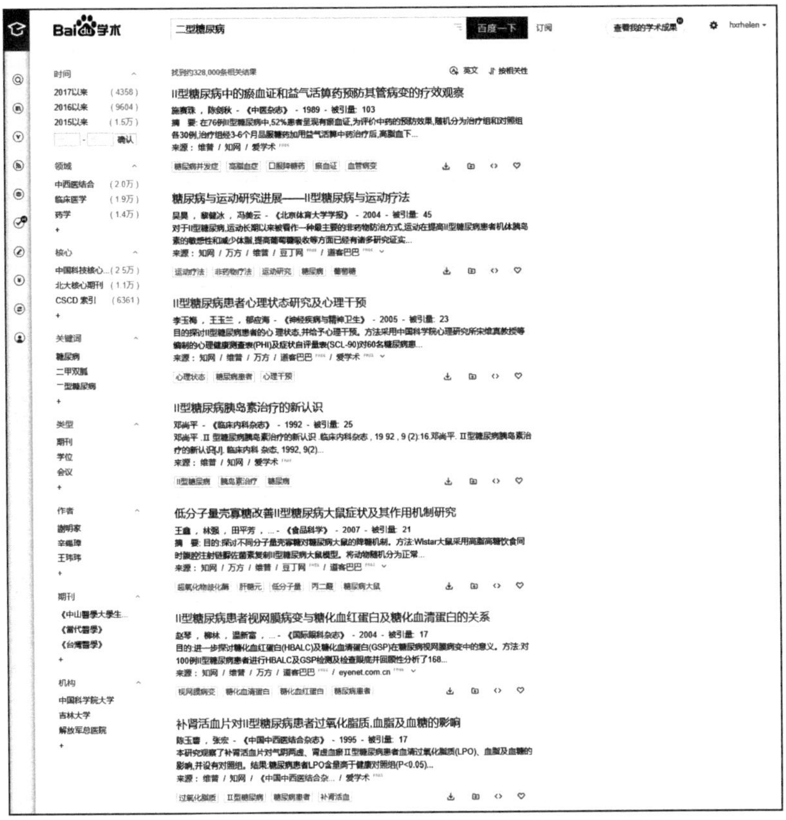

图 4-64　百度学术检索结果页面（部分题录格式）

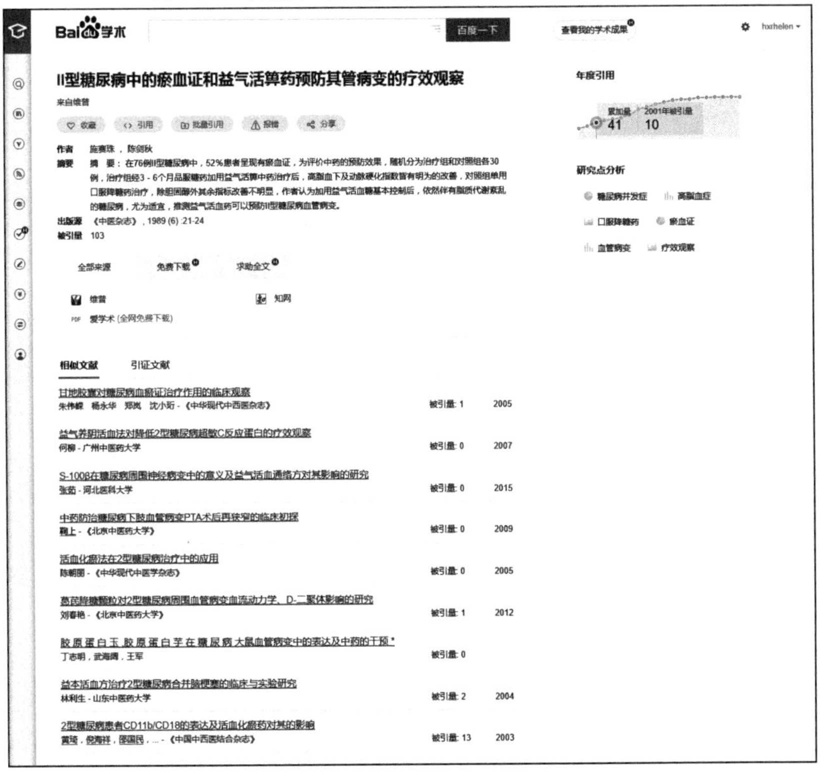

图 4-65　百度学术检索结果页面（详细格式）

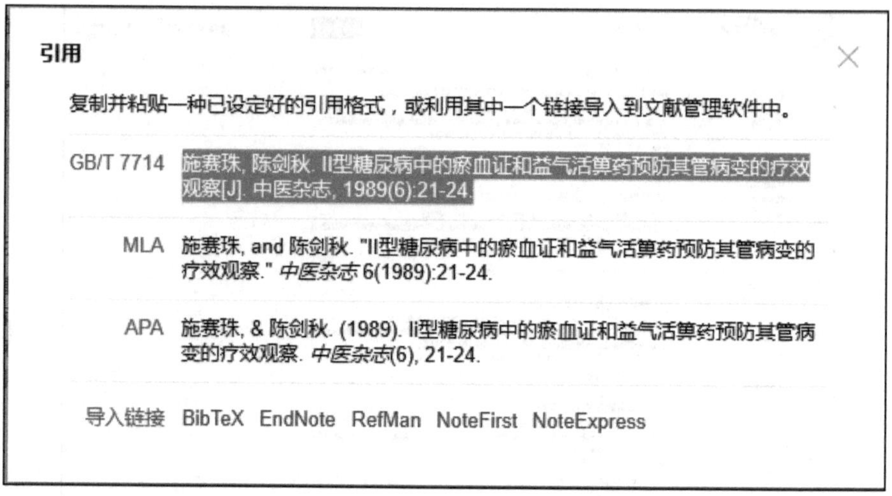

图 4-66 百度学术文献引用格式界面

1. 期刊搜索 期刊作为学术研究成果的一个重要载体，也是科研人员日常关注较高的一部分，用户通常想要了解期刊的影响因子、发文周期，抑或查看刊载文献等，目前百度学术已经建设有包含 1 万多中外文期刊主页的期刊库，很好地满足了用户的上述需求，以《中国医院管理》杂志为例（图 4-67）。

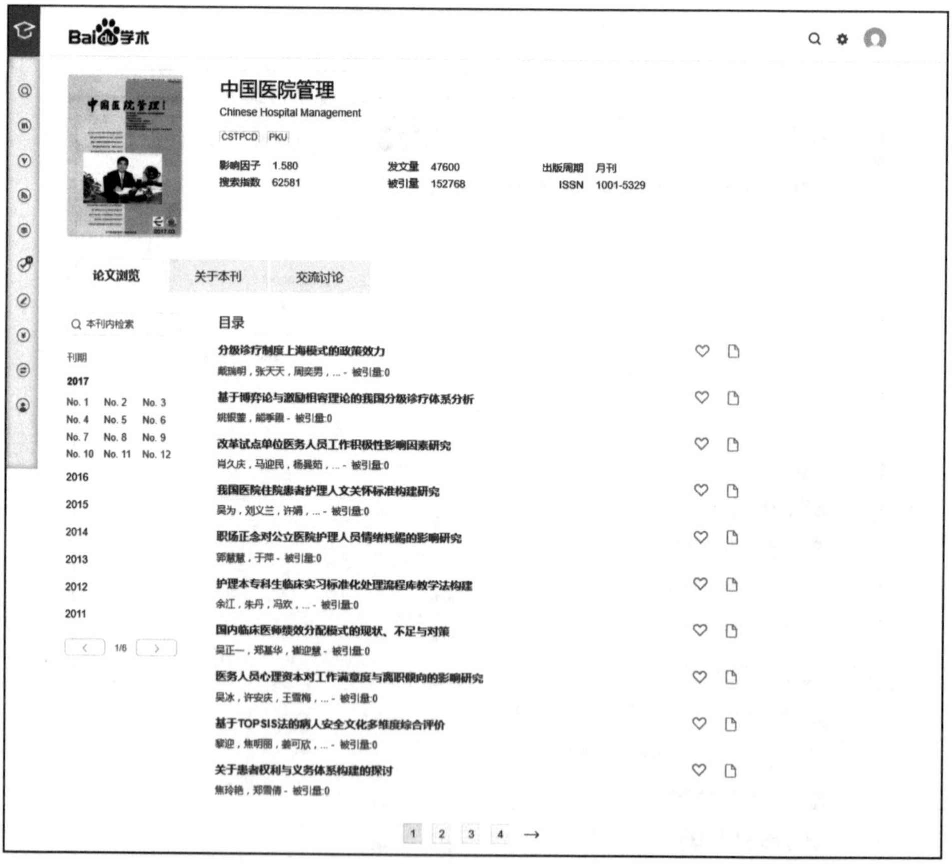

图 4-67 百度学术《中国医院管理》杂志相关页面

2. 学者检索/学者库　一方面用户可以通过追踪其他学者的研究进展来了解最新的研究动向；另一方面学者本身可以关注自己的学术影响力，并可以管理自己的研究成果在职称晋升、基金申请等时使用。百度学术已经上线了包含 400 多万个中国学者主页的学者库（http://xueshu.baidu.com/usercenter/data/authorchannel?cmd=inject_page）（图 4-68）。学者主页包含如下内容：

（1）ScholarID：学者主页的唯一标识码，当有重名学者时可做区分使用。

（2）全部学术成果：所有已发表或未发表的学术成果，支持按年份、文献类型、是否一作进行筛选，支持按发表时间和被引量进行排序。

（3）学术成果分析：将全部学术成果从多个维度进行分析，包括成果类型分析、年度成果数分布、年度被引量分布。

（4）学术指数：包含根据学术成果计算的基础指数（总被引频次、总成果数、*H* 指数、*G* 指数）及被其他人关注的次数即搜索指数，这些指数在一定程度上代表了学者的学术影响力。

（5）合作分析：运用大数据技术对学者的学术成果进行分析，用户可方便查看到高频的合作学者及合作机构。

> ***H* 指数**
>
> *H* 指数（h-index）是一个混合量化指标，最初是由美国加利福尼亚大学圣地亚哥分校的物理学家乔治·赫希（Jorge Hirsch）在 2005 年提出来的，其目的是量化科研人员作为独立个体的研究成果，认为是对先前众多衡量指标的一大改进：如果一位科学家的出版成果以它们被引生命周期的数字进行排序的话，那么 *H* 指数就是一个最大值，这个最大值是指每篇论文至少被引了 *H* 次的 *H* 篇文章。

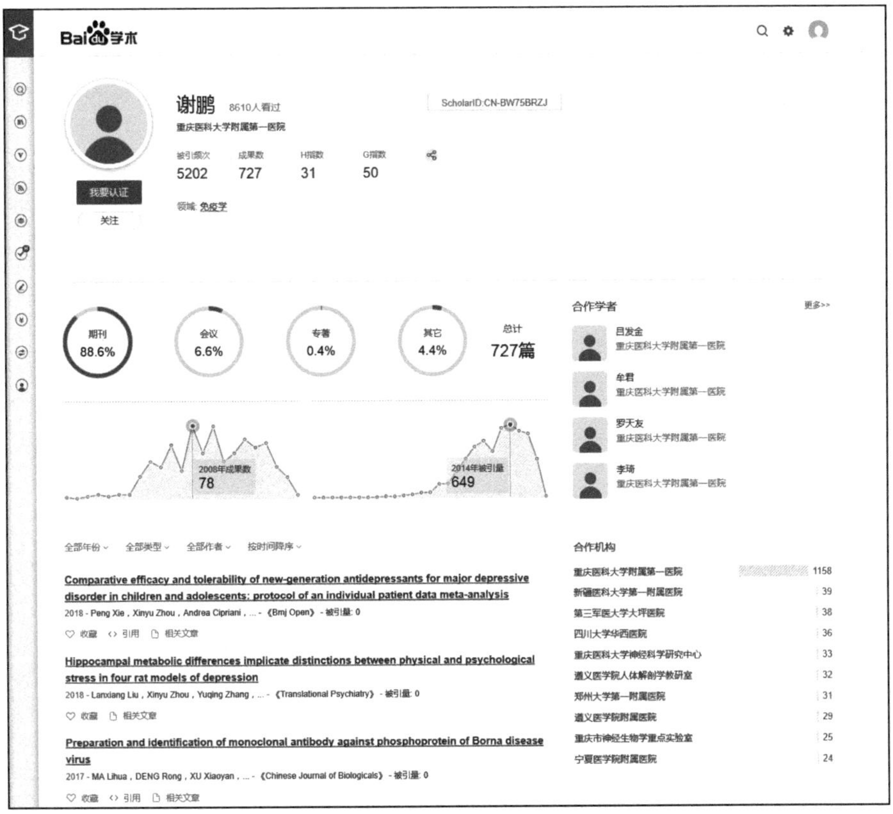

图 4-68　百度学术学者库

（6）学术服务：学术服务功能支持用户“订阅”感兴趣的关键词、“收藏”有价值的文献、对所研究的方向做“开题分析”、进行毕业论文“查重”、通过“单篇购买”或者“文献互助”的方式获取所需文献、在首页设置常用数据库方便直接访问。

> ***G* 指数**
>
> *G* 指数主要是弥补 *H* 指数不能很好反映高被引论文的缺陷提出的，定义为论文按被引次数排序后相对排前的累积被引至少 G^2 次的最大论文序次 *G*，亦即第（*G*+1）序次论文对应的累积引文数将小于$(G+1)^2$。*G*≥*H*，和 *H* 值一样，*G* 值越大说明该学者的学术影响力越大、学术成就越高，通常作为 *H* 指数的补充或提高。

3. 订阅 为方便用户及时追踪所关注领域的科研进展，百度学术提供了“订阅”功能，目前支持对关键词进行订阅，当有与订阅关键词相关且符合订阅设置的新研究成果出现时，会自动推送到用户，推送频率为每周 2～3 次，推送包括系统消息推送、邮箱推送、微信推送 3 种推送方式。用户也可以通过微信订阅：关注“百度学术”服务号，在服务号底部，可以直接添加订阅，同时也可查看和管理订阅。

4. 收藏 用户在搜索过程中，若遇到有价值的文献需要保存用于后续查看或者记录阅读思路等使用时，百度学术提供了方便的“收藏”功能，支持用户随时随地收藏所需文献，并支持以下功能：

（1）分类：支持用户根据自己的需要建设多个标签，并将收藏论文按标签进行分类，方便查找和记录。

（2）批量导出：可以从收藏列表中选择所需文献进行批量导出，支持 6 种导出格式。

（3）文献详情：方便查看文献的题录信息、下载全文、引用文献。

（4）推荐文献：方便查看收藏文献的相似文献、参考文献、引证文献。

（5）全文阅读和添加备注：若有全文，可直接查看 PDF 全文，并随时备注自己的思路。若无全文，也可将用户本地文件上传到收藏夹内用于记录。

5. 查重 是高校为打击学术不端行为而对部分学位毕业论文进行的一种操作，所以大部分学生用户在提交毕业论文之前都会做自查重以保证顺利毕业。百度学术集合国内多家查重方打造首家查重比价平台，为用户提供最方便、最优惠、最直观的查重体验，帮助用户顺利完成毕业论文检测。

6. 文献互助 为方便用户获取文献全文，百度学术除了通过技术尽可能多地索引互联网上提供的可免费下载的文献外，还搭建了用户和用户之间的文献互助平台，方便用户进行以学术交流为目的的资源共享，极大地提高了用户获取全文的便利性（图 4-69）。

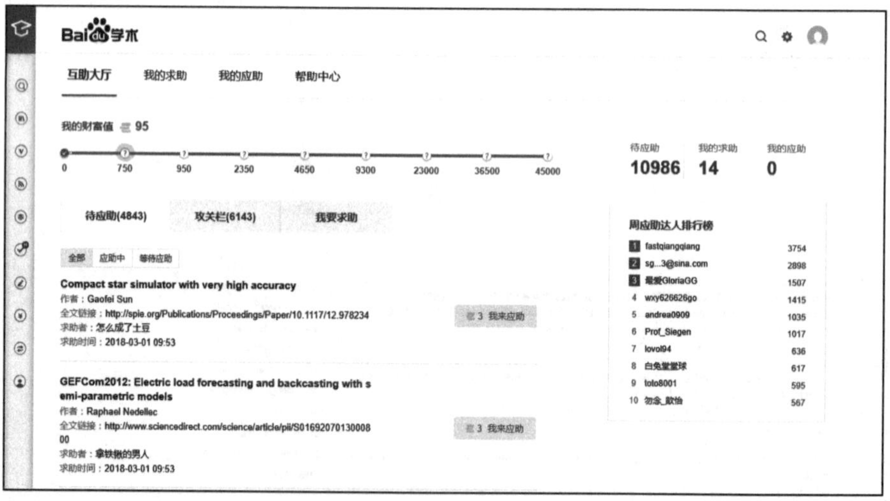

图 4-69 百度学术文献互助大厅

7. 常用数据库设置 用户在科研过程中除使用搜索引擎查找文献外，还经常访问自己熟悉的数据库进行查找，为让用户便捷、快速地访问自己的常用数据库，百度学术首页提供了个性化数据库导航设置，用户可以方便地管理所需数据库，在使用百度学术的同时，一键直达常用数据库（图 4-70）。

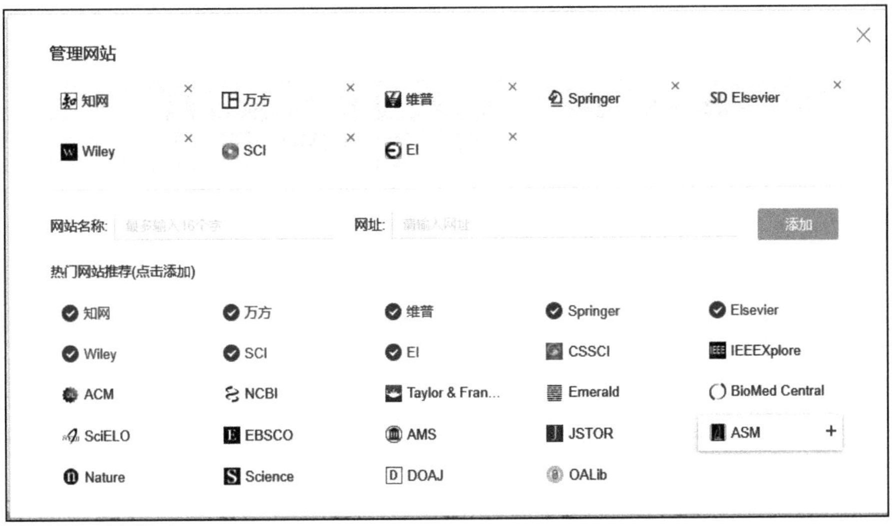

图 4-70　百度学术常用数据库设置界面

扩展阅读：其他学术搜索引擎

● 2006年，微软亚洲研究院推出在线免费学术搜索引擎MAS，提供英文搜索服务，访问网址为http://academic. research. microsoft. com/。

● 2014年8月16日，“360学术搜索”上线，旨在“博观而约取，厚积而薄发”，为用户提供海量中英文期刊论文搜索，访问网址为http:/ /xueshu. so. com/。

● 知网学术搜索：http://scholar.cnki.net/。

● 读秀学术搜索是由海量图书、期刊、报纸、会议论文、学位论文等文献资源组成的庞大的知识系统，是一个可以对文献资源及其全文内容进行深度检索，并且提供原文传送服务的平台。读秀现收录370万种中文图书题录信息，240万种中文图书原文，可搜索的信息量超过10亿页，为读者提供深入到图书内容的全文检索。访问网址为www.duxiu.com。

（侯筱蓉）

第五章 临床信息检索

【内容提要】

本章从临床人员的信息需求角度，介绍临床工作者在临床工作中的常用信息，包括疾病基础知识、诊断、治疗及药物信息等资源的分布和获取利用，以及电子病历系统的组成及病案信息的查询和检索。

第一节 临床信息检索概述

临床医生的第一信息需求驱动来自患者，医生在了解患者的病史后，会激发其对信息的需求。有关疾病诊断、治疗，尤其是用药等信息是临床信息需求的主要类别；临床需求问题往往同时涉及多领域或某一特定疾病，是复杂和多维的；准确性和时效性是临床信息需求中最为重要的特点。

一、临床信息资源类型

根据临床医生使用各类信息资源的频率、信息的有效性以及获取该信息所需要的时间对临床各类信息资源进行可用性评价和发现，基于循证医学并定期更新的教科书、系统综述期刊、便携式系统综述摘要等是最有用的临床信息资源类型（表 5-1）。

表 5-1 临床医生信息资源类型价值评价

资源类型（源）	相关性	效用性	时间	综合
基于证据的、定期更新的教科书	高	高	少	高
系统综述类期刊	高	高	少	高
便携式系统综述文摘	高	高	少	高
10 年内的因特网资源	高	高	少	高
药物参考书	高	中	少	高/中
ACP 期刊，循证医学	中	高	少	高/中
同事	高	中	少	高/中
标准教科书	高	低	少	中
普通期刊综述	高	中	少	中
系统综述集（Cochrane 图书馆）	中	高	多	中
免费医学新闻报纸	高	低	少	中
继续医学教育-文献	中	中	少	中
继续医学教育-小组	高	中	中	中
共识声明	中	中	少	中
临床指南	中	中	少	中
联机检索	中	高	多	中
期刊文献	低	高	多	低

续表

资源类型（源）	相关性	效用性	时间	综合
药品广告	中	低	少	低
大众传媒	低	低	少	低
医药代表	高	低	少	低

苏联情报学家奇乌拉耶娃的研究发现，医生与从事研究工作的医学专家对文献信息的需求存在一定的差异。医生对文献信息的需求按重要性排序为国内医学杂志、国外医学杂志、专著、科学著作汇编、会议文献。

扩展阅读：临床医生信息需求类型

1985年Covell和他的同事们采访了47个临床患者，发现针对409个患者，共产生了269个信息需求，平均每诊断3个患者会产生2个信息需求。2006年，黄音和兰小筠调查收集整理174个病例，发现了470个相关信息需求，平均1个病例产生了2.7个信息需求。临床医生的主要信息需求包括：

1. 特殊病患资料　仅涉及单个患者，常常通过患者及家族、病史、实验室检查数据获取。

2. 疾病与健康统计数据　常常从公共卫生部门获取。

3. 医学知识　为许多人通用的知识，主要从教科书、期刊文献及众多的数据库中获取。

4. 地方或机构制度、医疗政策、社会管理等信息　如公费医疗政策、药品报销目录、医疗保健机构、医疗技术等。常常通过管理部门、高年资医生或同事获取。

5. 其他科学、伦理、社会性知识

二、临床信息检索方法

在临床实际工作中，对疾病的基础知识可通过临床知识库系统、电子图书、网络知识库（如百度知道、维基百科）等查询获取。而对一些诊疗方法的评价和应用大多利用循证医学资源来解决问题，这类问题的解决常常以循证医学的思想为指导，通过检索获取最佳临床证据，解决临床问题（有关循证医学资源检索的详细内容请参考第五章第六节）。除了常规的检索方法外，临床信息检索尚有一些特殊的方法。

（一）PICO 检索

PICO 是 patient or population、intervention、comparison、outcome 几个词汇的首字母大写组合，PICO 检索方式是从实践中总结而来，是检索临床循证文献的一种最重要的方法。对于临床上常见的问题通常都可以分解为 P、I、C、O 四个要素，PubMed 提供的 PICO 检索入口（https://babelmesh.nlm.nih.gov/pico.php）（图 5-1），检索时以这几个要素的概念作为检索提问进行检索。

P—患者或人群：有关患者人群或疾病过程的描述，即对象。

I—干预：即想为患者做何种检查或拟用何种治疗方法?什么因素可能影响患者的预后?

C—比较：干预与什么相比较（是两种药物之间选择一种或与安慰剂对比或两种诊断试验选择一种）?不一定每个临床问题都需要对比。

O—结果：希望达到什么结果（是缓解或消除症状、减少不良反应、改善功能或增加生活质量评分）？

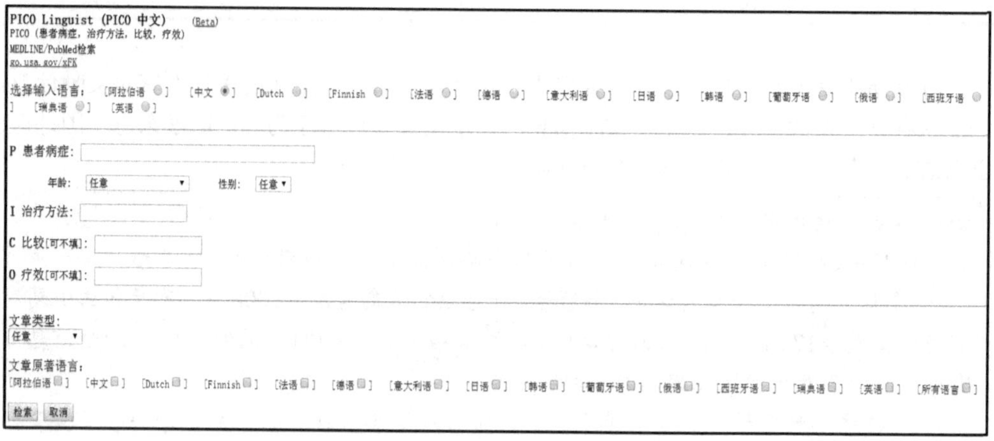

图 5-1 PubMed 提供的 PICO 检索中文界面

（二）临床检索

临床检索提供病因（etiology）、诊断（diagnosis）、治疗（therapy）、预后/治疗效果（prognosis）、临床指南（clinical prediction guides）、定性评估（qualitative）、费用（costs）及经济学（economics）等临床最关心的问题，还可提供宽泛检索（重查全）和精确检索（重查准）的检索限制。

该检索模式是基于加拿大 McMaster 大学 Haynes（海恩斯）教授等研究结果构建的，该模式将复杂的检索式全都化为后台处理的规范，形成了容易使用的检索提问。在 PubMed 和其他在线检索平台（如 EBSCO）的 MEDLINE 数据库都提供此检索模式。

（赵文龙）

第二节 疾病基本信息检索

【问题】

临床工作中，常常需要查找一些有关疾病病因、发病机制、诊断、治疗等的基础知识以及发病率、死亡率、生存率、死亡原因排位等流行病学资料，这些信息除了来自教科书和专著外，还可从哪些渠道快速查找?

疾病基本数据的查找是临床工作中最常查询的信息，一般可通过诸如临床医药学知识互动平台（CMKD）、CNKI 知识搜索、ClinicalKey 等专业医药知识库、百科全书、工具书库、统计数据库等事实型数据库来获取。

扩展阅读：知识库

知识库是针对某一（或某些）领域问题求解的需要，采用某种（或若干）知识表示方式在计算机存储器中存储、组织、管理和使用的互相联系的知识片集合，是结构化、易操作、易利用、全面有组织的知识集群。

医药类知识库国内以聚合CMDK为代表，国外以ClinicalKey的First Consult/Clinical Overviews为代表，均是商业数据库，需要获得授权后才能使用。其数据均高度结构化，疾病有关的常见项目如病因、发病机制、诊断、治疗、预后等内容均以字段形式结构化展示。尤其是ClinicalKey，在北美95%的医院购买了此库，为临床医生节省了大量宝贵的时间。

临床医药知识库或医学百科常常作为患者教育资源在医药卫生普及网站免费向公众提供服务。

免费的医药知识库国内以百度百科为代表，国外推荐使用Medscape的Reference系统和MedlinePlus的Health topics，医学维基百科（Medpedia）也有很高的权威性，但其检索功能不是很强。

一、临床医药学知识互动平台

临床医药学知识互动平台（http://cmkd.juhe.com.cn/）是目前国内比较系统提供临床疾病及相关基础信息的知识库系统，通过该系统可以获取常见疾病的流行病学、病因、发病机制、临床表现、并发症、实验室检查、辅助检查、诊断、鉴别诊断、治疗、预后及预防等内容。

如检索有关“唐氏综合征”的相关信息，其检索步骤：

（1）在快速检索状态输入“唐氏综合征”，点击“快速检索”按钮。

（2）获得结果1条，点击标题名称“小儿唐氏综合征”。

（3）详细显示检索结果相关内容（图5-2）。通过点击显示页面左侧结构化的条目查

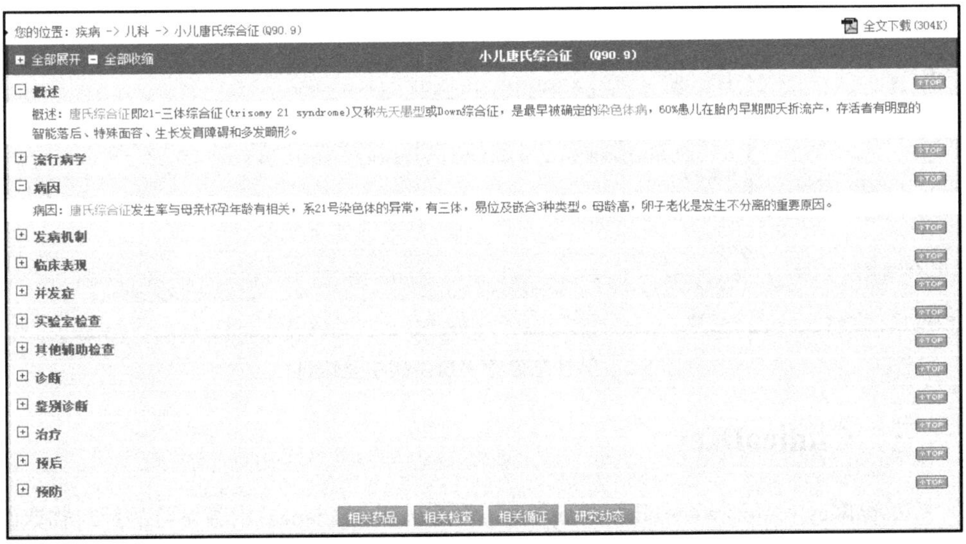

图5-2　CMKD疾病知识库界面

看相关信息，如流行病学查看该病的发病率，发病机制查看致病的原因和发病机制等。

点击页面下方的“相关药品”“相关检查”“相关循证”“研究动态”按钮查看与该病相关的治疗药物、检验检查手段、循证研究成果和期刊有关该疾病的最新研究文献。

二、默沙东诊疗手册

默沙东诊疗手册，前身是1899年美国药品制造商默克公司首次为医生和药剂师出版的名为《默克诊疗手册》的一本小型参考书，1999年开始提供免费在线版本（http://www.msdmanuals.cn/）。收录的医学主题超过1万条，其内容编辑者来源于全球350多位各自领域的专家。根据适用对象不同，提供“医学专业人士版”和“大众版”两个版本。

医学专业人士版提供的信息按器官-系统等主题组织，如传染病、儿科学、耳鼻咽喉疾病、肺部疾病、妇产科学、肝脏及胆道疾病、急救医学、精神疾病、老年病学、临床药理学等，同时提供缩写词、音频、临床计算器、换算表、图片、实验室值等常用医学资源（图5-3）。

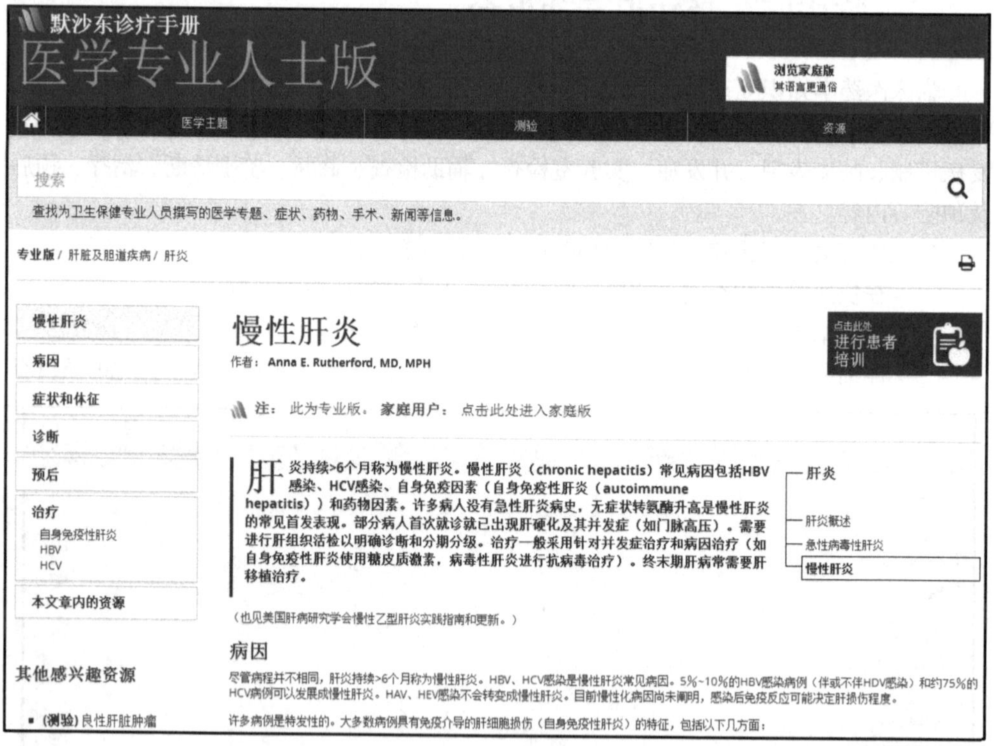

图5-3 默沙东诊疗手册疾病主题信息

三、ClinicalKey

ClinicalKey（http://www.clinicalkey.com）是Elsevier Science出版发行的针对临床医生提供的临床知识库，以Clinical Overviews/ First Consult循证医学知识为核心内容，以精选的高质量期刊、临床指南和美国食品和药品监督管理局（FDA）药物信息作为补充，每个条目均采用高度结构化的文本形式展示。

First Consult/Clinical Overviews 按照简介、术语、诊断、治疗、并发症及预后、筛查和预防、参考文献等类目结构化组织内容，每个类目下再分小类目，如诊断（Diagnosis）下再细分为临床表现、原因和危险因素、诊断程序等（图 5-4）。

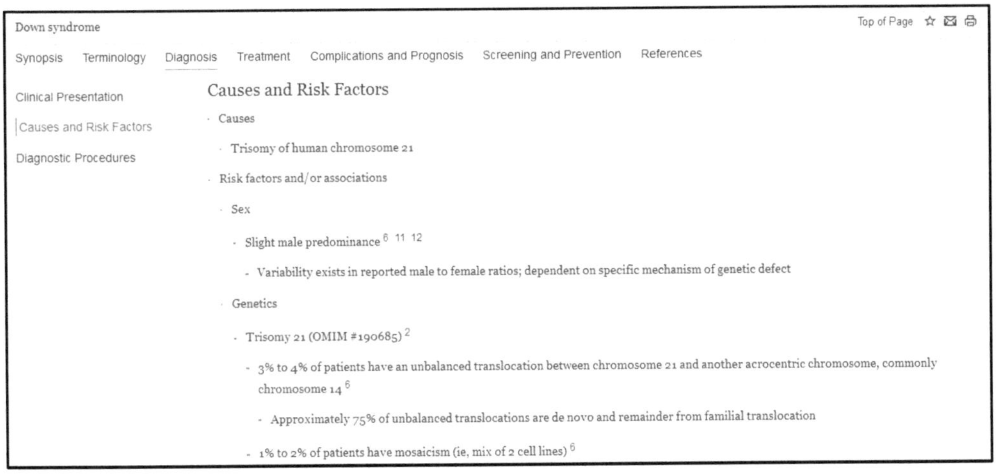

图 5-4 ClinicalKey 疾病知识库详细信息显示格式

扩展阅读：ClinicalKey 主要内容

（1）图书：1140多部著名医学参考书（全文）。

（2）期刊：620多份全文医学期刊/临床杂志。

（3）药物：来源于金标准，超过29 000条药物信息。

（4）临床试验：超过14万项的临床试验。

（5）诊疗指南：超过5000份经过同行评鉴的指南。

（6）患者教育手册：15 000余篇适合6～8年级文化水平阅读的、篇幅不超过2页的疾病指南。

（7）图片：其图片来源于Elsevier出版的医学图书中的照片、表格、示意图，总数超过200多万。

（8）操作视频：提供2万多个内、外科实验操作视频。

（9）疾病：1400多个疾病主题，850多个循证专题。

四、医学网景疾病信息

医学网景（Medscape）是 WebMD 网站群面向临床医师和其他医疗卫生专业人员提供最新的动态医学新闻和医学专业知识的站点，提供集成的丰富的医学信息和教育学习工具。有关疾病和药物的知识库是其核心内容，包括免费药物和疾病信息。

有关疾病基础信息通过 Medscape 网站参考资料（reference）下的疾病和状态（diseases& conditions）栏目（https://reference.medscape.com/）提供服务。所提供的与疾病相关的信息分为内科（medcine）、外科（surgery）和儿科（pediatrics）三个主题领域，可通过浏览查询，其词条不仅仅是疾病，也有和疾病相关的如药物中毒、临床操作等。

每个词条都署名了作者并有作者介绍。

疾病词条的信息内容包括概述、临床表现、诊断与鉴别诊断、检验检查、治疗、指南、药物、图谱、参考文献等九大部分，每部分细分若干小栏目。如概述（Overview）包括实践要点（症状体征、诊断、处理）、背景、病理生理、病因、流行病学、预后和患者教育等。

五、其他资源

（一）百度百科

百度通过与权威机构、学术组织，或行业垂直网站等专业领域的内容合作，提升和保障领域词条的专业性、权威性。医学百科条目大多与国内知名的三甲医院和医学专家合作，提供疾病的基本信息，同时为百科词条的内容进行延伸性深度解读，并以图文并茂的形式进行展现（http://baike.baidu.com/fenlei/医学）。在其醒目位置显示词条的编撰者的基本信息，以保证词条内容的权威性和真实性。

（二）CNKI 知识库

通过 CNKI 的知识搜索的工具书库（http://gongjushu.cnki.net/refbook/default.aspx）也可以检索有关疾病的知识。该库集成了近 200 家知名出版社的近 7000 余部工具书，约 2000 万个条目、100 万张图片。类型包括词典、百科全书、表谱、传记、语录、手册等，涵盖哲学、文学艺术、社会科学、文化教育、自然科学、工程技术、医学等各个领域。各知识条目之间相互关联，每一个条目后面还链接了相关的学术期刊文献、博士硕士学位论文、会议论文、报纸、年鉴、专利、知识元等。

检索结果列出全部含有该条目的工具书，通过其提供的全文链接打开阅读。

（三）MedlinePlus

MedlinePlus 由 NLM 提供，其健康专题（“Health Topics”）栏目提供了 1000 多个与疾病有关的症状、病因、检查、治疗和预防，以及个人健康状况与心理健康评估方面的内容（http://www.nlm.nih.gov/medlineplus/），并定期更新。有关疾病的信息内容比较详细，所有整合的信息来源于权威的机构，在信息标题后均附有该信息的来源机构，以便读者选择。同时，MedlinePlus 还提供 A.D.A.M 的医学百科（medical encyclopedia）中该词条及相关词条的链接。

A.D.A.M 医学百科全书（http://www.nlm.nih.gov/medlineplus/encyclopedia.html），可查询关于疾病、试验、检查、症状、损伤、外科等 4000 余个相关条目。

扩展阅读：临床医学免费书刊资源

1. 超星数字图书馆 http://www.chaoxing.com/。是中文医学图书最丰富的网站，可以阅读部分免费图书。

2. 中医世家 http://www.zysj.com.cn/index.html。有大量中医专业图书，也有西医和药学电子图书。

3. 金字塔医学在线 http://www.jztyx.com/。可在线阅读10 000余本扫描处理的医学图书和近10万篇医学论文，并按系统、疾病分类。

4. 临床智库　http://www.cicaline.com/。由上海知了信息咨询有限公司建立维护，其提供电子图书、期刊、视频等临床信息资源，采用会员共建共享模式获取资源。

5. 谷歌图书　http://books.google.com。

6. 手机、Pad版医学数字图书　http://www.medigi.net/。提供智能手机、掌上电脑阅读格式（plucker、isilo、txt）和PDF等格式的原版医学专业英文书籍。

7. 外文免费医学书刊网站

（1）http://www.freebooks4doctors.com/。世界上最大的在线医学免费书籍网站。

（2）http://www.freemedicaljournals.com/。全球最大的免费医学期刊汇集网站。

（3）斯坦福大学Highwire免费期刊全文资源：http://highwire.stanford.edu/lists/freeart.dtl。

（4）中外文OA期刊查询系统：提供了1.8万余种OA（免费）期刊。http://www.cceu.org.cn/demo/findfreeej.htm。

（赵文龙）

第三节　临床诊疗方针检索

【问题】

一位卒中患者，检查时发现患者右臂和右腿无力，双侧颈动脉有杂音，经颈动脉多普勒超声检查发现患者同侧的颈动脉中度狭窄。而一些文献上提到对有症状的颈动脉狭窄既可以采用药物治疗（阿司匹林），也可以采用外科治疗，但又不敢肯定这些研究中的结果。碰到这样一个患者，医生可能会产生下面一些想法：

（1）阿司匹林（aspirin）能降低患者再发卒中（stroke）的危险性吗？采用颈动脉内膜切除术（carotid endarterectomy）是否有效？

（2）有关卒中有何治疗指南和临床路径？

对临床诊断方法和治疗措施的评价是临床诊疗活动中最为常见的问题，要求医生能够正确地评估患者状况，应用最佳的临床证据选择适宜的辅助检查和治疗措施。

一、PubMed临床咨询

PubMed 的“Clinical Queries”（临床咨询检索）包括临床研究（“Clinical Study Categories”）、系统综述（“Systematic Reviews”）和遗传学（“Medical Genetics”）。检索卒中、阿司匹林、颈动脉内膜切除术三者之间的相关临床研究文献的步骤如下：

（1）打开 PubMed 主页，在主页 PubMed 工具栏选“Clinical Queries”或输入 http://www.ncbi.nlm.nih.gov/pubmed/clinical 进入临床咨询检索页面；在检索输入框中键入检索式：Carotid Stenosis AND Aspirin AND Carotid Endarterectomy AND Stroke。

（2）点击“Search”按钮，执行检索，返回检索结果（图 5-5）。

（3）点击各类下方的“See all”可以查看该类全部文献。

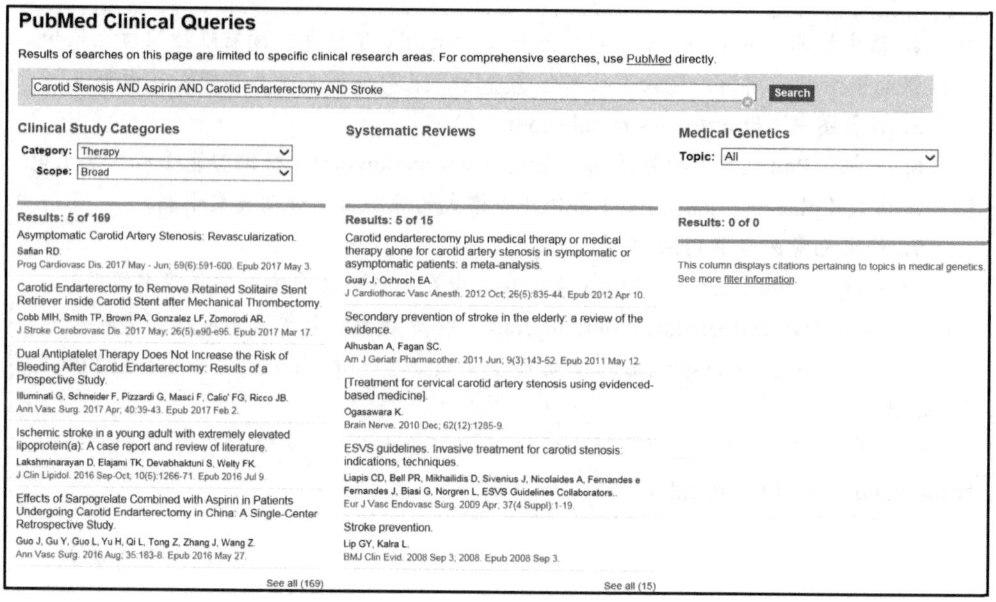

图 5-5 PubMed 临床咨询检索结果显示页面

二、NGC 临床指南

因特网上有很多临床实践指南站点，其中美国国立指南交换中心（NGC，http://www.guideline.gov/）收录的指南较多，检索功能较强。

NGC 是由美国卫生和公众服务部（US Department of Health and Human Services）下属的卫生保健研究和质量机构（agency for healthcare research and quality，AHRQ）建立的临床指南专业网站。可通过临床专业（clinical specialty）、指南制定机构（by organization）或医学主题词（MeSH tag）去浏览获取。

NGC 提供的检索服务，支持布尔逻辑 AND、OR、NOT 运算，以及连字符（-）和截词符（*）检索。

NGC 还提供指南的专家点评（expert commentaries）和指南综述（guideline syntheses）。

每个指南按建议、范围、方法、支持证据、实施指南的利弊等框架呈现，同时提供指南来源网站、全文下载、状态及分类信息。

三、医脉通临床指南

医脉通临床指南是国内收录指南最多的专业网站（http://guide.medlive.cn/），该网站采用共建共享模式建设，提供国内外临床指南的全文、解读、翻译，收录的指南及相关解读超过 1.5 万个，其中中文指南超过 3000 个。可按照临床主题、发布制定者浏览，也可使用关键词检索（图 5-6）。

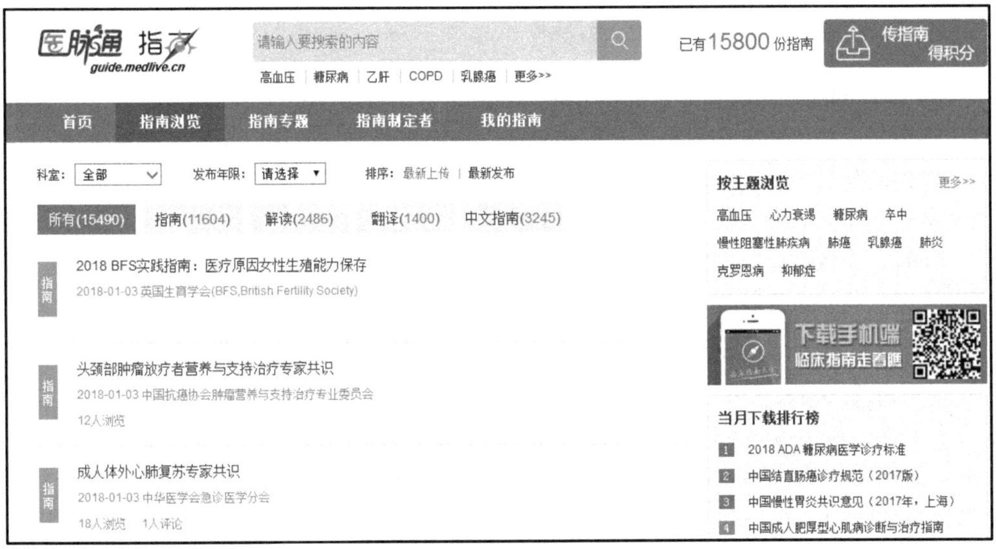

图 5-6　医脉通临床指南检索页面

（赵文龙）

第四节　药物信息检索

【问题】

2017 年 12 月 14 日来自 11 个机构的国际研究团队在《自然》杂志上发表了一项新研究，报告指出戒酒药双硫仑对治疗癌症有效。通过对丹麦 24 万例癌症患者的医疗数据分析发现，长期持续服用双硫仑的癌症患者，相比于没有使用双硫仑的患者，死亡率降低了 34%。该研究还确定了双硫仑抗肿瘤功效的潜在作用机制，并在多种癌症模型中证明了其抗癌活性。更震惊的是，这种广谱抗癌药对肿瘤组织还存在“天然靶向性”。双硫仑到底是什么？主要成分、化学结构、作用靶点是什么？还和哪些疾病有关系？有何毒副作用?与肿瘤治疗相关的研究进展如何?

药物信息包括药品的研制、生产、流通、使用和管理，横跨科研、工业、商业、卫生、教育、管理等行业和系统。从资源类型的角度来看包括药学文献、专利、产品等信息检索，最重要的是药学文献信息的检索；从专业角度来看，主要包括药物制备、药理、毒理、药物流行病学（不良反应）、临床应用等。

一般来讲，通过药典可获取药品检验方法。有关药物研制开发应用的研究文献需要通过专门的文献数据库，如 EMbase、IPA、CA、PubMed、CBM 等获取。有关新药研发、上市进展跟踪则主要通过药学商情数据库获取。

一、药物处方相关信息

与药物处方相关的信息主要包括药物名称、剂量、用法、毒性、作用、药理学、注意事项等，类似药品说明书，这类信息大多可通过网络免费获取。

（一）39 健康网药品查询

39 健康网的药品数据库（http://ypk.39.net/）可以查询 20 余万种药品的中文处方信息。该数据库提供药品分类浏览和检索功能。分类浏览可按系统、疾病、品牌浏览。

提供的药品信息包括药品概述、详细说明书、用药经验、用药咨询、药品对比、相关文章、全国药店和条码查看等。

同时，该数据库收集整理了大量的药物安全事件及安全用药警示信息，其安全信息来源于国家药品监督管理局和美国食品药品监督管理局（FDA）。

扩展阅读：美国药物不良反应监测网

美国药物不良反应监测网（MedWatch），由FDA建立，用于药品上市后的质量跟踪和监察，以便及时发现临床试验中尚未揭示的不良反应。

该网站（http://www.fda.gov/Safety/MedWatch/default.htm）提供医药产品安全信息（medical product safety information）查询，可以查看药物、医疗器械的安全信息。还可通过直报系统向FDA提交药物的不良反应报告。

（二）中国中医药数据库检索系统

中国中医药数据库检索系统（http://cintmed. cintcm. com/cintmed/main. html）由中国中医科学院中医药信息研究所建设，包括各类中药数据库、方剂数据库、民族医药数据库、药品企业数据库、各类国家标准数据库（中医诊疗的证候、治则、疾病、药物、方剂）等相关数据库。所有的数据库都可联网使用，部分数据库提供英文版。

中药数据库收录中药超过 8100 种，综合参考《中华人民共和国药典》《中药大辞典》《中华药海》《中国药材学》《常用中药成分与药理手册》《中华本草》等权威工具书及专著，对每味中药进行了性味、归经、功效、主治、用法用量、产地、化学成分、药理作用、毒理学、药材基原、资源分布、栽培或养殖、采集加工、炮制方法、药材鉴别等多方面描述。

中国方剂数据库收录了来自 710 余种古籍及现代文献中的古今中药方剂 84 464 首，分别介绍每一方剂的不同名称、处方来源、药物组成、功效、主治、用药禁忌、药理作用、制备方法等方面信息。

中医药数据库检索系统可以实现单库检索与跨库检索。

（三）药物银行

药物银行（DRUG BANK）数据库（http://www.drugbank.ca/）由加拿大阿尔伯塔大学（University of Alberta）支持维护，是一个独特的生物信息学和药物信息相结合的资源库，数据库整合了药物的化学结构、药理作用、作用蛋白靶点、作用的生理通路、药物间相互作用等信息。该数据库 5.1.1 版（2018 年 7 月）包含 11 863 个注册药物（包括 2704 个 FDA 批准的小分子药物）、1174 个 FDA 批准的生物技术药物（蛋白质/肽）、129 个营养品和 5588 个实验性药物的药物条目；此外，还包括 5131 个非冗余的蛋白质（即药物靶标/酶/转运/承运）的序列与这些药物条目。

每个条目包含了 150 多个数据字段，包括药物名称、别名、药物结构、处方产品、生产厂商、药理学、药动学、药代学等药物信息，药物经济学及药物靶标或蛋白质数据信息（图 5-7）。该数据库提供的药物信息数据详细明了，类似药物百科全书，以列表的方式显示，并提供药物的 MOL、SDF、SMILES、InChI 等格式的结构式下载。

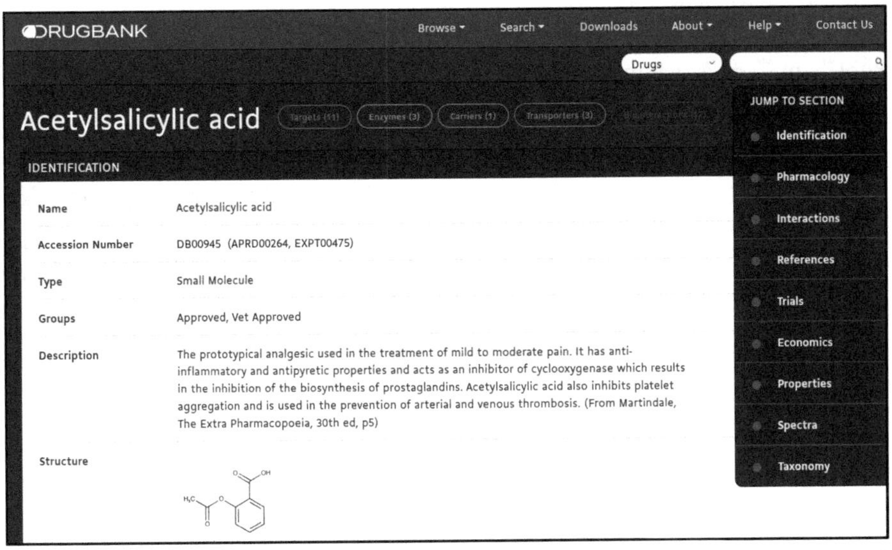

图 5-7　DrugBank 药物信息

（四）FDA 的药物信息

FDA（http://www.fda.gov）是美国食品药品监督管理局的官方网站，提供与食品、药品、医疗器械、畜牧兽医、疫苗、放射性物质、化妆品、烟草等相关的信息。其药物信息主要包括核心主题、消费者资源和安全信息。针对卫生保健专业人士的药物信息（healthcare professional resources）对临床医生有很大帮助，该栏目可以查找以下信息：

（1）Drugs@FDA。可以检索当前药品和历史药品的标签与申请的历史档案。

（2）通过等效性评估获得批准的药物。收录的是美国 FDA 根据安全与有效原则收录的所有批准药物，包括新药、仿制药。橙皮书（http://www.accessdata.fda.gov/scripts/cder/ob/default.cfm）将所有药品按照治疗等同性分类以方便医务人员参考；同时提供专利和保护信息，为仿制药申请提供依据。可通过活性成分检索（“Search by Active Ingredient”）、申请人检索（“Search by Applicant Holder”）、商品名检索（“Search by Proprietary Name”）、申请号检索（“Search by Application Number”）、专利号检索（“Search by Patent”）5 个入口进行检索：选择某一入口点击进入后，还可选择处方药（Rx，prescription drug products）、非处方药（OTC，over-the-counter drug products）、停用药（Disc，discontinued drug products）进行检索。

（3）药物安全信息。

（4）药物特殊信息索引。专业人士早期对部分有关药物的评价。

（5）药物短缺信息。

（6）用药错误信息。

二、与药物开发相关的信息

（一）PubChem 数据库

PubChem 数据库（http://pubchem.ncbi.nlm.nih.gov/）收录了超过 9650 万个化合物、2.47 亿种化学物质的化学结构、标识符、理化属性、生物学活性、专利、毒理学、健康、安全等数据。其收录的物质主要是小分子物质，也有大分子物质，如包括药物在内的化合物、包括 siRNAs 和 mRNA 在内的核苷酸、碳水化合物、脂质、肽、化学修饰大分子物质等。PubChem 是 NIH 分子文库计划（MLI）的重要组成部分，是 MLI 的资料存储库。建立 PubChem 的目的在于促进公共部门对小分子数据库的使用，拓展小分子技术的研究，以便更深入广泛地理解与健康和疾病相关的基因、细胞及有机体的功能，帮助生物医学研究人员发现具有疾病治疗潜在活性的分子结构。

PubChem 包括“BioAssay”（化学成分的生物活性筛选资料）、“Compound”（小分子化学物质结构）、“BioActivities”（具有生物活性的化学物质筛选数据）、“Target”（药物基因靶向）、“Patents”（药物专利）5 个数据库，通过 NLM 的 Entrez 平台提供服务，检索规则与方法同 PubMed。

与 PubMed 相比，PubChem 还提供结构检索（Structure Search，http://pubchem.ncbi.nlm.nih.gov/search/search.cgi）。

1. 结构检索的入口 提供从名称/文本（“Name/Text”）、身份识别/相似度（“Identity/Similarity”）、亚结构/母体结构（“Substructure/Superstructure”）、分子式（“Molecular Formula”）和三维结构（“3D Conformer”）检索。

（1）名称/文本：可使用结构描述中的化合物名称、同义词、主题词、分子量、CID 登记号等作为检索词。词组要用双引号，如“4-（diaminomethylideneamino）butanamide”；分子量可用“：”表示范围，如：100.5：200[molecularweight]，表示检索分子量在 100.5～200.0g/mol 的化合物。

（2）身份识别/相似度：输入化学物质的部分或完整结构检索药物。相似度指化学物质的结构相似的百分率，检索时可指定与某结构的相似度。

（3）亚结构/母体结构、三维结构：与身份识别/相似度相似。

（4）分子式检索：输入分子式检索，如 $C_9H_8O_4$。

2. 结构式辅助输入 身份识别/相似度检索和亚结构/母体结构检索，都需要输入结构式，结构式是图形模式，与文本输入不同。PubChem 提供了结构式辅助编辑工具，具体使用方法如下：

（1）点击“Draw a Structure”标签下的“Edit”按钮，系统弹出结构式编辑框（图 5-8）。

（2）从工具箱中选定需要的元素。

（3）用鼠标将选定的元素拖曳到结构式绘制框适当的位置。

（4）完成结构式绘制后，点击工具箱右下方的“Done”按钮，系统返回检索对话框。

（5）点击“Search”按钮，完成检索，返回结果。

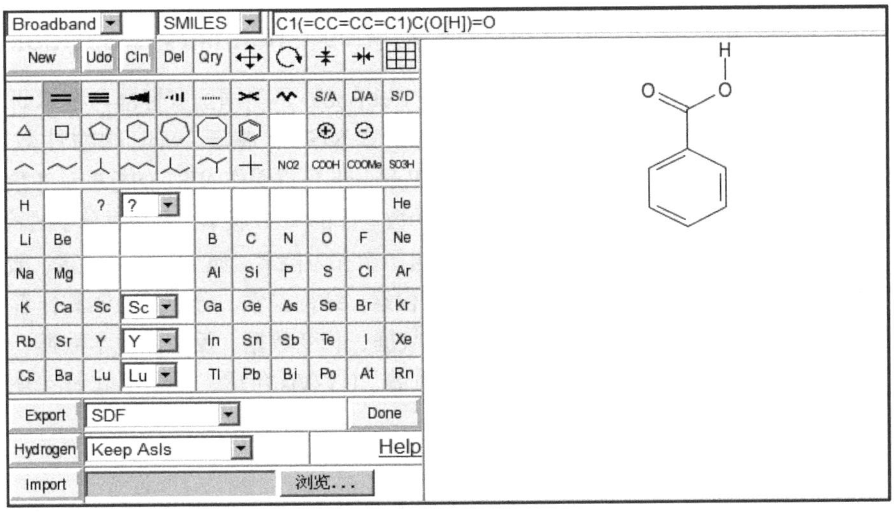

图 5-8 PubChem 结构式绘制对话框

（二）美国临床药物试验研究信息

美国临床药物试验研究信息由美国国立卫生研究院（NIH）与所有的 NIH 研究所和 FDA 合作建立。面向患者、患者家属、卫生保健专业人员及公众提供有关在各种疾病中进行的药物临床研究信息（http://ClinicalTrials.gov）。

可以通过疾病或症状、药物、研究机构、国家等作为检索词检索正在进行或已经完成的临床试验。检索结果列表可以查看试验的状态（招募、进行中、终止、已完成）、临床试验名称、疾病、药物（干预措施）、地域等信息。

如查找双硫仑（disulfiram）时发现目前有一个有关双硫仑联合铜剂治疗转移性乳腺癌的二期临床项目正在招募参与者（图 5-9）。从 ClinicalTrials.gov 中可以获得的一项临床研究的方案摘要：包括研究目的概述，参与者招募情况，患者参与标准，研究地点和具体联系方式；研究设计，研究阶段，研究中使用的药物或疗法及用于何种疾病。

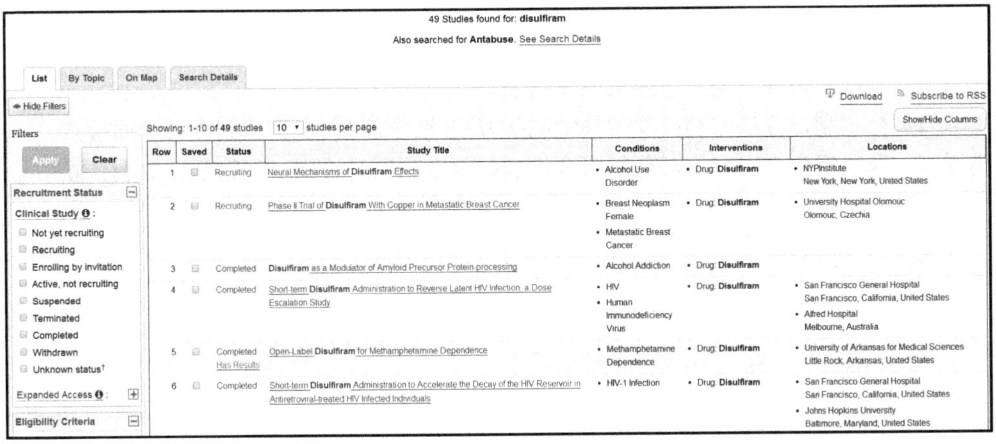

图 5-9 ClinicalTrials.gov 检索结果列表

（三）美国国家标准与技术研究院的 Chemistry WebBook

美国国家标准与技术研究院的 Chemistry WebBook 是美国国家标准与技术研究院（National Institute of Standards and Technology，NIST）基于 Web 的物性数据库（http://webbook.nist.gov/chemistry/），Chemistry WebBook 可以看作 NIST 的标准参考数据库（Standard Reference Data）中一部分与化学有关的数据库的 Web 版本，可通过分子式检索、化学名检索、CAS 登录号检索、离子能检索、电子亲和力检索、质子亲和力检索、酸度检索、表面活化能检索、振动能检索、电子能级别检索、结构检索、分子量检索和作者检索等方法，得到气相热化学数据、浓缩相热化学数据、相变数据、反应热化学数据、气相离子能数据、离子聚合数据、气相 IR 色谱、质谱、UV/Vis 色谱、振动及电子色谱等。

（四）Dialog 系统的药学信息

Dialog 系统是世界上最大的联机数据库检索系统（http://www.dialog1.com/pharmaceuticals），其药物信息分为新药要点（“Drug Pipeline Summaries”）、产业情报（“Industry Intelligence”）、工业通讯（“Industry Newsletters”）、医药专利信息（“Pharma Patent Information”）、监管信息（“Regulatory Information”）、研究文献（“Research Literature”）、研究新闻（“Research News”）等几大类，选中某类后进入检索状态。

（五）药物专利检索

专利是新药开发和研制中最为重要的文献，药物专利包括药物用途专利、制备方法专利和药品专利（药物化合物专利、药物组合物专利、药物制剂专利）。有关专利检索请参见第四章第六节，从以下这些网站可获取有价值的药物专利信息：

（1）各国药品管理机构网站：如美国 FDA 橙皮书。

（2）各国专利局官方网站：如 SIPO、USPTO 等。

（3）公益性免费专利数据库网站：如 Free Patents Online（目前世界上唯一一个提供化学结构检索的免费专利数据库网站）。

（4）商业性专利数据库网站：如 Delphion。

（5）大型国际商业性联机检索系统：如 STN、DIALOG 等。

检索和使用药物专利时应注意以下问题：

（1）检索制备方法专利：除了检索制备方法外，要对化合物专利进行全面检索，规避侵权；药物组合物专利应对药物组合物和制剂专利同时检索；药物剂型专利，除了特定剂型外，应对关于该药物的剂型专利全面检索，确保技术的竞争力。

（2）保护区域的确定：应进行全面的同族专利和法律状态检索，确定专利保护的地理空白区。

（3）使用号码途径利用优先权号检索同族专利：要注意号码转换。如：

CN85108115　新低血糖剂的制备方法

优先权：1984.11.13 US 670，776

申请人：美国伊莱利利公司

利用欧洲 esp@cenet 网站检索，则需将优先权号码转换成 US19840670776。

（4）使用名称途径检索：要注意同一公司的不同称谓，如美国保洁公司、普罗格特和甘保尔公司、普罗格特-甘保尔公司、普罗格特和甘布尔公司等名称。

（5）使用主题途径：要注意名词同义词、单复数及动词不同时态，如诺氟沙星（norfloxacin），也称氟哌酸、淋克星、力醇罗、啫氟沙星、正氟氯霉素、1-乙基-6-氟-1、4-二氢-4-氧代-7-（1-哌嗪基）-3-喹啉羧酸、1-乙基-6-氟-4-氧代-1、4-二氢-7-（1-哌嗪基）-3-喹啉羧酸等。

（6）使用分类途径：要分清国际专利分类法（IPC）、欧洲专利分类法（ECLA）、美国专利分类法（USPC）、日本专利分类法（FI/F-TERM）、中国专利范畴分类等的异同。

（六）药物靶点数据库

1. Chembl 数据库　Chembl 数据库（https：//www.ebi.ac.uk/chembl/）是欧洲生物信息研究所开发的免费数据库，它通过从大量文献中收集各种靶点及化合物的生物活性数据，为药物化学家们提供了一个非常便利的查询靶点或化合物生物活性数据的平台。通过该数据库，用户可以快速查询作用于某个靶点的化合物及其活性信息，也可以查询某个化合物在哪些靶点做过生物活性测试及其数据。这些数据都来源于各种已报道的文献，数据较为可靠，且能够溯源，查询到数据的出处。同时可通过化合物（药物）名称、靶点、细胞、组织、分析测试、文献等途径查找。在详细信息中有化合物（药物）作用靶点预测（Target Prediction）信息。

2. CTD 数据库　比较毒物遗传学数据库（Comparative Toxicogenomics Database，http://ctd.mdibl.org），汇聚了各种不同类型分子的化合物以及来自各种生物体的毒理学数据，目的是促进人类了解环境化合物对人类健康的影响。通过提供化学物质-疾病-基因-蛋白质之间的关系透视图，将相关靶点、通路与疾病机制假说集成，促进环境暴露（化学物质）致病机制的研究，促使人们深入了解这些差异的遗传基础。

CTD 提供化学物质、疾病、基因、基因本体、生物体等入口检索，也提供药物、基因、通路组合检索，检出的结果信息详细。

如用“Disulfiram”（双硫仑）使用化学物质名（“Chemicals”）入口检索后，选择与其相关的疾病，发现该药物与多种疾病有关（如脑缺血、感冒、肿瘤等）。进一步过滤疾病，限制在 Cancer 类，发现该药与多种肿瘤的研究有关系（图 5-10）。其研究作为临

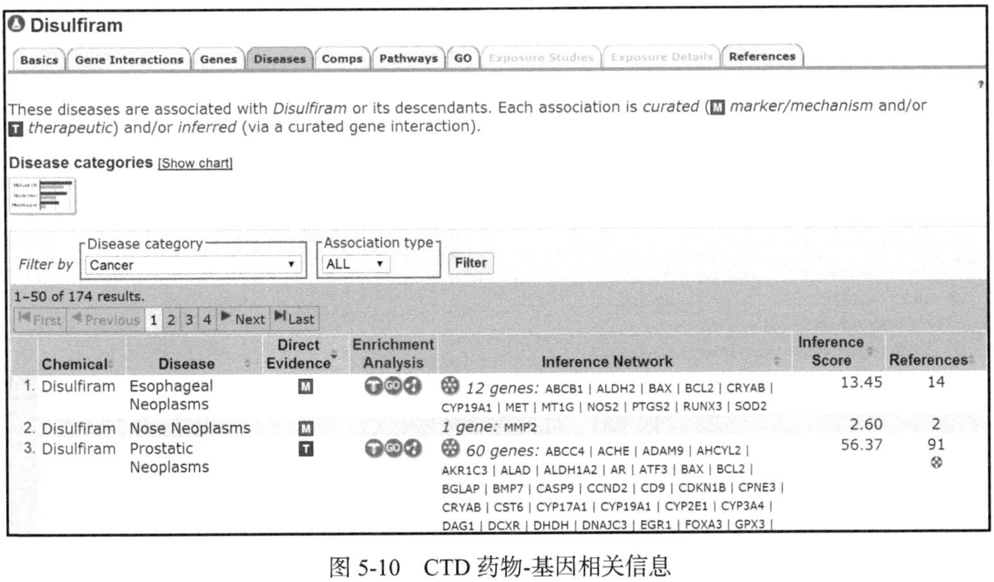

图 5-10　CTD 药物-基因相关信息

床证据使用，证据分为与治疗相关（curated）和通过相关基因的作用推断（inferred）两种类型。列表相关的基因和参考文献均可通过链接打开追踪其原始来源。

三、药学研究文献数据库

药学研究类文献除了通过综合性数据库如 PubMed、CBM 检索外，尚有一些专业性的数据库。

（一）中医药期刊文献数据库

中医药期刊文献数据库由中国中医药数据库检索系统（http://cintmed.cintcm.com/cintmed/main. html）提供，该系统目前子数据库总数为 40 余个，数据总量约 110 万条，包括中医药期刊文献数据库、疾病诊疗数据库、各类中药数据库、方剂数据库、民族医药数据库、药品企业数据库、各类国家标准数据库（药物、方剂）等相关数据库。所有的数据库都可联网使用，部分数据库提供英文版。中医药数据库检索系统可以实现单库检索与跨库检索。

（二）Embase 的药物信息检索

药物信息是 Embase 最具有特色的资源（http://www.embase.com），其药学文献标引、检索独到，与药物相关的有 Drugs & Pharmacology 及 Pharmacy 两个子数据库。前者收录了 1990 年以来关于药物或研制中的药物的临床、药理、药物代谢动力学、药效、副作用等内容，后者主要收录 1988 年以来的有关药物生产、药物赋形剂、药物释放系统等内容的文献。涵盖药物研究、药理学、制药学、药剂学、毒物学、人体医学（临床和实验）等方面，还特别提供药物及医疗器械的公司和制造商的系统索引。

Embase 提供的“药物检索”（Drug Search）是检索药物文献的主要途径。可通过主题（Emtree）输入药物名称，浏览主题词数据状结构，选中药物主题词，点击“Take this query to Drug Search”按钮进入药物检索（图 5-11）。

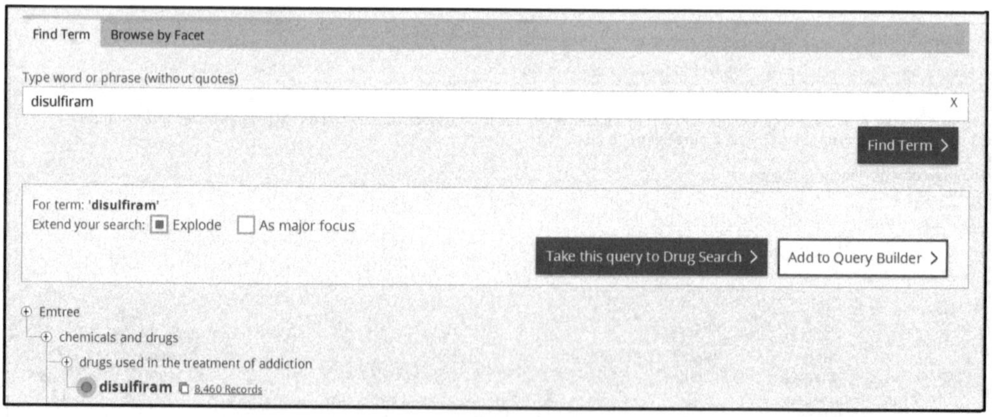

图 5-11 Embase 药物检索入口

药物检索提供自动转换到优选术语、药物作为关键词检索、扩展检索和以某药物为研究重点的专门检索。

与药物相关的检索入口和限定包括：

1. 药物字段（"Drug fields"） 如药品制造商，商品名。

2. 药物副主题词（"Drug subheadings"） 如药物副作用反应、药物配伍、药物比较、药物剂量、药物相互作用、药物代谢动力学、毒理学、药物浓度、临床试用、药物分析。

3. 给药途径（"Routes"） 如口服，肌内注射，静脉注射，经动脉给药，经皮、面颊给药等数十种给药方式。

（三）毒理学网络

毒理学网络（Toxnet，http://toxnet.nlm.nih.gov）提供了包括毒理学在线（TOXLINE）、有害物质数据库（HSDB）、化合物别名和结构数据库（ChemIDplus）、风险信息集成系统（IRIS）、基因突变毒理学（GENETOX）、化学致癌研究信息系统（CRIS）、发育和生殖毒理学（DART）、化学物环境毒理学评价（TRI）等数据库。

TOXLINE 和 HSDB 是 NLM 使用频率最高的两个数据库。TOXLINE 是有关药物和化学物质的毒理学、药理学、生理学等内容的文献型数据库，是常用的药学文献数据库之一。HSDB 是关于化学物质对人类和动物的毒性、安全、使用及评价的文献专题数据库。

联机检索 Toxnet 的数据库比较简单，可以选择某一个或全部数据库进行检索。在检索提问框中输入关键词，点击"Search"按钮，系统就会将命中的结果显示在屏幕中，用户可以进一步处理检索结果（标记、细览、打印、下载等）。

（四）美国化学文摘

美国化学文摘（CA）从化学的角度提供与药物相关的文献，包括药物合成、筛选、分析、制备、药理、毒理等。

扩展阅读：临床药师案头参考书

一般而言，药师至少应具备下列几本推荐的参考书籍：

1. 探讨药物信息本身特质的参考书籍 *AHFS Drug Information*，*Drug Facts and Comparison*，*Remington's Pharmaceutical Sciences*）。

2. 讨论药物相互作用的参考书籍 *Drug Interaction Facts*，*Drug Interactions & Updates*（*Hansten's*），或*Evaluation of Drug Interactions*。

3. 患者药品咨询参考书 *Patient Counseling Handbook*，*Patient Drug Facts*。

以上这些书籍都可从网络获取相应电子资源。

（赵文龙）

第五节 电子病历检索

一、电子病历系统

（一）相关概念

1. 病历（medical record，或 case history） 是医务人员对患者疾病的发生、发展、

转归，进行检查、诊断、治疗等医疗活动过程的记录，也是对采集到的资料加以归纳、整理、综合分析，按规定的格式和要求书写的患者医疗健康档案。其在患者诊疗过程中起着信息传递媒介的作用。在医生和医生之间、医生和护士之间、临床科室和医技科室之间、临床科室和药品器材供应部门之间传递的内容都构成病历内容。

2. 电子病历（electronic medical record，EMR，或 electronic patient record，EPR） 也称计算机化的病案或基于计算机的患者记录（computer-based patient record，CPR）。电子病历是患者在医院诊断治疗全过程的原始记录，它包含首页、病程记录、检查检验结果、医嘱、手术记录、护理记录等。

3. 电子病历系统（electronic medical record system，EMRS） 如何有效记载和有效利用患者电子化的病历资料是医院信息化建设过程中的一个非常困难的问题，电子病历系统的建设是医院信息化建设的重要内容。电子病历系统是其高效、优质地开展临床诊疗、医学科研及医疗管理工作的必需，同时也是居民健康档案的主要信息来源，也是临床信息系统的核心及标志。

电子病历系统有狭义和广义之分，广义的电子病历系统是指以电子病历为核心的临床信息系统，包括医生工作站、护士工作站、LIS、RIS、PACS 等多系统融合，涵盖一个大的范围，即一个平台。狭义的电子病历系统是仅指与患者相关的医疗文书的书写、质控、归档等流程操作，即本节所阐述的电子病历系统。

电子病历系统是基于计算机和信息网络的电子病历收集、储存、展现、检索和处理系统，就是计算机化的病历系统。其不仅完成静态病历信息，还包括动态病历信息，即通过采用信息技术将有关患者的文本、图像和声音结合起来的多媒体信息综合处理系统。

（二）电子病历系统与医院信息系统的关系

电子病历系统不是一个独立于医院信息系统（hospital information system，HIS）的新系统。因为电子病历系统对信息的处理依赖于 HIS 中的各业务子系统，如电子病历的病案首页来源于住院登记、出入院、病案编目等系统中。各个业务系统在完成自身的功能、管理自身业务数据的同时，也在收集患者信息。因此，脱离了 HIS，也就不存在电子病历系统，可以说电子病历系统完全渗透于 HIS 的各子系统的业务之中。

电子病历系统与传统的 HIS 的不同在于：从电子病历的角度看，患者信息是完整的、集成的；而从传统的 HIS 的每个子系统来看，患者信息是局部的、离散的，相互之间信息有冗余、有遗漏，它们往往没有按照一个统一的原则进行设计和管理。在内容上有不同的侧重和要求。例如，以统计和检索为目的的病案首页管理对患者的诊断只要录入保存 ICD 码即可，而从电子病历的角度则必须要完整地保留医生的诊断描述，诊断描述与 ICD 分类码不能相互取代。电子病历强调患者信息的原始性和完整性。

（三）电子病历系统的发展与现状

电子病历在欧美发达国家和地区，研究和应用较早，已经进入了比较成熟的发展阶段。1960 年以麻省总医院为代表，开发了门诊电子病历并投入使用，1968 年美国 Larry Weed 博士提出“以问题为导向”的医学记录模式（problem oriented medical record，POMR），其将医疗记录分为两部分，即患者信息和病情记录，为电子病历的发展奠定了基础。而后，在英国、荷兰等国的社区医疗体系中，开始使用 EMRS 来记录患者的诊断、医疗信息，同时对各种医疗过错中原始数据的采集、统计方面产生了较显著的作用，随后 EMRS 很快在美国被推广使用并发展起来。1991 年美国国家科学院医学研究所发表了题为“电子病历是医疗保健的基本技术”的研究报告，总结了 40 年来实现病历记录计算机化的经验，全面论述了电子病历发展的各个方面，提出了推动电子病历发展的多项建议。

至 20 世纪 80 年代末 90 年代初，对 EMRS 的研究和开发已经相对成熟，EMRS 开始大规模应用于各大型综合性医院及专科型医院，但是世界各国对其的研究开发投入也在不断加大。

我国 EMRS 起步较晚，只有十多年的发展时间，可以将其粗略划分为三大阶段：

第一阶段：2000～2002 年，这个阶段中国电子病历开始进入临床应用，当时许多主流 HIS 生产商在自己的 HIS 系统的医生工作站加入了电子化病历书写模块。基本上属于基于 Word 或写字板的功能，后来部分公司把病历内容分段，并提供了关键字录入，这种模式至今在一些医院中还在使用。这种病历录入方式对临床上非常关键的病历内容和质量控制环节不能很好地掌控，没有一些常识性、逻辑性的判断功能，医生在使用系统提供的模板时，容易出现错误的描述，甚至引起一些医疗纠纷。2002 年卫生部出台了《电子病历书写基本规范》。

第二阶段：2003～2008 年，这一阶段的电子病历系统总结了第一代电子病历系统存在的主要问题，电子病历专业厂商替代了传统的 HIS 厂商称为第二代电子病历发展主流厂商。这一类专业厂商对病历内容和结构进行深入研究后，开始独立于 HIS 系统之外开发电子病历系统，专注于内容处理。此阶段电子病历系统在病历的结构化方面缺乏标准支撑，各不同厂商开发的 EMRS 不能实现数据共享与集成，造成一个个信息孤岛。

第三阶段：2008 年至今，基于临床要求，将电子病历数据信息收集与医生医嘱等信息录入进行集成。2010 年卫生部颁布了《电子病历基本规范（试行）》，使我国的 EMRS 的研究和应用步入正轨。电子病历系统的功能除了开始集成医嘱之外，同时也逐步实现了对各临床子系统（如检验、放射、ICU、心电图、超声等）的集成，也完全实现了以患者为中心，进行临床数据的收集、传输、交换、共享、存储和科学应用。因此，这一代电子病历也被称为集成化电子病历系统。

（四）电子病历系统的基本功能

2010 年卫生部颁布了《电子病历基本规范（试行）》，规范中将电子病历功能分为必须、推荐和可选三个等级。

（1）电子病历系统应当具有用户授权与认证、审计、数据存储与管理、患者隐私保护和字典数据管理等基础功能，保障电子病历数据的安全性、可靠性和可用性。电子病历的管理以建立数据中心为基础，实现信息实时上传和自动备份到医院数据中心和第三方存储中心，在设定一定权限的基础上实现数据资源的共享，并保障数据安全。

1）用户授权功能：包含以下功能要求。必需的功能包括创建用户角色和工作组，为各使用者分配独立用户名的功能；为各角色、工作组和用户进行授权并分配相应权限，提供取消用户的功能，用户取消后保留该用户在系统中的历史信息；创建、修改电子病历访问规则，根据业务规则对用户自动临时授权的功能，满足电子病历灵活访问授权的需要；提供记录权限修改操作日志的功能。推荐功能包括：对用户权限加以时间限制的功能，超出设定的时间不再具有相应的权限；提供根据法律、法规的规定，对患者本人及其监护人、代理人授权访问部分病历资料的功能。

2）用户认证功能：必需功能包括至少支持用户/密码、数字证书、指纹识别中的一种认证方式，要求用户必须修改初始密码，并提供密码强度认证规则验证功能，设置密码有效期，设置账户锁定阈值时间，管理员有权限重置密码等。

3）审计功能：必需功能包括用户登录电子病历系统、访问患者电子病历时，自动生成、保存使用日志，并提供按用户追踪查看其所有操作的功能；对电子病历数据的创建、修改、删除等任何操作自动生成、保存审计日志（至少包括操作时间、操作者、操作内容等），并提供按审计项目追踪查看其所有操作者、按操作者追踪查看其所有操作等功能；提供对用户登录所用的数字证书进行审计的功能。

4）数据存储与管理功能：必需功能包括支持对各种类型的病历资料的转换、存储管理，采用公开的数据存储格式；提供按标准格式存储数据或将已存储数据转换为标准格式的功能，提供将以私有格式存储的数据转换为其他开放格式数据的功能；在存储的电子病历数据项目中保留文本记录；提供电子病历数据长期管理和随机访问的功能；具有电子病历数据备份和恢复功能；具备保障电子病历数据安全的制度和措施，有数据备份机制。

5）患者隐私保护功能：必需的功能包括对电子病历设置保密等级的功能，对操作人员的权限实行分级管理，用户根据权限访问相应保密等级的电子病历资料。推荐功能包括提供对电子病历进行患者匿名化处理的功能，以便在必要情况下保护患者健康情况等隐私。

6）字典数据管理功能：提供各类字典条目增加、删除、修改等维护功能；提供字典数据版本管理功能，字典数据更新、升级时，应当确保原有字典数据的继承与使用。

（2）电子病历系统的主要功能：包括电子病历创建功能；患者既往诊疗信息管理功能；住院病历管理功能；医嘱管理功能；检查检验报告管理功能；电子病历展现功能；临床知识库功能；医疗质量管理与控制功能。

二、电子病历信息查询

（一）患者信息查询

电子病历为患者（含急诊或其他情况下身份不确定的患者）创建电子病历并赋予统一编码的唯一标识号码功能，通过该标识号码可查阅患者的电子病历相关信息；为每位患者电子病历创建唯一的主索引，并记录患者基本信息，分配其他类型的标识功能，如病案号、医疗保险号、身份证号等，并能将各类标识与电子病历唯一标识码进行关联。按照患者唯一标识号码、其他类型标识、基本信息项就可以进行分类检索，查询患者基本信息。

（二）医嘱及既往病历查询

电子病历可对医嘱下达、传递和执行等进行管理，重点支持住院及门急诊的各类医嘱、保障遗嘱的正确性，并记录医嘱实时过程的关键时间点。提供对医嘱及既往诊疗医嘱的查询和管理功能（图 5-12、图 5-13）。

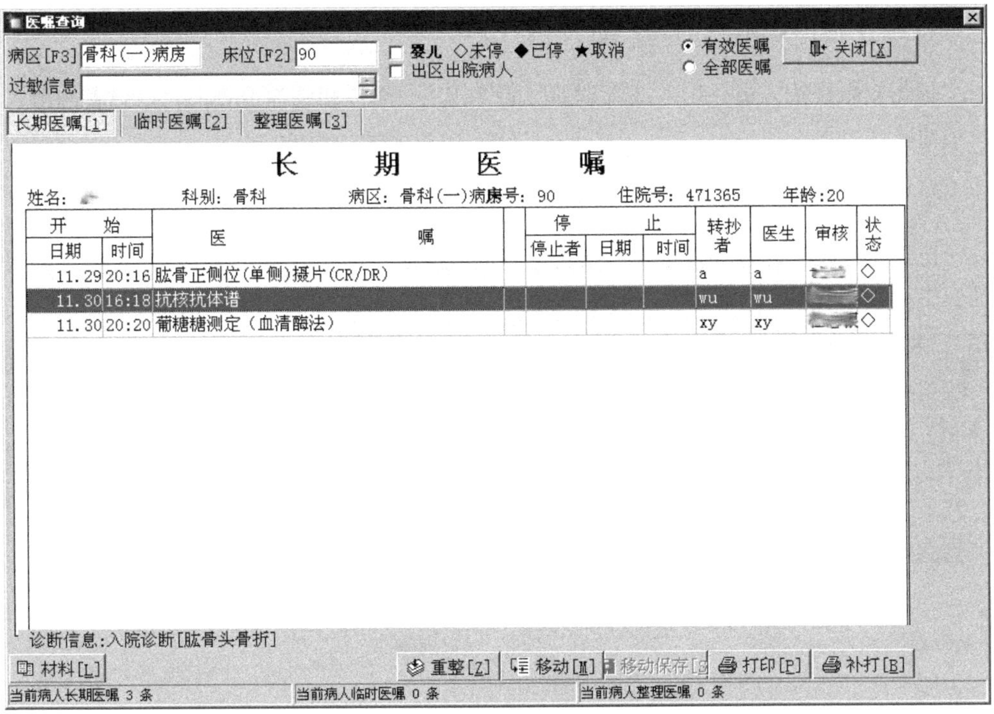

图 5-12　医嘱查询

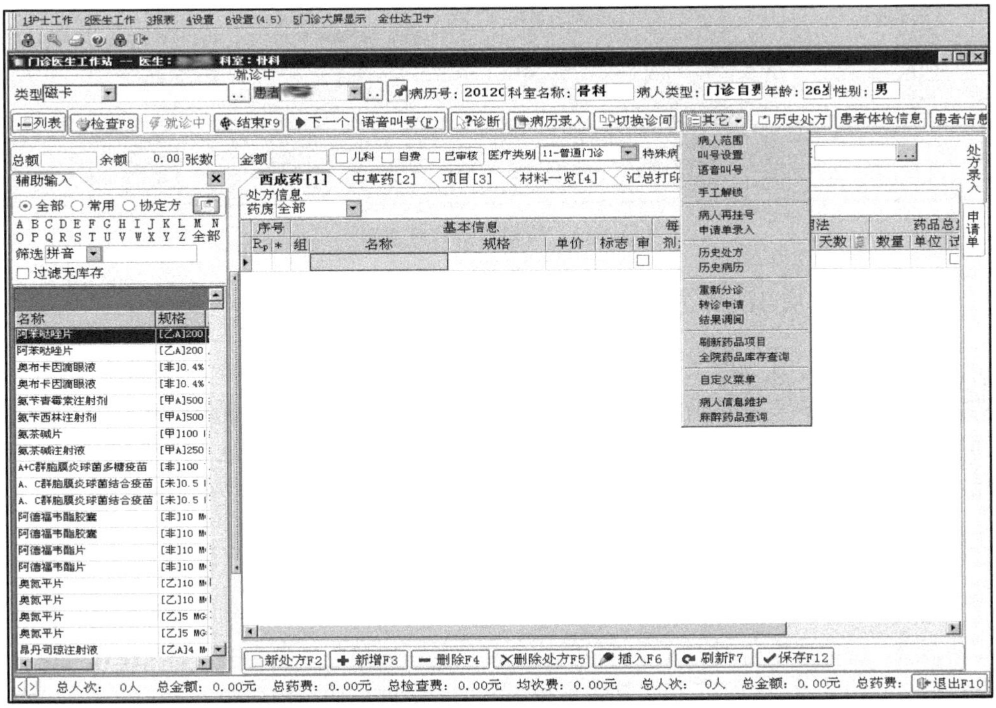

图 5-13　既往病历调取

（三）出入院信息查询

根据权限医护人员、出入院管理部门的工作人员可以根据需要查询自己患者的出入院信息。

（四）检查检验信息查询

已经审核发布的各种检查检验报告可以通过网络直接返回医生工作站，医生可调阅相应结果（图 5-14）。

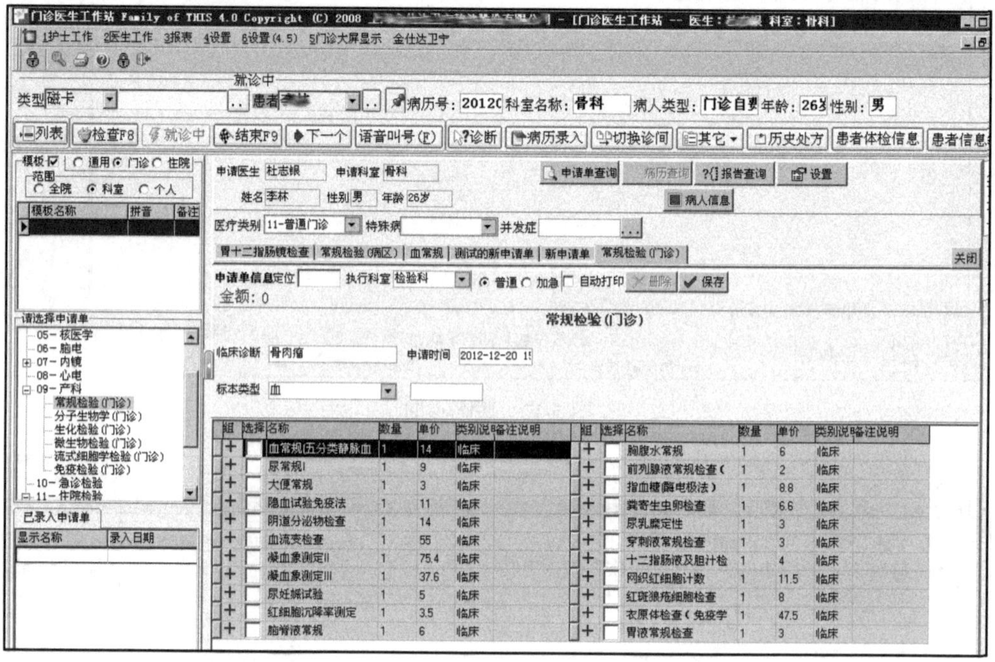

图 5-14　检查检验信息查询

（五）临床知识库查询功能

临床知识库功能为医师开具医嘱、诊疗方案选择等提供辅助支持。临床知识库应用的重点是辅助医师实施正确的诊疗措施，提供主动式提示与警告，规范诊疗行为。临床知识库提供临床指南调阅功能，提供将既往典型病例、外部科技文献存入资料库，并可随时调阅的功能。提供根据关键词对资料库进行检索的功能。

（六）医疗质量管理与控制相关查询

电子病历系统通过对病历数据的汇总、统计与分析，在病历质量管理与控制、合理用药监管、医院感染监测、医疗费用监控和高值耗材监控等方面为医疗质量管理与控制提供信息支持。授权病历质量管理人员按项目选取、调用病历的功能。

（杜志银）

第六节　循证医学资源检索

一、循证医学资源检索概述

（一）循证医学

循证医学（evidence-based medicine，EBM）是指遵循证据进行医学决策，目前广泛应用于临床指南制定和宏观医疗卫生决策。循证医学定义为慎重、准确和明智地应用当前所能获得的最好研究证据，同时结合临床医生的个人专业技能和多年临床经验，考虑患者的价值和愿望，将三者完美结合制定出诊疗措施。1997 年，缪尔·格雷将循证医学思想应用于群体和宏观医疗卫生决策领域。目前，广义的循证医学主要包括两大领域，一个是针对患者个体的临床循证临床实践；另一个是针对群体的循证宏观医疗卫生决策。

就传统的循证医学定义而言，主要包括三大要素：一是最好的临床研究证据；二是临床医生的经验与技能；三是患者的基本价值观与愿望。循证医学实践一般分为五步（简称 5A）：

Asking：确定临床或卫生决策问题，对于临床决策问题按 PICO 原则分解成可回答的问题。

Accessing：获取相关医学信息。根据第一步提出的临床或卫生决策问题，确定检索词和构建检索表达式，查找最佳相关研究证据。这是本节拟解决的主要问题。

Appraising：严格评价文献，对获得文献（证据）的真实性、可信性、适宜性和重要性进行评价，寻求最佳研究证据。

Applying：应用最佳研究证据，指导临床或卫生决策。

Auditing：审核临床或卫生实践效果，提高学术水平和临床实践或卫生决策实践能力。

（二）循证医学证据与证据分级

证据是循证医学的基石和本质所在。循证医学证据分为原始证据和二次研究证据。其中原始证据包括随机对照试验、病例-对照研究和队列研究等；二次研究证据包括系统评价、Meta 分析、临床实践指南和卫生技术评估等对原始文献进行了加工、综合的证据。根据不同分类方式，证据质量被分为不同的级别。

（1）循证医学证据可根据来源、科学性和可靠性，分为五级，见表 5-2。

表 5-2　循证医学证据可靠性分级

级别	研究类型	证据可靠性
Ⅰ	随机对照试验（RCT）的系统评价或 Meta 分析	最可靠
Ⅱ	单个样本量足够的临床随机对照试验（RCT）	可靠性较高，建议使用
Ⅲ	设有对照但未使用随机化分组（非 RCT）	有一定的可靠性，可以采用
Ⅳ	无对照的病例观察	可靠性较差，可供参考
Ⅴ	专家经验和观点	可靠性最差，仅供参考

（2）循证医学的证据也可以按加工的深度不同分类，用“5S”金字塔结构来表示（图 5-15）。

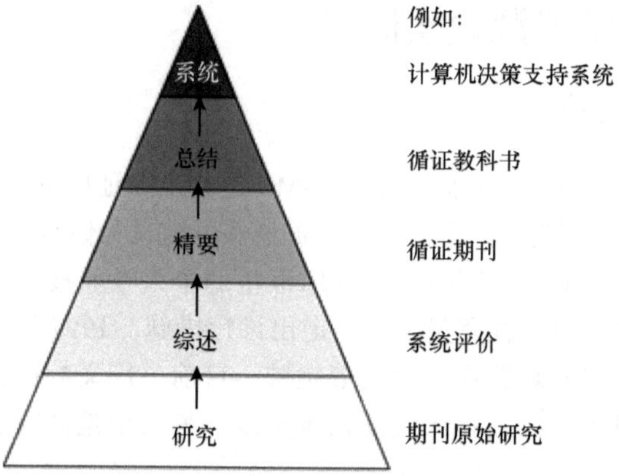

图 5-15　证据来源“5S”金字塔

研究（“Studies”）：指期刊中发表的原始研究文献，是一次文献。主要包括通过随机病例对照试验、非随机病例对照试验、无对照试验、队列研究和横断面研究等获得的研究结果。主要从文献数据库如 PubMed、EMBase 和 SinoMed 等数据库系统获取。

综述（“Syntheses”）：指系统综述和 Meta 分析。主要从 Cochrane Library、Agency for Healthcare Research and Quality（AHRQ，USA）、National Institute for Health and Clinical Excellence（NICE，UK）、Database of Abstracts of Reviews of Effects（DARE，UK）等数据库获取。

精要（“Synopses”）：指出现在循证期刊中对单个原始研究或系统综述的简要描述文献。从 *Evidence Based Medicine*、*Evidence Based Nursing*、*Evidence Based Paediatrics*、*Evidence based Orthopaedics and Trauma* 等期刊可以获取，其代表数据资源为 ACP Journal Club。

总结（“Summaries”）：临床主题的证据总结。是整合来自单个精要、系统综述或原始研究甚至它们的总和，针对某一具体疾病提供有关其治疗选择的全面证据。代表性的有 BMJ Best Practice、PIER、Up to Date、DYNAMED、Harrison's Practice、Essential Evidence Plus（EEP）和 Clin-eguide 等证据资源综合性网站。

扩展阅读

精要、综述、总结按文献加工层次来讲，属于二次临床研究证据。主要包括系统综述、临床实践指南、临床决策分析、临床证据手册、卫生技术评估及卫生经济学研究等。公认最好的二次临床证据数据库为Cochrane 图书馆。

总结是将与某一主题各方面相关的精要、综述或研究汇总分析，产生的新证据文献，是一种临床决策辅助工具。其检索系统和功能比较完善，使用方便，可以快速解决临床问题。

精要、综述、原始研究，通常只评价治疗的一个方面(如治疗高血压的血管紧张素转化酶抑制剂)，让决策者自己去整合；而原始研究，则更加需要决策者自己去严格评价证据。

系统（“Systems”）：指能将患者个体的信息与研究证据相匹配的计算机决策支持系统。系统将电子病案中的特征与当前可得的最好证据（如临床实践指南、技术评估等）自动链接，并提醒或告知医护人员治疗的关键所在。

“5S”证据结构中，证据可靠性从高到低依次为系统→总结→精要→综述→研究。因此，在循证医学实践中，检索证据用于指导临床决策时，应首先从“5S”的最高层开始逐级选择。

二、循证医学资源数据库

随着循证医学的发展，大量的原始研究和二次研究证据累积，为临床实践和卫生决策提供了丰富的证据资源。循证医学证据资源主要包括文献数据库、期刊和临床实践指南等。

循证医学的实践过程主要包括两种方式：一种是提供最佳证据；另一种是应用最佳证据。提供最佳证据的实质是根据临床实践或卫生决策需求，开展课题研究（如随机对照试验、队列研究和调查研究等）或对已有相关研究文献进行收集、分析、评价及综述形成二次研究证据（如综述、系统综述和 Meta 分析等）。若要提供最佳证据，首选 PubMed、Embase、CBM 等。

应用最佳证据则是为解决临床实践或卫生决策问题，通过查找、认识和理解最佳证据，结合实际情况，客观、正确地应用最佳证据解决实际问题的过程。应用最佳证据首选二次研究证据，常用的有 Cochrane 图书馆、循证医学期刊或临床实践指南。

常用的原始研究证据检索数据库在本书第四章中已详细介绍，此处不再赘述。以下介绍常用的二次研究证据资源库。

（一）Cochrane 图书馆

Cochrane 图书馆是由 Cochrane 协作网委托 Wiley InterScience 公司出版，是二次研究证据的主要来源。

1. 主要数据资源库 Cochrane 图书馆主要包括 6 个子库，分别是系统评价数据库（cochrane database of systematic reviews，CDSR）、临床对照试验注册中心（cochrane central register of controlled trails，CENTRAL）、方法注册中心（cochrane methodology register，CMR）、质量评价文摘库（database of abstracts of reviews of effects，DARE）、卫生技术评估数据库（health technology assessment database，HTA）和英国国家卫生服务部卫生经济评价数据库（NHS economic evaluation database，NHSEED）。

（1）CDSR：收录由 Cochrane 协作网 50 余个系统综述专业组在统一工作手册指导下完成的系统综述，包括系统综述全文（review）和研究方案（protocol），并随着读者的建议和评论及新的临床试验的出现不断补充和更新。

（2）CENTRAL：资料来源于协作网各系统评价小组和其他组织的专业临床试验资料库以及在 MEDLINE 上被检索出的随机对照试验（RCT）和临床对照试验（CCT），还包括了全世界 Cochrane 协作网成员从有关医学杂志会议论文集和其他来源中收集到的 CCT 报告。

（3）CMR：主要收录有关对照试验方法和系统评价方法学的相关文献的书目信息。信息来源包括期刊文献、图书和会议录等（这些文献主要来源于 MEDLINE 数据库和人工查找所得）。

（4）DARE：包括非 Cochrane 协作网成员发表的普通系统评价的摘要和目录，是对 Cochrane 系统评价的补充，其系统评价的摘要包括了作者对系统评价质量的评估。

（5）HTA：收集来自国际卫生技术评估协会网（INHTA）和其他卫生技术评估机构提供的完成和正在进行的卫生技术评估。

（6）NHSEED：进行有关成本效益、成本效能的分析。可协助决策者从全世界搜集系统性的经济性评估，并鉴定其质量及优缺点。

2. Cochrane 图书馆检索方法 通过 Cochrane 图书馆链接（http://www.cochranelibrary.com/）可进入主页。Cochrane 图书馆提供了子库检索、浏览、快速检索、高级检索和主题词检索功能。

（1）Cochran 图书馆检索规则：包括布尔逻辑、截词、精确、相邻检索，以及词语转换与匹配。

布尔逻辑：采用布尔逻辑词“AND”“OR”“NOT”进行检索。

截词检索：“*”表示 1～*n* 个字符；“?”表示 1 个字符。支持左截词、右截词和中间截词。

精确检索：加双引号（“”），对特定短语进行精确检索，如“lung cancer”。

相邻检索：①“NEAR”的语法形式为 A NEAR B，表示包含“A”和“B”的短语或句子长度不超过 6 个单词，检索词顺序不限。如“lung NEAR cancer”，可检索到包含“cancer of the lung”的文献。②“NEXT/*x*”的语法形式为 A NEXT/*x* B，表示“A”与“B”之间最多包含 *x* 个单词，检索词顺序不固定。如“cancer NEXT/3 lung”可以检索到“lung cancer”和“cancer of the lung”的文献。③“NEXT”的语法形式为 A NEXT B，表示“A”与“B”必须相邻出现，且顺序固定。如“lung NEXT cancer”仅能查找“lung cancer”的文献。

词语转换与匹配：系统自动对检索词进行词干提取，进行近义词和词形相近词转换与匹配检索。在精确检索、限定检索条件和截词检索时该功能关闭。

（2）子库检索：Cochrane 图书馆针对不同的子库，提供单独的检索入口，使用者可根据证据需求进行分库检索，如 Cochrane Reviews、Trials 和 More Resources。

（3）浏览（“Browse”）：分为按主题浏览（“Browse by Topic”）和按 Cochrane 系统综述专业组浏览（“Browse by Cochrane Review Group”）。浏览功能针对的是 CDSR 的内容（图 5-16）。

（4）快速检索（“Simple search”）：在此系统中，快速检索默认在题名、摘要和关键词字段进行检索。在检索框中输入检索词，敲回车键或点击检索图标，便可获得检索结果。快速检索中若输入多个检索词，系统默认在检索词之间添加“AND”，查找多个检索词同时出现的文献。

例如，在检索框中输入“influenza”，点击检索按钮，系统返回结果（图 5-17）。返回结果包括检索结果数量，Cochrane综述、其他综述、临床试验、方法学研究、卫生技术评估、卫生经济评估、Cochrane 小组等几个方面的文献，括号里面的数字表示命中的文献数。默认列出的检索结果为标题、摘要或关键词中包含“influenza”的 Cochrane 综述。

可对结果排序方式进行设置，包括按相关度、字母顺序和时间顺序排列。

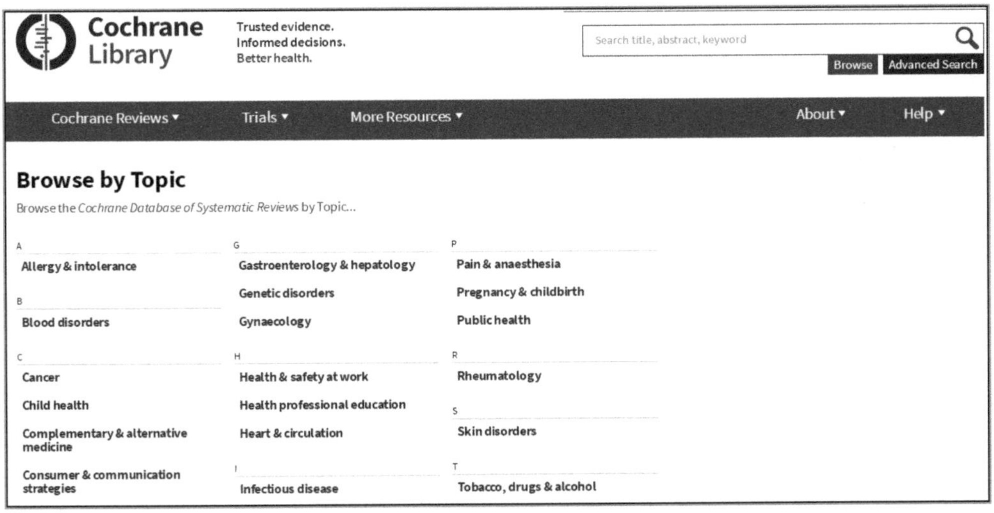

图 5-16 Cochrane 图书馆浏览功能

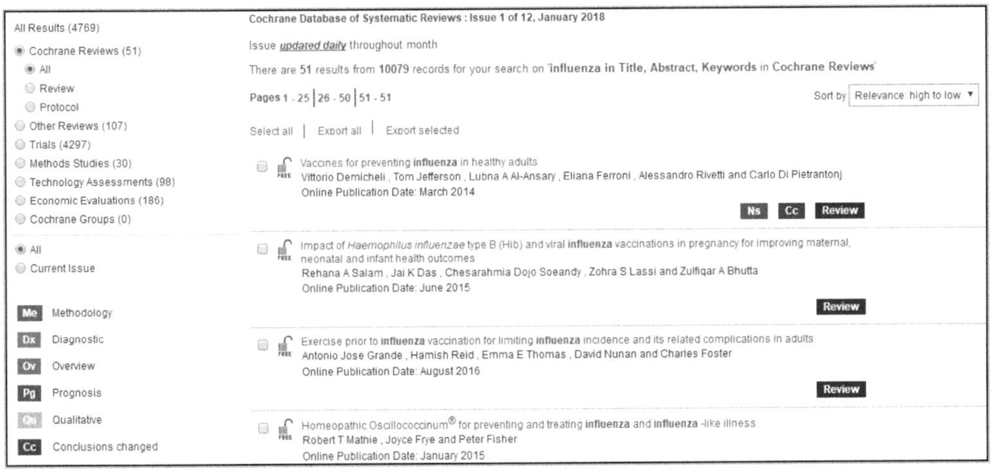

图 5-17 Cochrane 图书馆检索结果界面

（5）高级检索（“Advanced search”）：提供检索字段选择、逻辑组配和限定检索等功能。在检索框中输入检索词，选择适合的检索字段和布尔逻辑运算符，点击“Go”实现检索（图 5-18）。

检索字段包括全文（“Search All Text”）、记录标题（“Record Title”）、作者（“Author”）、摘要（“Abstract”）、关键词（“Keywords”）、题名/摘要/关键词（“Title” “Abstract” “Keywords”）、表格（“Table”）、出版类型（“Publication Type”）、来源（“Source”）、DOI 号和检索号（“Accession Number”）。

限定检索（“Search Limits”）是指对检索进行数据库（“Database”）、文献状态（“Status”）、Cochrane 系统综述专业组（“Cochrane Review Group”）、发表时间（“Dates”）或 Cochrane 图书馆在线出版时间（“Cochrane Library Online Publication Date”）的限制（图 5-19）。

添加到检索管理（“Add to Search Manager”）是指当需要构建复杂检索表达式时，可以分次检索，将每一次检索表达式添加到检索管理（“Search Manager”）中，可在检索管理中对检索表达式进行逻辑组配。

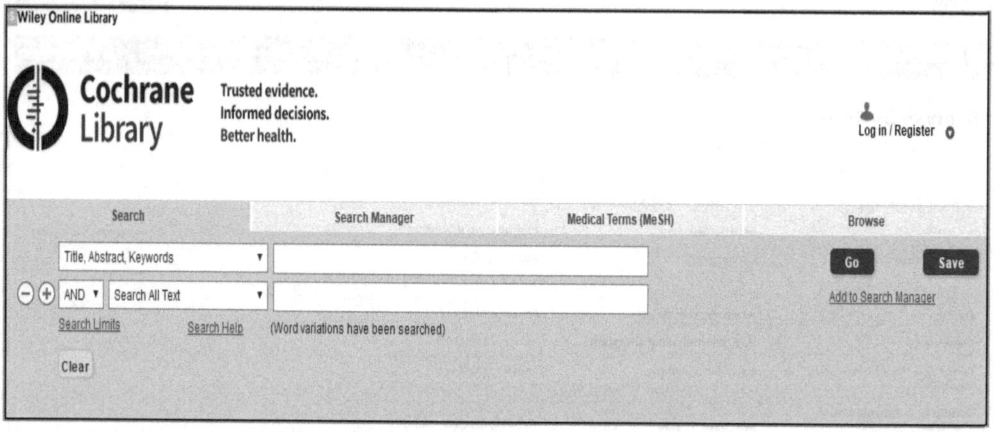

图 5-18 Cochrane 图书馆高级检索界面

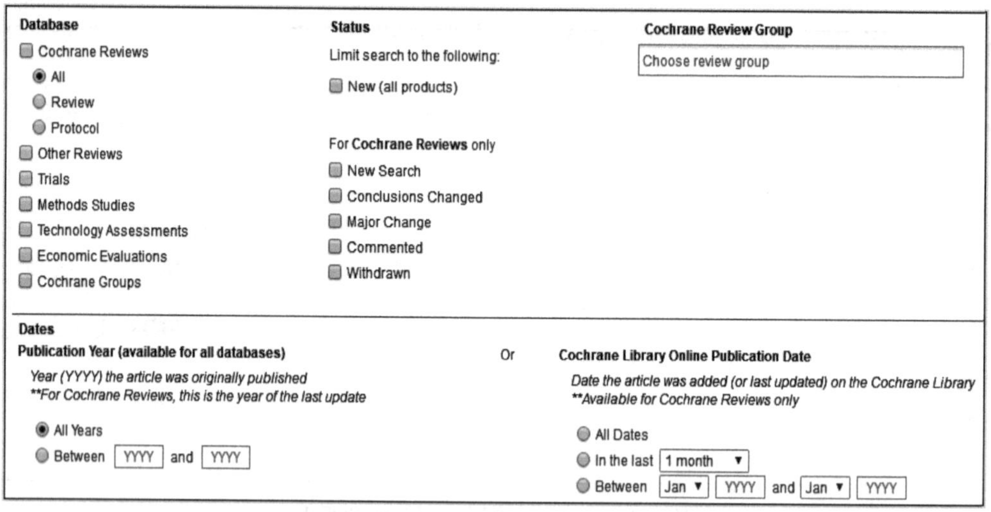

图 5-19 Cochrane 图书馆高级检索的检索限制界面

保存检索策略（“Save”）是指将检索表达式保存在 Cochrane 图书馆的注册账户中，可实现文献追踪功能。

（6）主题词检索（“MeSH search”）：Cochrane 图书馆对综述、临床试验、其他综述、卫生技术和卫生经济评估文献都进行主题标引，因此对这些文献可实现主题检索功能，其检索原理与 PubMed 主题检索相同。在“Enter MeSH term”框中输入检索词；若需添加副主题词，在“Select subheadings/qualifiers”框中输入副主题词相关检索词，系统自动推荐系列副主题词供选择；最后点击“Lookup”进行文献查找（图 5-20）。

如检索肺癌治疗相关文献，在 “Enter MeSH term”框中输入“lung cancer”，在“Select subheadings/qualifiers”框中输入“therapy”，选择系统自动推荐的副主题词“Therapy-TH”，点击“Lookup”，结果见图 5-21。结果中包括主题词的定义（Definition）、确切匹配词（Exact Term Match）、匹配短语（Phrase Matches）、主题词树（MeSH trees）和检索结果（Search results）。可点击“View Results”进行结果查看。

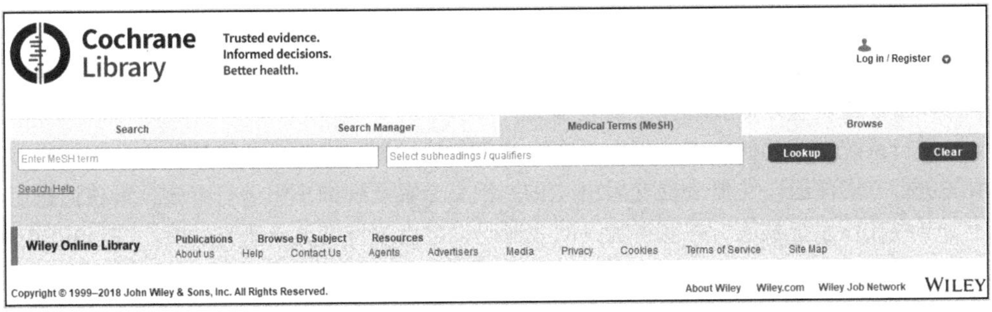

图 5-20　Cochrane 图书馆主题检索界面

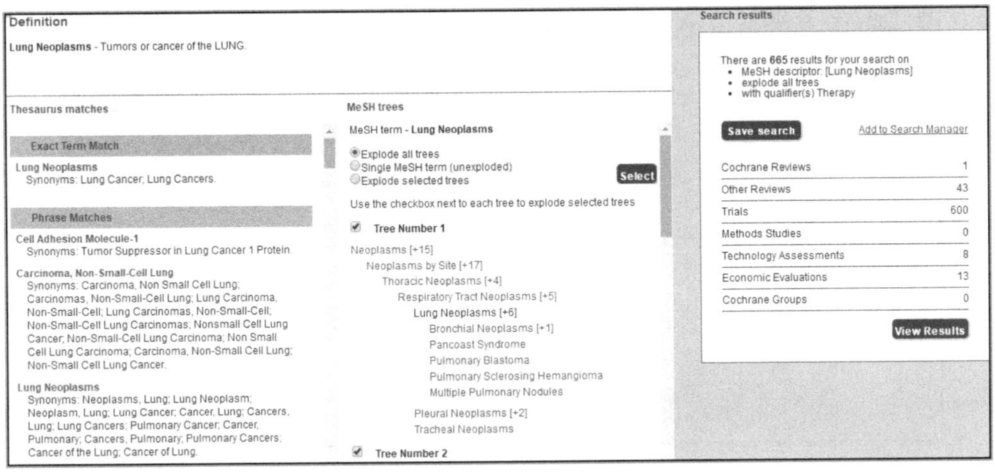

图 5-21　Cochrane 图书馆主题检索结果界面

（二）循证医学评价数据库

循证医学评价数据库（evidence-based medicine reviews，EBMR）是由 OVID 公司制作与更新的付费数据库，包括 Cochrane 图书馆中的 CDSR、DARE、CCTR 和最佳证据库（Best Evidence）4 个数据库，与 MEDLINE 和 OVID 收录的杂志全文相链接。因其检索方法和结果与 OVID 全文数据库相同，此处仅简单介绍其检索规则。

（1）逻辑运算符：包括“AND”“OR”“NOT”。

（2）截词符：“*”和“$”。

（3）字段限制检索语法表达方式：在基本检索中的语法是：提问.字段缩写.，如输入“hepatitis.ti.”，表示检索在标题中含有 hepatitis 的文献。

（4）限定检索：在基本检索和高级检索状态，EBMR 还有限定选项（“Limits”）供选择。这些限定选项包括系统综述的资源类型（“Full Systematic Reviews”、“Protocols”、“Review Articles”、“New Reviews”、“Recently Updated Review”）、临床资源类型（“Etiology”、“Diagnosis”、“Therapeutics”、“Prognosis”）、研究对象（“Humans”）等。

（三）PROSPERO

PROSPERO 是国际前瞻性系统综述注册系统（international prospective register of systematic reviews，https：//www.crd.york.ac.uk/PROSPERO/）（图 5-22），由英国国家健

康研究所（National Institute for Health Research，NIHR）下属的评价和传播中心（center for reviews and dissemination，CRD）筹建，致力于构建系统综述起始阶段的综合注册清单，以帮助避免重复研究和减少发表偏倚。

进行系统综述的研究者，可在系统综述研究的计划书完成后，将其研究计划书在该系统进行方案注册。注册表提交后由 CRD 相关专家及咨询小组进行审核，审核通过后计划书将在该系统发表，并获得唯一的注册码，之后可持续更新研究进展。PROSPERO 提供注册研究方案的检索，可查询相关主题的注册方案，并查阅其研究进展。

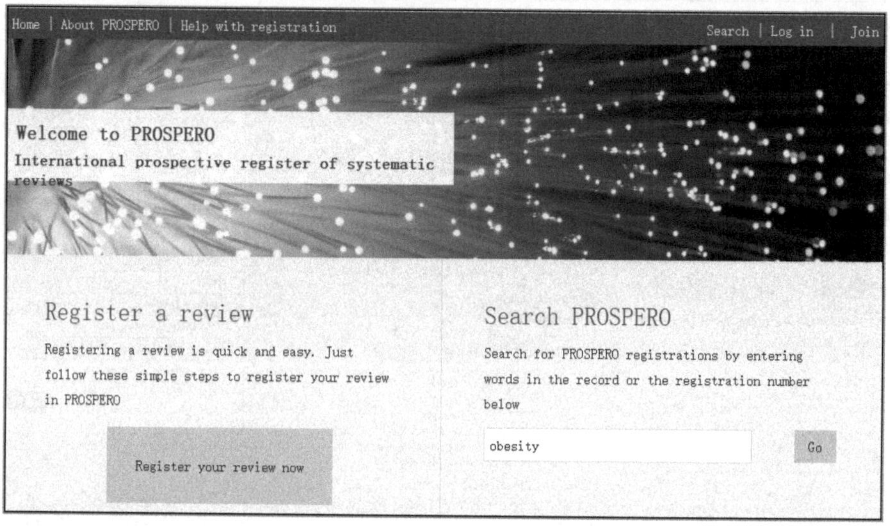

图 5-22 PROSPERO 主界面

（四）BMJ 临床实践

BMJ 临床实践（BMJ Best Practice，BMJBP）属于证据总结类数据库，汇总来自系统评价、随机对照试验，以及经过同行评议过的观察性研究（如无高质量证据的情况下）的当前可得的最佳证据（图 5-23）。BMJ 的临床证据数据库，通过 BMJ 网站（http://www.clinicalevidence.com）提供服务。

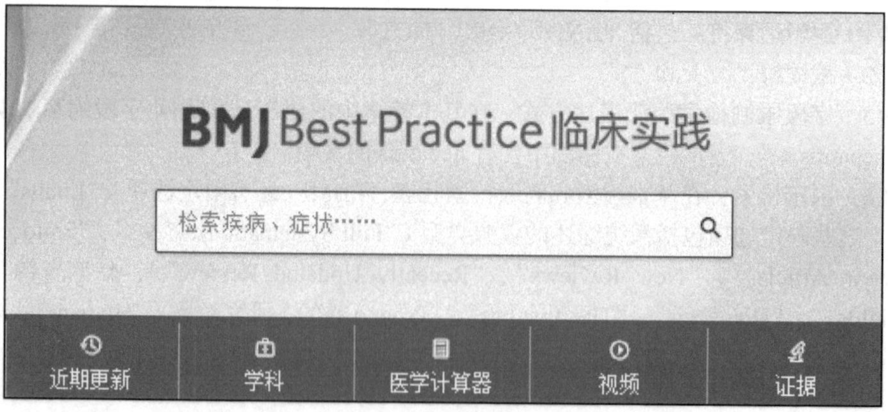

图 5-23 BMJBP 主页

1. 学科浏览 BMJBP 提供按学科进行疾病相关信息浏览功能。点击主页中的“学科”，系统弹出按字母顺序排列的学科列表，选择相应的学科进入疾病选择界面，再选择用户需要了解的相应疾病，即可获取疾病相关信息。疾病相关信息主要包括概述、基础知识、诊断、治疗、随访和资源信息。如浏览“变应性鼻炎”的相关信息，可在学科浏览中选择“变态反应和免疫学”，再在该学科中选择“变应性鼻炎”，即可获取其相关信息（图 5-24）。

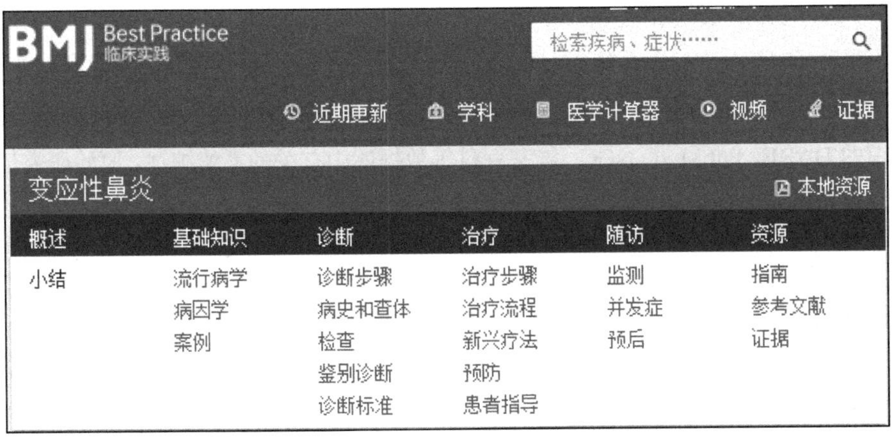

图 5-24 BMJBP 中变应性鼻炎信息

2. 检索 BMJBP 只提供简单的检索功能，检索结果按照所有结果、图片和视频分别显示。点击相应检索结果，进入疾病相关信息界面（图 5-25）。

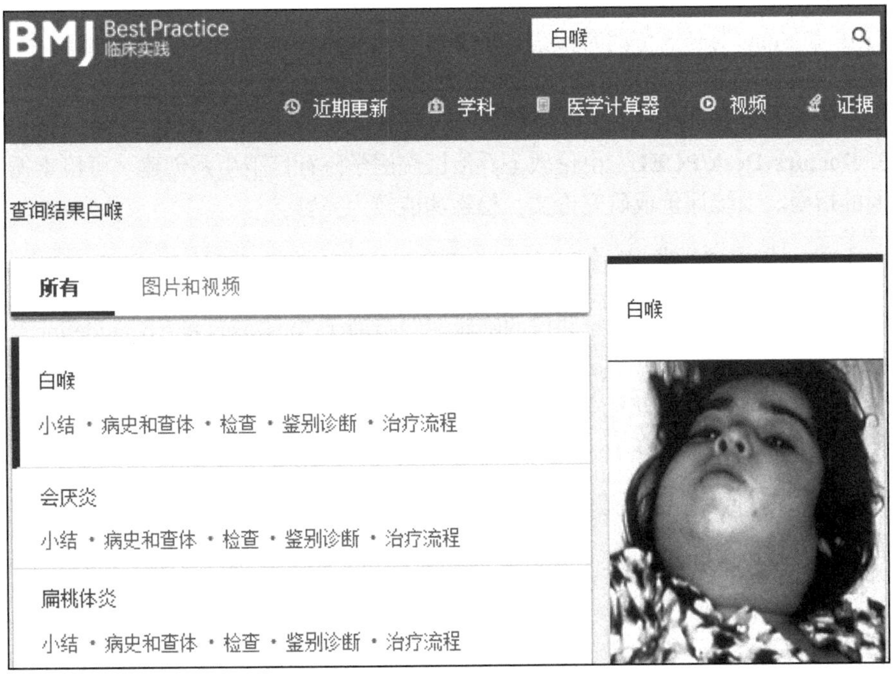

图 5-25 BMJBP 检索结果界面

（五）循证医学期刊

循证医学专业期刊文献属于精要类证据资源，如刊载二次研究证据的 *ACP Journal Club*、*Evidence-Based Medicine*、*Evidence-Based Nursing*、*Bandolier*、*Evidence-Based Health Care*、*Evidence-Based Mental Health*、《中国循证医学杂志》和《中国循证儿科杂志》等。

（六）循证证据搜索引擎

1. Sum Search 使用元搜索引擎技术建立的医学证据跨库检索平台（http://sumsearch.org/），针对病因、诊断、治疗、预后和预防等进行限制检索。可检索 Cochrane 图书馆的 DARE、PubMed、NGC、维基百科等数据库中有关的系统综述、原始研究证据、指南等。系统会自动将结果进行整合，并按相关性排序。

2. TRIP 数据库 TRIP 全称是研究实践转化数据库（Turning Research into Practice），始于 1997 年（http://www.tripdatabase.com/index.html）。TRIP 提供基本检索和高级检索。基本检索状态下可进行逻辑运算检索，可使用 "AND" "OR" 和 "( )" 组配运算。在高级检索状态，系统按检索顺序显示检索历史，可直接用检索序号进行布尔逻辑 "AND" 运算检索。

TRIP 数据库收录的内容包括证据精要（"Evidence Based Synopses"）、临床问题（"Clinical Questions"）、系统综述（"Systematic Reviews"）、北美/欧洲/其他指南（"Guidelines"）、电子图书（"E-Textbooks"）、重要的原始研究（"Core Primary Research"）、医学影像和病人信息档案。另外，还包括 MEDLINE 中有关治疗、诊断、系统综述、预后等方面的论文，以及 *New Eng J Med*、*JAMA*、*Lancet*、*BMJ* 四刊的论文。

TRIP 和 Sum Search 可同时检索多种资源，并根据证据来源组织检索结果。在不熟悉针对某一具体临床问题采用哪种循证资源最好，或拥有的资源无法解决手头的问题时，可借助 Sum Search 和 TRIP 联合检索最佳证据。

3. Doctors Desk/PCEL 由伦敦圣乔治医院医学院社区卫生系创建。可检索循证医学方面的指南、系统评价或研究论文，检索功能较为完善。

（七）临床实践指南

临床实践指南包括基于专家共识的临床实践指南（Consensus based guideline）和基于证据的临床实践指南（Evidence-based guideline），如美国国立指南交换中心库（NGC）、英国国家卫生和临床示范研究所临床实践指南库（NICE）、苏格兰校际指南网络（SIGN）等。具体介绍见本章第三节。

（八）其他相关资源库

除以上介绍的数据资源外，还有其他相关资源，如英国在研或新近完成的临床试验的国立研究注册数据库（The National Research Register，NRR）、英国 NIH 共识发展项目数据库（Consensus Development Program，CDP）。

（吕亚兰）

第七节 常用临床医学资源指南

一、少见病罕见病资源

1. 中国罕见疾病网（http://www.hanjianbing.org/） 由罕见病发展中心建立。提供国内外罕见病医学资讯、科研、活动、孤儿药、机构组织、政策信息，面向患者及家庭、医学专业人士、政府管理者和企业提供服务。

2. 美国国家罕见病组织网（http://www.rarediseases.org/） 由美国罕见疾病组织（The National Organization for Rare Disorders，NORD）建立维护。该网站分别提供针对罕见病家庭、罕见病患者、企业、医学专业人士等不同对象的信息服务，针对医学专业人士提供一些研究资助项目信息、免费图书、项目申报等信息。

3. 遗传与罕见病信息中心（http:// rarediseases.info.nih.gov） 由 NIH 建立和维护。提供大量有关罕见疾病的研究信息、数据库并提供有关罕见疾病的常识问答。

4. 欧洲罕见疾病网（http://www.eurordis.org/） 由非政府组织欧洲罕见病联盟建立维护。在其“关于罕见病”（About Rare Diseases）栏目寻求帮助或“信息查找”（Find information or help for a rare disease）下有许多国家和组织关于罕见病的网站联机信息。

二、医学图谱、影像学资源

1. 医学影像园（http://www.xctmr.com/） 是中文资源，提供影像诊断、解剖、病理等基础知识，解剖、X 线、CT、MRI、超声、病理等图片以及各系统影像诊断病例。

2. 医影在线（http:www.radinet.com.cn） 该网站以读片为特色。

3. 医学影像信息（http://www.radiologyinfo.org/） 由美国放射学会和北美放射协会建立维护，提供大量有关影像学操作的信息，包括 X 线片、CT、MRI、超声等。

4. e-Anatomy 互动式人体解剖学图集（https://www.imaios.com/cn/e-Anatomy），有中文版。网站提供 5400 多种解剖结构的扫描、MRI、X 线片、造影、断层面解剖图和大体解剖图，每张图片都进行了比较详细的标记。可通过 Web 网站、手机 APP 浏览和检索。该网站还提供了近 20 门 MRI 在线学习课程。还可下载一款名为“解剖忍者”的游戏，学习解剖。

5. 三维生物数字人平台 提供三维展示的男女解剖结构，同时提供相应部位的疾病常识、动画视频等（https://www.biodigital.com/）。

6. Primal Pictures 互动式三维人体解剖数据库（http://www.anatomy.tv）。其主要数据库是解剖学与生理学，通过 20 个人体器官系统的解剖图片，结合 3D 影像、综合说明文字、临床与案例研究、学习目标及习题等，引导其内容学习。

7. NLM 医学史图片库 可检索 NLM 收藏的近 7 万张医学历史图片（http://www.nlm.nih.gov/hmd/ihm/）。

三、临床操作

1. WebMD 的医学检验和工具资源（Medical Tests & Tools A-Z） 提供了大量检验检查基本知识（http://www.webmd.com/a-to-z-guides/tests/default.htm）。

2. Springer 实验室指南 全球最大的在线实验室指南数据库（http://www.springerprotocols.com/）。提供生物化学、分子生物学及生物医学等学科操作步骤、实验必需的原材料清单（原材料包括化学成分、硬件、软件等）、注释和提醒等信息。

3. Wiley 实验室指南（Wiley Current Protocols） 与 Springer 实验室指南一样，提供15 个学科的实验室指南（http://www.currentprotocols.com/WileyCDA/）。

四、医生交流社区

1. 丁香园 丁香园的丁香园论坛（http://www.dxy.cn/bbs/index.html）是国内较早，也是目前国内最大的医生交流社区。含 100 多个医药生物专业栏目，采取互动式交流，提供实验技术讨论、专业知识交流、文献检索服务、科研课题申报、考硕考博信息等服务。

2. 医学论坛网 源于中国医学论坛报（http://www.cmt.com.cn/）。

3. 医学全在线 主要提供医学考试免费辅导，覆盖医学考研、医师资格、药师资格、护士护师等各类医学考试（http://www.med126.com/）。

4. 生物谷论坛 面向生物产业园区、企业和研究机构，及时、全面、快速发布生物医药有关的新闻和信息（http://bbs.bioon.net/bbs/forum.php）。

5. 好医生论坛 好医生论坛（http://bbs.haoyisheng.com）初建于 2005 年 1 月，是好医生医学教育网站的旗下论坛。

（赵文龙）

第六章　生物信息学数据库检索

【内容提要】

本章依据生物医学类科研人员的信息需求，介绍了生物信息学领域数据库的基本类型、数据存储格式、主流的生物信息学数据库及其检索流程。

第一节　概　　述

生物信息学（bioinformatics）是一门新兴的交叉学科，涉及生物信息的获取、存储、管理、分析、解释和应用等各个方面，综合运用数学、计算机科学和生物学等学科的知识与方法，来阐明和理解大量生物数据所包含的生物学意义。生物信息数据库是生物信息学的重要组成部分，是非常重要的生物信息学资源。随着生物信息学的快速发展，生物信息数据库的种类和数据量日益增多，数据库功能日益完善，在人类基因组计划、多组学研究、生物信息学发展中起着非常重要的作用。

一、生物信息数据库的类型

生物信息数据库是指在计算机存储设备上合理存放且相互关联的生物信息集合。一些著名的生物信息学中心不仅自己建立和维护大量的生物信息数据库，而且在网上提供资源导航，如美国国家生物技术信息中心（NCBI）创建和维护的许多著名的生物信息数据库（GenBank、dbEST、dbGSS、dbSTS、dbSNP 等）；欧洲生物信息研究所（EBI）的检索服务（EBI Search）提供了 90 多个数据库的查找与检索。根据收录的信息内容主要分为以下 5 类：

1. 序列数据库　主要收录序列数据，它是最基本的生物信息数据库。根据序列分子类型不同，又可分为：DNA 序列数据库，如 GenBank（https://www.ncbi.nlm.nih.gov/genbank/）、ENA（https://www.ebi.ac.uk/ena）、DDBJ（http://www.ddbj.nig.ac.jp/）等；RNA 序列数据库，如非编码 RNA 数据库（The noncoding RNA database，ncRNAdb，http://biobases.ibch.poznan. pl/ncRNA/）、微小 RNA 数据库（The microRNA database，miRBase，http://www.mirbase.org/）等；蛋白序列数据库，如通用蛋白质资源（The Universal Protein Resource，UniProt，http://www.uniprot.org/）等；基因组序列数据库，如酵母基因组数据库（The Saccharomyces Genome Database，SGD，https：//www. yeastgenome.org/）、鼠基因组信息（Mouse Genome Informatics，MGI，http://www.informatics.jax.org/）等。

2. 结构数据库　主要收录蛋白质、多肽的三维结构（X 线和磁共振测定）以及酶、病毒、碳水化合物和核酸的晶体结构数据库，如蛋白质结构数据库（the Protein Data Bank，PDB，https://www.rcsb.org/）、核酸结构数据库（the Nucleic Acid Database，NDB，http://ndbserver.rutgers.edu/）、剑桥结构数据库（the Cambridge Structural Database，CSD，https://www.ccdc.cam.ac.uk/solutions/csd-system/components/csd/）等。

3. 图谱数据库　主要收录基因组图谱数据，如遗传图谱、物理图谱、转录图谱和序列图谱，如 NCBI 的基因组图谱（https://www.ncbi.nlm.nih.gov/genome）、EBI 的 Ensembl（http://asia.ensembl.org/index.html）、UCSC 基因组浏览器数据库（The UCSC Genome Browser database，http://genome.ucsc.edu/）等。

4. 突变数据库 主要收录基因突变及多态性数据，有综合性和特殊位点突变数据库两种。综合性突变数据库收录多种类型突变或多态性数据，如单核苷酸多态性数据库（Database of single nucleotide polymorphisms，dbSNP，https://www.ncbi.nlm.nih.gov/snp）、人类基因突变数据库（Human Gene Mutation Database，HGMD，http://www.hgmd.cf.ac.uk/ac/ index.php）等；特殊位点数据库主要收录某一位点或某一特殊类型的基因突变和多态性数据，如人类肿瘤 p53 突变数据库（p53 Mutation in Human Cancer，http://p53.fr/）、APC 基因突变数据库（http://www.umd.be/APC/）等。

5. 文献数据库 主要收录各种与生物信息有关的文献，如 PubMed（https://www.ncbi.nlm.nih.gov/pubmed/）、在线人类孟德尔遗传数据库（Online Mendelian Inheritance in Man，OMIM，http://www.omim.org/）等。

扩展阅读：*Nucleic Acids Research*“Database issue”

从2000年开始，*Nucleic Acids Research*开辟了数据库专刊（database issue），报道上一年度新增的和更新的生物信息学数据库，并设立了一个生物信息学数据库目录（http://www.oxfordjournals.org/nar/database/c/）。该目录现收录了1000多个数据库，分为Nucleotide Sequence Databases（核酸序列数据库）、RNA sequence databases（RNA序列数据库）、Protein sequence databases（蛋白质序列数据库）、Structure Databases（结构数据库）、Genomics Databases（non-vertebrate）[基因组数据库（非脊椎动物）]、Metabolic and Signaling Pathways（代谢与信号通路）、Human and other Vertebrate Genomes（人类与其他脊椎动物基因组）、Human Genes and Diseases（人类基因与疾病）、Microarray Data and other Gene Expression Databases（微阵列数据与其他基因表达数据库）、Proteomics Resources（蛋白质组资源）等14大类，可按字母顺序或分类浏览，可以下载数据库介绍的全文，并可以链接到所需要的数据库。

二、生物信息学数据库的数据来源

1. 人工收集 一些主要的生物信息数据库如 GenBank、ENA、PIR、SWISS-PROT，建库初期主要靠人工搜索科学期刊中核酸和蛋白质序列数据，然后录入到数据库中。这种收集方式费时费力，跟不上生物信息数据增长的速度。

2. 直接提交 随着测序技术和克隆技术的发明和广泛应用，序列数据急剧增长，特别是人类基因组和各种模式生物基因组计划的启动和顺利实施，生物信息数据更是呈指数增长，巨大的生物信息数据仅靠科学期刊出版发行已经不可能，靠人工收集科学期刊中的信息数据更是不可能。因此，1988 年序列数据库与经常刊登序列数据的科学期刊合作，要求科研人员在论文发表之前必须将序列数据提交到某个数据库中，并从后者获得一个序列存取号（accession number），该存取号可随论文发表，代表该序列数据。因此，科研人员直接提交成为生物信息数据库收集数据的主要方式。

一些小型的二次数据库仍然采用电子邮件方式收集生物信息数据，但是大型核酸序列数据库，主要采用 Web 提交软件收集科研人员的数据，如 GenBank 的 BankIt（https://

www.ncbi.nlm.nih.gov/WebSub/index.cgi?tool=genbank）、ENA 的 Webin（https://www.ebi.ac.uk/ena/submit/sra/#home）、DDBJ 的 NSSS（Nucleotide Sequence Submission System，http://www.ddbj.nig.ac.jp/sub/websub-e.html）等，一般需要注册才能使用。Web 提交软件因其快捷、方便、直观而成为科研人员提交数据的首选。

3. 成批提交　从 1998 年开始，人类基因组计划的重心从基因作图转向大规模基因组测序，一些专门的基因组测序中心，如 Sanger 和专门的商业性测序中心相继成立，大型制药公司为了争夺新药开发的制高点，不惜斥巨资投入人类基因组和病原生物基因组测序。这些测序中心和制药公司每天能测序几 Mb 或几百 Mb 碱基，一次需要提交大量的基因组数据，上述提交工具显然不能满足大规模提交序列数据的需要。为此，GenBank、ENA 和 DDBJ 均开发了大批量提交序列数据工具，如 NCBI 的 tbl2asn，ENA 的基因组组装提交（Genome Assembly Submissions）和 DDBJ 的批量提交系统（Mass Submission System，MSS）。因此，成批提交成为数据库收集数据的另一个主要方式。

4. 数据交换　数据库之间的数据交换也是生物信息数据库收集数据的一个重要方式，如 GenBank、ENA、DDBJ 三大核酸序列数据库建立国际核酸序列数据库协作体（International Nucleotide Sequence Database Collaboration，INSDC），分别收集所在区域的序列数据，实行数据共享，每天交换各自收集的序列数据。

三、生物信息学数据库的存储格式

1. 记录格式　不同的生物信息数据库所采用的记录格式也不尽相同。由于 ENA 和 GenBank 是最为主要的核酸序列数据库，所以 ENA 格式和 GenBank 格式被其他生物信息数据库广泛采用（表 6-1）。

（1）ENA 格式：EMBL 记录为纯文本文件，包括 5 个部分："General Information"（一般信息）、"Description"（描述）、"References"（参考文献）、"Features"（特征表）、"Sequence"（序列），每一部分又分成几个子类。其中"特征表"包含一批关键字（包括内含子、外显子、起始密码子、基因及其功能等），它与 GenBank、DDBJ 是统一的，具体描述参见国际联合核苷酸数据库（http://www.insdc.org/documents /feature-table）。

（2）GenBank 格式：GenBank 的记录也为纯文本文件。每行左端为空格或标识符。标识符均为完整英文字母，不用缩写。每一条 GenBank 记录，从 LOCUS 到 ORIGIN 为记录的注释部分，注释部分按标识符分成若干段。

表 6-1　ENA 格式和 GenBank 格式标识符的含义

ENA 标识符	GenBank 标识符	含义
General Information	LOCUS	记录名称、性质描述
Primary Accession	不显示	初始存取号
Accession	ACCESSION	序列存取号
SRS Entry ID	无	SRS 记录号
Molecule Type	在 LOCUS 部分	分子类型
Sequence Length	在 LOCUS 部分	序列长度
Entry Division	不显示	记录分区
Entry Data Class	在 LOCUS 部分	记录数据分类

续表

ENA 标识符	GenBank 标识符	含义
Sequence Version	VERSION	序列版本号（AC 不变）
Creation Date	不显示	创建日期
Modification Date	在 LOCUS 部分	修改日期
Description	DEFINITION	序列简要描述
Keywords	KEYWORDS	关键词
Organism	SOURCE	来源种属
Organism Classification	ORGANISM	生物体分类
Comment	COMMENT	序列评述
References	REFERENCE	参考文献
Features	FEATURES	特征表
Key	source	关键字
Location	Location	定位
Qualifier	Qualifiers	限定
Value	直接列出	取值
Sequence（FASTA 格式）	ORIGIN	序列（各列对齐）

2. 序列格式 不同的序列分析软件所采用的序列格式也不尽相同，因而存在多种不同的序列格式，其中最常见的序列格式是 FASTA 格式，又称 Pearson 格式（图 6-1），主要用于序列类似性检索或序列同源分析。

```
>gi|2582741|emb|AJ002508.1|HIVAJ2508 Human immunodeficiency virus type 1
protease gene
CCTCARRTCACTCTTTGGCARCGACCCCTCGTCACAATAAAGATAGGGGGGCAA
CTAAAGGAAGCTCTATTAGATACAGRAGCAGATGATACAGTAKTAGAAGAMATR
ASTTTRCCAGGAAGRTGGAAACCAAAAATGATAGGGGGAATTGGAGGTTTTWT
CMAAGTAAGACAGTATGATCAGATACTCRTAGAAATCTGTTGACTCAGMTTG
GTTGCACTYTAAATTTT
```

图 6-1 FASTA 格式

第一行是说明行，以“>”符号开始，紧接着是序列存取号和描述性文字，有助于序列的理解。从第二行开始为序列本身。核苷酸符号大、小写均可，但氨基酸一般用大写字母。每一行都不得超过 80 个字母。由于 FASTA 格式无特殊的序列结束标志，建议最后多留一个空行。

第二节 生物信息学数据库简介

一、核酸序列数据库

GenBank、ENA 和 DDBJ 是目前最全面、规模最大的公共核酸序列数据库，收录当前所有已知的核酸序列及相关的文献和生物学注释，它们每天进行数据交换，以保持最新、最全的数据。

1. GenBank（https://www.ncbi.nlm.nih.gov/genbank/）　是由美国国家生物技术信息中心（NCBI）管理和维护的大型综合性的公共核酸序列数据库，包括所有已知的核酸和蛋白质序列及其相关的文献和生物学注释。GenBank 数据来源于约 140 000 个物种，其中 26%是人类的基因组序列，所有序列中的 20%是人类的 EST 序列。每条 GenBank 数据记录包含对序列的简要描述、它的科学命名、物种分类名称、参考文献、序列特征表及序列本身。序列特征表里包含对序列生物学特征的注释，如编码区、转录单元、重复区域、突变位点、修饰位点等。数据记录被划分成若干个子库，如细菌类（BCT）、病毒类（VRL）、灵长类（PRI）、啮齿类（ROD）及 EST 数据、基因组序列数据（GSS）、高通量基因组序列数据（HTG）等十多类，其中 EST 数据等又被分成若干子库。到 2017 年 12 月，GenBank 中收集的核酸序列数量达到 206 293 625 条，碱基数量达 249 722 163 594 个；全基因鸟枪测序（Whole Genome Shotgun，WGS）序列 551 063 065 条，碱基数量达 2 466 098 053 327 个，而且数据增长的速度仍在不断加快。可以从 NCBI 的 FTP 服务器上免费下载 GenBank 的数据及积累的新数据，还提供数据查询、BLAST 等数据分析服务。

2. ENA 核酸序列数据库（https://www.ebi.ac.uk/ena）　是国际三大核酸序列数据库之一，由欧洲生物信息学研究所（EBI）管理和维护，主要收集欧洲的核酸序列数据。科研人员可以通过自由文本检索（“Free text search”）、序列相似性检索（“Sequence similarity search”）查询检索其中的核酸序列数据或者 FTP 下载数据。

3. 日本核酸数据库 DDBJ（http://www.ddbj.nig.ac.jp/）　1987 年，由日本国立遗传学研究所（NIG）创建，主要收集亚洲地区的核酸数据。截至 2017 年 12 月（111.0 版），共收录 948 165 315 条序列，802 943 314 196 个碱基。DDBJ 主页提供 ARSA、TXSearch、BLAST、ClustalW 等数据检索和分析工具，以及数据提交工具如核酸序列提交系统（Nucleotide Sequence Submission System，NSSS）、批量提交系统（Mass Submission System，MSS）等。

4. BIOSINODATABASE（http://www.biosino.org/bigbim/index）　我国首家自主开发的核酸（DNA）序列公共数据库，它是面向全国生命科学研究的核酸序列数据库，是由国家 863 计划生物技术领域资助的一个生物信息学项目，由中国科学院上海生命科学研究院生物信息中心和国家人类基因组南方研究中心承担开发任务。其宗旨是保护科研人员的知识产权，实现资源共享，促进交流和合作。此数据库的主要功能是提供核酸序列注册号；提供核酸序列相关信息的登录；提供基于本数据库的同源性搜索；提供序列信息的保护功能；提供基于电子邮件的提交方式。其中给出唯一的与注册时间相关的注册号，将非常有助于保护科研人员的知识产权，因为按照国际惯例，注册号表示了将研究成果提交公共数据库的先后，即确认由谁首先测定了该序列。

二、蛋白质序列数据库

1. PIR（http://pir.georgetown.edu）　是一个支持基因组学、蛋白质组学和系统生物学研究的公共生物信息学资源。1984 年，由美国生物医学研究基金会（NBRF）创建。PIR-国际蛋白质序列数据库（PIR-international protein sequence database，PIR-PSD）是世界上第一个具有分类和功能注释的蛋白质序列数据库，由 PIR、慕尼黑蛋白质序列信息中心（Munich Information Center for Protein Sequences，MIPS）和日本国际蛋白质信息数据库（Japanese International Protein Information Database，JIPID）共同维护。PIR 提供三种序列检索服务：基于文本的交互式检索；标准的序列相似性搜索，包括 BLAST、FASTA 等；结合序列相似性、注释信息和蛋白质家族信息的高级检索，包括按注释分类的相似性搜索、结构域搜索等。

2002 年，PIR 与国际合作伙伴 EBI 和 SIB 在 NIH 资助下，将 PIR-PSD、Swiss-Prot 和 TrEMBL 合并，建立了通用蛋白质资源数据库 UniProt。PIR 主要由 UniProt、iProClass、PIRSF、iProLINK 等子库组成。

2. UniProt（Universal Protein Resource，http://www.uniprot.org/） 是一个集中收录蛋白质资源并能与其他资源相互联系的数据库，也是目前为止收录蛋白质序列目录最广泛、功能注释最全面的一个数据库。UniProt 是由欧洲生物信息学研究所（European Bioinformatics Institute，EBI）、瑞士生物信息学研究所（Swiss Institute of Bioinformatics，SIB）及美国蛋白质信息资源（Protein Information Resorce，PIR）三家机构共同组成的 UniProt 协会（UniPro Consortium）所创建的一个通用蛋白质资源数据库，旨在为从事现代生物研究的科研人员提供一个蛋白质序列及其相关功能方面的广泛的、高质量的并可免费使用的共享数据库。目前，UniProt 由 4 个主要成分组成：UniProt 知识库（UniProt Knowledgebase，UniProtKB）、UniProt 参考子集库（UniProt Reference Glusters，UniRef）、UniProt 文档库（UniPro Archive，UniParc）和 UniProt 宏基因组学与环境微生物序列数据库（Metagenomic and Environmental Sequence Database，UniMES），每一个都是针对不同应用而进行了优化。UniProt 是一个向所有使用者免费开放的数据库，科研人员可登录其网站在线检索或下载。

3. Swiss-Prot 数据库 由瑞士日内瓦大学与 EBI 于 1986 年创建，目前已合并入 UniProt 数据库，即 UniProtKB/Swiss-Prot（http://ebi.ac.uk/uniprot/或 http://www. uniprot.org）。Swiss-Prot 是高质量的、手工注释的、非冗余的蛋白质序列数据库，数据集涉及已知蛋白质的序列、引用文献信息、分类学信息、注释信息等，并与其他数据库建立了交叉引用，其中包括核酸序列库、蛋白质序列库和蛋白质结构库等。

TrEMBL 数据库作为 Swiss-Prot 的补充，是一个计算机注释的蛋白质数据库，主要包含了从核酸数据库中根据编码序列翻译而得到的蛋白质序列。现在 TrEMBL 数据库也已经合并入 Uniprot 数据库，即 UniProtKB/TrEMBL。

三、蛋白质结构数据库

生物大分子三维空间结构数据库则是另一类重要的生物信息学数据库。20 世纪 90 年代以来，越来越多的蛋白质分子结构被测定，蛋白质结构分类的研究不断深入，出现了蛋白质家族、折叠模式、结构域、回环等数据库。

1. PDB（Protein Data Bank，https://www.rcsb.org） 是 1971 年创建的国际上最著名、最完整的蛋白质三维结构数据库。最先由美国 Brookhaven 国家实验室负责维护和管理，从 1998 年开始，由结构生物信息学合作研究协会（RCSB）负责管理。与 GenBank 序列数据库一样，科研人员可以通过网络直接向 PDB 数据库提交数据。

PDB 是目前最主要的蛋白质分子结构数据库。随着晶体衍射技术的不断改进，结构测定的速度和精度也逐步提高。20 世纪 90 年代以来，多维磁共振成像技术的成熟，使得难以结晶的蛋白质分子的结构测定成为可能。蛋白质分子结构数据库的数据量迅速上升。到 2017 年 12 月据统计，PDB 数据库已经收录了利用 X 线衍射、NMR 实验数据或理论计算得出的蛋白质、多肽、蛋白质/核酸复合物、核酸及糖类等结构数据 137 322 条，这些数据由 RCSB 组织专业人员注释并向全世界免费公布。

PDB 数据库以文本文件格式存放数据，每条记录即是一个独立的文件，包括物种来源、化合物名称、原子坐标、结构提交者及有关文献等基本注释信息。此外，还包括分辨率、结构因子，温度系数、主链数目、配体分子式、金属离子、二级结构信息、二硫键位置等和结构有关的数据。虽然用文字编辑软件可以查看 PDB 数据库的记录，但是无法直观地反映分子的空间结构。因此，RCSB 开发的基于 Web 的 PDB 数据库摘要显示系统，只显示主要信息。如需进一步了解其详细信息，或查询其他蛋白质结构信息资源，可以点击该页面左栏中的按钮，并将 RasMol、Cn3D 等分子结构软件集成在一起，具有数据分析和图形显示功能。

2. SCOP（Structural Classification of Proteins，http://scop.mrc-lmb.cam. ac.uk/scop/）是英国医学研究委员会分子生物学实验室和蛋白质工程中心开发的基于 Web 的蛋白质结构数据库分类、检索和分析系统。SCOP 数据库将计算机程序自动检测和人工验证结合起来，将 PDB 数据库中的蛋白质按传统分类方法分成 α 型、β 型、α /β 型（α 螺旋和 β 折叠交替出现）、α+β 型（α 螺旋和 β 折叠连续出现），并将多结构域蛋白、膜蛋白和细胞表面蛋白、小蛋白单独分类，一共分成 7 大类，并在此基础上，按折叠类型、超家族、家族 3 个层次逐级分类。对于具有不同种属来源的同源蛋白家族，SCOP 按种属名称将它们分成若干子类，一直到蛋白质分子的亚基。该数据库于 2009 年 1 月发行最后一版（1.75 版），不再更新，但仍然可以浏览检索。

SCOP 累积数据和更新数据可以通过 SCOP2（http://scop2.mrc-lmb.cam.ac.uk/）和 SCOPe（http://scop.berkeley.edu/）获取，其中 SCOP2 对 SCOP 分类结构的呈现进行了显著性改变，采用有向无环图替代 SCOP 的树形结构，更加准确地表达蛋白质结构和进化关系，并且少量的蛋白质家族的表型可以获取。SCOPe 继续采用 SCOP 分类结构体系对数据进行维护和更新。

3. CATH（http://www.cathdb.info/） 是另一个著名的蛋白质分类数据库，包括类型（“Class”）、构架（“Architecture”）、拓扑结构（“Topology”）和同源性（“Homology”），由英国伦敦大学开发和维护。CATH 数据库的分类基础是蛋白质结构域（domains）。与 SCOP 不同的是，CATH 把蛋白质分为四类，即 α 为主类、β 为主类，α-β 类和亚二级结构类。目前 CATH 与 Gene3D 合并，推出 CATH 加强版，即 CATH-Plus（v4.2），涵盖了 9500 万蛋白质结构域，归类成 6119 个超家族。提供了基于文本词、ID、蛋白质序列和蛋白质结构的搜索。

第三节　生物信息学数据库的信息检索

目前，绝大多数生物信息学数据库本身提供了多种检索途径，如 CATH 提供了存取号、文本词、序列片段甚至蛋白质结构等。单个数据库提供的信息毕竟有限，因此出现了集成化的检索系统，如美国国家生物技术信息中心（NCBI）的 Entrez 检索系统及欧洲生物技术信息研究所（EBI）的 EMBL-EBI 检索系统。

通过关键词对生物信息学数据库记录的注释部分进行检索，以获取与序列有关的文献、蛋白质结构、基因图谱、生物学分类、功能注释等信息。

一、Entrez 集成检索系统

Entrez 是 NCBI 研制开发的生物信息学数据库集成检索系统，是生物信息学领域最重要的信息检索系统之一。它将序列、结构、文献、基因组、系统分类等不同类型的数据库整合起来，为用户提供了极大方便。

1. Entrez 可检索的数据资源 Entrez 可以检索 GenBank 数据库的核苷酸数据，还可以检索蛋白质序列数据、基因组图谱数据、蛋白质结构数据库及 PubMed 中的文献数据等。每个数据库通过 PubMed 和 PubMed Central 与相关的学术文献链接。Entrez 将收录的数据资源分成 6 大类。

（1）文献（“Literature”）：包括图书（“Books”）、医学主题词表（“MeSH”）、美国国家图书馆馆藏目录（“NLM Catalog”）、PubMed、PMC 5 个数据库。其中最重要的是 PubMed，详见第四章第二节。

（2）健康（“Health”）：包括具有临床意义的人类多态性数据库（“ClinVar”）、基因型和表型相互印证的研究数据库（“dbGaP”）、遗传检测登记数据库（“GTR”）、医学遗传学文献和链接数据库（“MedGen”）、人类孟德尔遗传联机数据库（“OMIM”）、具有临床效果的疾病和药物报告（“PubMed Health”）6 个数据库。其中，最重要的是 OMIM，它是人类基因和遗传疾病的信息数据库，不仅包括基因和遗传疾病有关的基因性状、临床信息、图片及参考文献，还包括与 Medline 文献、GenBank 序列、基因组数据库中的图谱及其他数据库的相关链接。

（3）基因组（“Genomes”）：包括基因组组装信息数据库（“Assembly”）、生物材料资源库（“BioCollections”）、生物项目数据库（“BioProject”）、生物样本数据库（“BioSample”）、基因组和 cDNA 克隆库（“Clone”）、基因组结构变异库（“dbVar”）、基因组数据库（“Genome”）、基因组搜索序列数据库（“GSS”）、核酸序列数据库（“Nucleotide”）、序列探针和引物数据库（“Probe”）、单核苷酸多态性数据库（“SNP”）、高通量序列读框数据库（“SRA”）、生物分类命名数据库（“Taxonomy”）等十多个数据库。其中，最重要的是基因组数据库和核酸序列数据库。基因组数据库（“Genome”）收录了已经完成和正在进行的各种基因组数据、完整的染色体、连续的序列图谱，以及集成的遗传图谱和物理图谱。核酸序列数据库（“Nucleotide”）收录了 GenBank、ENA、DDBJ 国际三大核酸序列数据库中的核酸序列数据。

（4）基因（“Genes”）：包括表达序列标签数据库（“EST”）、基因数据库（“Gene”）、基因表达数据集（“GEO DataSets”）、基因表达谱（“GEO Profiles”）、同源基因（“HomoloGene”）、遗传多态性数据集（“PopSet”）、人类特有基因集（“UniGene”）7 个数据库。其中最重要的是基因数据库（“Gene”），收录全部已测序物种的基因注释信息，包括基因的名称、染色体定位、基因序列和编码产物（mRNA、蛋白质）、基因功能和相关文献信息等。

（5）蛋白质（“Proteins”）：包括蛋白质保守结构域（“Conserved Domains”）、蛋白质序列（“Protein Sequence”）、蛋白质聚类（“Protein Clusters”）、蛋白质结构（“Structure”）4 个数据库。其中最重要的是蛋白质序列数据库和蛋白质结构数据库。蛋白质序列数据库收录来源于 GenPept、RefSeq、Swiss-Prot、PIR、PRF 及 PDB 等蛋白质数据资源的蛋白质序列和注释数据。蛋白质结构数据库收录了X线晶体衍射和磁共振测得的蛋白质三维结构数据，这些结构数据主要来源于PDB，但与序列数据库、生物分类数据库、PubMed等建立了交叉链接，并通过Cn3D在线浏览蛋白质分子的三维结构。

（6）化学物质（“Chemicals”）：包括生物系统数据库（“BioSystems”）、公共化学生物测定数据库（“PubChem BioAssay”）、公共化学成分数据库（“PubChem Compound”）和公共化学物质数据库（“PubChem Substance”）4个数据库。

2. Entrez检索途径与方法　Entrez可以一次检索上述数据库，也可以分别检索单个数据库，另外还通过邻接（“Neighbors”）功能和链接（“Links”）功能将上述数据库NCBI各种应用程序，如序列类似性检索软件BLAST、三维结构浏览器Cn3D、基因组图谱浏览器Map Viewers、序列图形浏览器Graphical View、电子PCR（e-PCR）、ORF查询器ORF Finder等众多软件工具集成在一起。

通过Entrez的邻接功能实现对同一数据库记录的整合以及数据库与应用程序的集成。Entrez不仅可以直接检索数据库中的记录，还可以根据查询的结果计算出最相似的记录，这种独特的查询功能就是由Entrez的邻接功能实现的。在Entrez中，存在着3种邻接：结构邻接、序列邻接和文献邻接。它们分别采用不同的算法实现其邻接功能。序列邻接采用BLAST算法，即比较核酸或蛋白质序列的相似性，它主要针对核酸和蛋白质序列数据库而言；结构邻接采用VAST算法，即比较两个蛋白质三维结构中各子结构的相似性，它主要针对三维结构分子模型数据库而言；文献邻接采用词频统计，自动选择与之最相近的词或MeSH词，主要针对PubMed而言。无论是序列邻接、结构邻接，还是文献邻接，检出结果均按其相关程度排序，便于用户取舍。因此，在浏览检出记录时，如果发现特别感兴趣的记录，可以选择具有邻接功能的显示格式如Nucleotide Neighbors、Protein Neighbors、Related Articles、Structure Neighbors，即可得到与之密切相关的序列、文献或结构。

通过Entrez的链接功能实现对不同数据库的整合，Links将序列、结构、文献、基因组、生物分类等不同类型的数据库有机地集成在一起。在Entrez中，存在Nucleotide Links、Genome Links、ProbeSet Links、OMIM Links、PopSet Links、Protein Links、PubMed Links、SNP Links、Structure Links、Taxonomy Links、UniGene Links、LinkOut等多种链接。这些链接建立在记录的基础上，并以Links下拉式菜单形式出现在查询结果中，用户可以从一个数据库直接转入另一个数据库。

由于Entrez具有邻接和链接双重功能，基本上从任何一个数据库入手都可以获取自己所需的信息。但是必须注意的是，选取的数据库不同，检索的入口略有不同，即使是同一检索入口如关键词、物种名、基因名，检出的结果也可能大相径庭。因此，Entrez数据库查询的基本原则是从专门数据库入手，然后利用其邻接和链接功能，获取相关数据库中的信息。

例如，检索瘦素基因（leptin，LEP）的核酸序列。其检索步骤：

（1）进入Entrez集成检索系统（http://www.ncbi.nlm.nih.gov/）。

（2）在提问框输入LEP。点击“Search”按钮，得到各个数据库的检索结果（图6-2）。

（3）点击“Nucleotide”，得到核酸序列记录21 397条，进入核酸序列数据库，以简要格式（“Summary”）显示检索结果（图6-3）。

（4）点击记录带下划线的标题，即可获取GenBank的序列记录，包括“Locus”（序列定位）、“Definition”（序列定义）、“Accession”（存取号）、“Version”（版本号）、“Source”（来源生物体）、“Reference”（参考文献，包括“Authors”、“Title”、“Journal”、“PubMed”、

“Remark”）、“Features”（序列特征）、“Origin”（序列）。

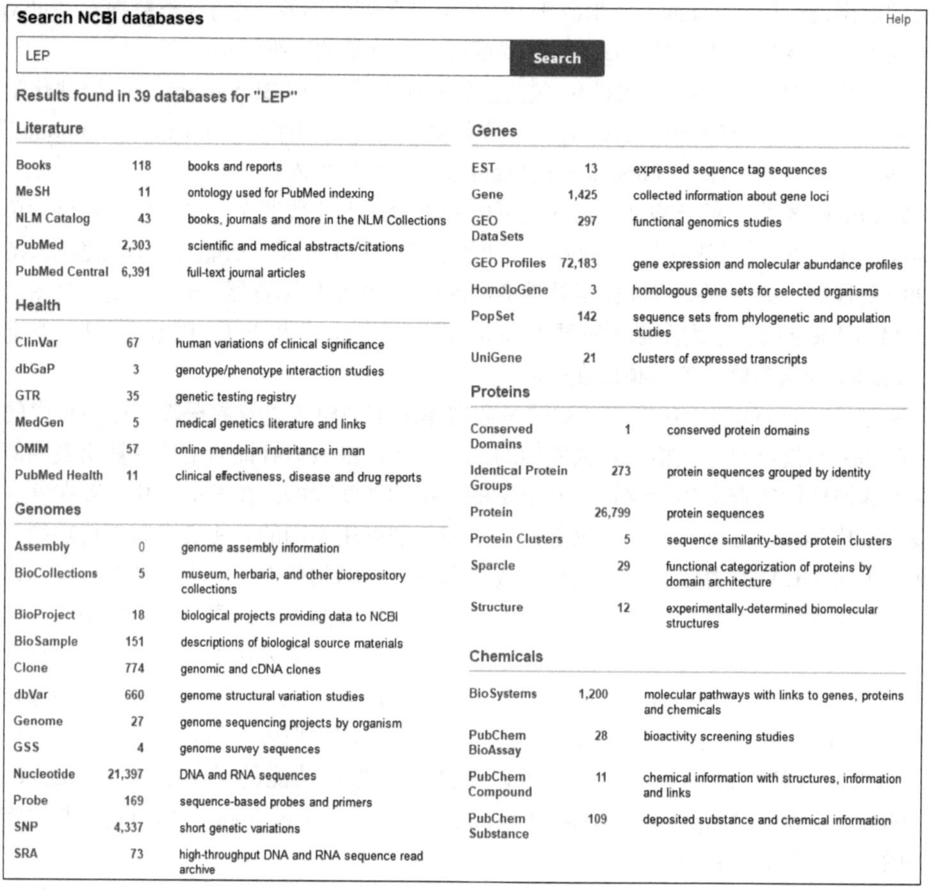

图 6-2　Entrez 对各个数据库的检索结果

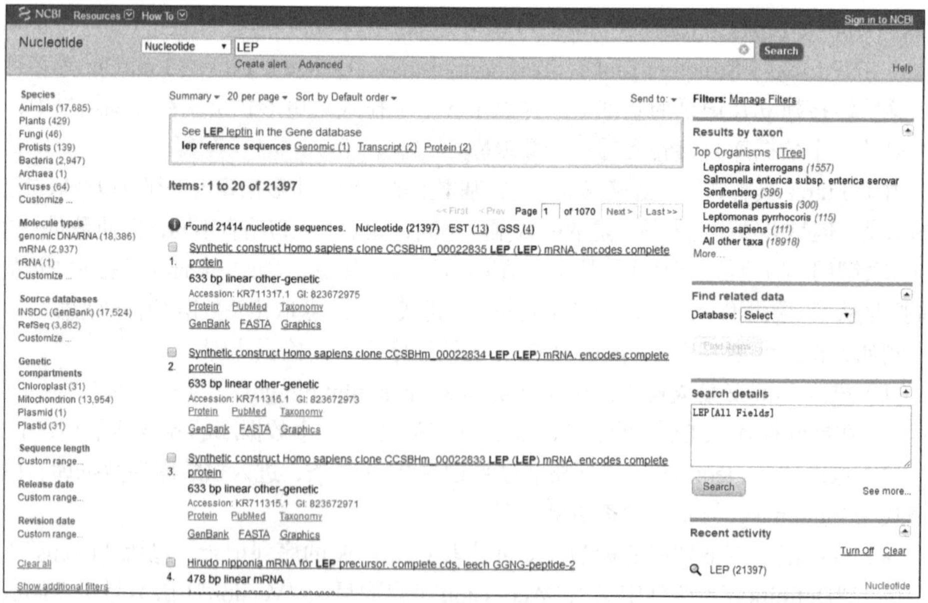

图 6-3　Entrez 对核酸序列数据库的检索结果

二、EMBL-EBI 检索系统

欧洲生物信息学研究所（EBI，http://www/ebi.ac.uk）是欧洲分子生物学实验室（European Molecular Laboratory，EMBL，http://www.embl.org/）的一部分，由 EMBL 核酸序列数据库管理机制发展、演变而来。EMBL 实验室 1980 年于德国海德堡成立，是世界上第一家核酸序列数据管理机构。随着人类基因组计划的实施，核酸数据不断增长，1992 年 EMBL 理事会投票决定成立英国威康信托（Wellcome Trust）基因组科学园，建立欧洲生物信息学研究所（主要以测序和序列研究为主的 Sanger 研究所），并于 1995 年完成迁移工作。EBI 拥有两个著名的数据库：EMBL 核酸序列数据库（现为 ENA）和蛋白质序列数据库（SwissProt-TrEMBL，现为 UniProt）。

EMBL-EBI 维护的欧洲核苷酸数据库（European Nucleotide Archive，ENA，http://www.ebi.ac.uk/ena）提供世界范围的核酸序列原始数据、序列拼装和功能注释信息，并记录和存储数据集测序全过程的技术应用情况：样品分离和材料准备，使用的仪器设备和配置，实验过程的主要环节，数据输出后的序列读取和质量评价，数据的生物信息学拼接、制图、功能注释等。ENA 数据包括机构或个人提交的原始数据，序列拼接和小规模测序注释数据，欧洲各大测序中心提供的测序数据，国际核酸序列数据库协作组织（INSDC）的合作伙伴的定期交换数据等。

EBI 检索页面（图 6-4）支持跨库检索，可采用基因存取号或基因描述词进行检索；也可点击“Build Query”，利用查询策略构建器（“Query Builder”）对检索条件进行限定。检索结果分成十多类，点击第一类目名称，获取相应类目的结果等。

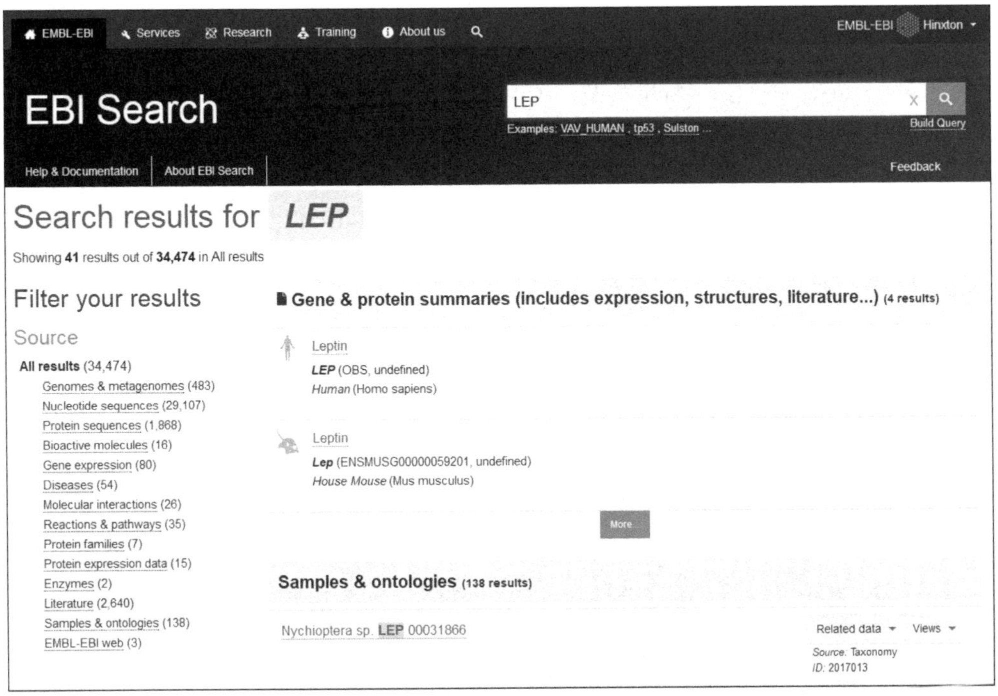

图 6-4　EBI 检索界面

（胡德华）

第七章　公共卫生综合信息检索

【内容提要】

公共卫生综合信息是指与公共卫生服务相关的信息，包括人口健康相关政策、社会经济、疾病监测、环境监测和健康知识等信息，主要来源于政府、卫生事业单位和相关研究机构。国外早已有成熟的公共卫生数据库，如世界卫生组织（WHO）、世界银行和美国疾病预防控制中心（CDC）等机构提供的各国卫生相关数据库。目前，我国已建立了各类公共卫生数据服务平台，汇集了大量的卫生资源、卫生服务利用、疾病监测、行为危险因素、环境监测和社会经济等数据。数据平台建设，为各类卫生研究、报告提供数据支持，如传染病报告、死因监测报告和突发公共卫生事件报告等，在卫生决策与卫生发展中起到重要作用。

本章将介绍四大常用公共健康数据平台，以期起到抛砖引玉的作用，使卫生大数据充分得到应用。

第一节　国家人口与健康科学数据共享服务平台

国家人口与健康科学数据共享服务平台（National Scientific Data Sharing Platform for Population and Health）是我国科学数据共享平台之一（图 7-1），它致力于实现国家科技重大专项、重大公益专项等人口健康领域科学数据汇交、数据加工、数据存储、数据挖掘和数据共享。按照统一标准规范、统一资源规划和统一技术构架，实行“逻辑上高度统一，开放共享；物理上合理分布，分工合作”的运行服务机制。服务于科技创新、政府管理决策、医疗卫生事业的发展，为创新型人才培养和健康产业发展提供科学数据共享服务，从而提高我国医疗卫生服务整体水平和国际竞争力。

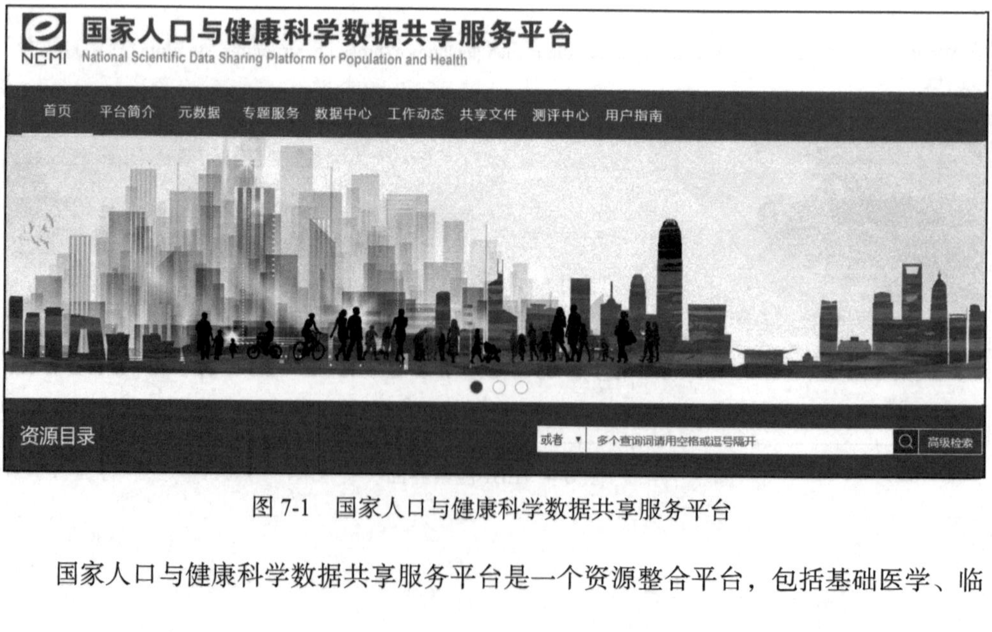

图 7-1　国家人口与健康科学数据共享服务平台

国家人口与健康科学数据共享服务平台是一个资源整合平台，包括基础医学、临床医学、公共卫生、中医药学、药学、人口与生殖健康、地方节点七大资源和专题服务。每种资源由若干数据库组成（表 7-1），该平台提供各数据库资源简介、来源和资源链接。如公共卫生资源中的慢性非传染病资源包括慢性病疾病系统别构成数据、高血压、慢性病患病率和糖尿病 4 个数据库，均来源于中国疾病预防控制中心公共卫生监测与信息服务中心。用户可查询数据库简介，并链接到该数据库资源——公共卫生科学数据中心。

专题服务包括与卫生决策、全国中药资源普查及种质、人口与健康空间信息、国民体质与健康数据库、气象医学数据库、生殖健康数据库、肝肿瘤信息资源库和免疫接种数据库等 20 个专题资源。

表 7-1　国家人口与健康科学数据共享服务平台的资源分布

学科/类别	资源类型
基础医学	人群调查及人体数据资源、分子机制类、模式生物类、实验材料类
临床医学	疾病、医院管理、科研教学
公共卫生	传染性疾病、健康危险因素、生命登记、基本信息、慢性非传染性疾病
中医药学	中医药事业、中医、中药、针灸、古籍
药学	药事管理、药物资源、药物研发、药品生产、药品使用
人口与健康生殖	围孕产保健、新生儿医学、生殖系统疾病、围绝经期生殖保健、健康知识和培训内容
地方节点	疾病谱主题数据库、老年健康保障主题数据库、妇幼保健主题数据库、标准规范主题数据库、医学知识主题数据库

一、中国国民体质与健康数据库

中国国民体质与健康数据库（http://cnphd.bmicc.cn/chs/cn/），该数据来源于中国医学科学院基础医学研究所牵头主持的一系列全国范围的健康调查项目。通过对国民体质及健康状况的调查及追踪调查，客观地反映国民的生长发育、重要器官功能，以及疾病的流行趋势等体质与健康水平。可用以评估我国在不同的社会和经济发展阶段人口的健康水平，评估人口流动及农村城市化给人口健康带来的影响，评估环境污染及其治理措施所产生的人群健康效应，为我国重大疾病的研究提供基础数据和科技支撑，同时，也可为政府制定人口与健康相关的宏观决策提供重要的科学依据。

该数据库具备生理指标分析、用户自测、体检结果查询和相关性统计四大功能。

1. 生理指标分析　包括基本分析和综合分析（图 7-2）。基本分析是指对单个指标进行常规分析；综合分析是指对两个指标进行相关性分析，分析结果包含相关性的图表。分析指标包括一般体质、血液生化、循环功能、骨密度和呼吸功能指标。用户可自定义分析类型、分析指标和人群。

2. 用户自测　可以自测的指标与生理分析指标相同。在界面输入相关信息，点击测试即可出现结果。

3. 体检结果查询　项目被调查者可通过身份证号查询个人相关信息。

4. 相关性统计　提供按性别统计的两两指标相关性分析结果。

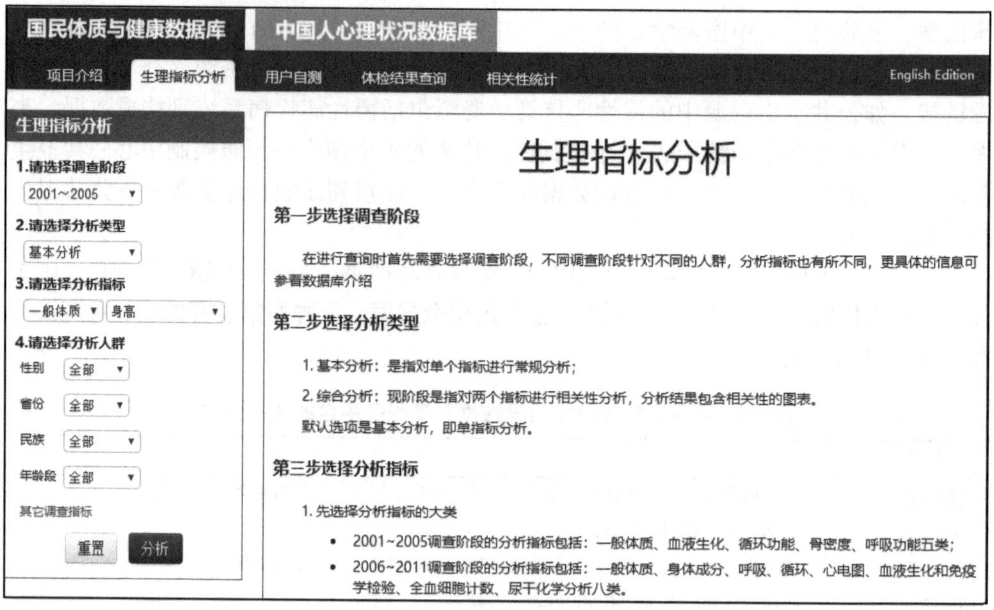

图 7-2　生理指标分析界面

二、卫生决策专题

卫生决策专题（http://healthpolicy.ncmi.cn/index.htm）（图 7-3）是集资源整合、信息检索、热点分析于一体的一站式知识服务系统。该专题整合了卫生政策法规、研究报告、期刊学位论文、专家机构信息等 7 类信息资源，构建了农村卫生、社区卫生、医院管理、药物政策、医疗保障、中医药管理、食品安全、妇幼保健和卫生信息化等 9 个专题知识库，实现了知识的准确分类和快速定位，已成为国家卫生科学决策和医学科技创新的重要信息支撑。该专题提供资源检索、热点分析、按资源类型和按专题浏览功能，用户可在此数据库获取各类卫生政策信息。

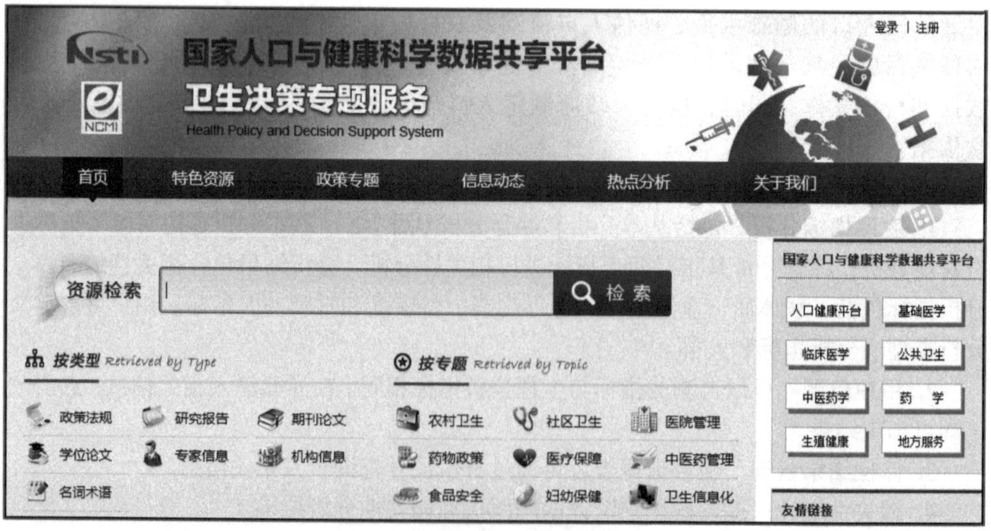

图 7-3　卫生决策专题服务主页

第二节　公共卫生科学数据中心

公共卫生科学数据中心（http://cdc.ncmi.cn/Share/index.jsp）由中国疾病预防控制中心信息中心建设，是公共卫生数据汇交、共享、加工与分析的数据平台。其数据包括传染性疾病、慢性非传染性疾病、健康危险因素、生命登记、基本信息、标准规范和政策法规等。用户可在该平台进行元数据查询、数据申请、资源检索、标准规范下载和政策法规下载等。

一、公共卫生数据

公共卫生数据资源主要包括传染病疾病、慢性非传染性疾病、健康危险因素、生命登记、基本信息五大项。每类资源均可浏览相关文档、检索查询、申请原始数据。

用户可实名注册，审核批准后可免费申请使用原始数据，研究成果中注明数据来源。

1. 传染性疾病　包括我国法定报告管理监测的 39 种传染病数据。内容包括数据库介绍、元数据、原始数据、分年龄组查询数据和分地区查询数据（图 7-4）。

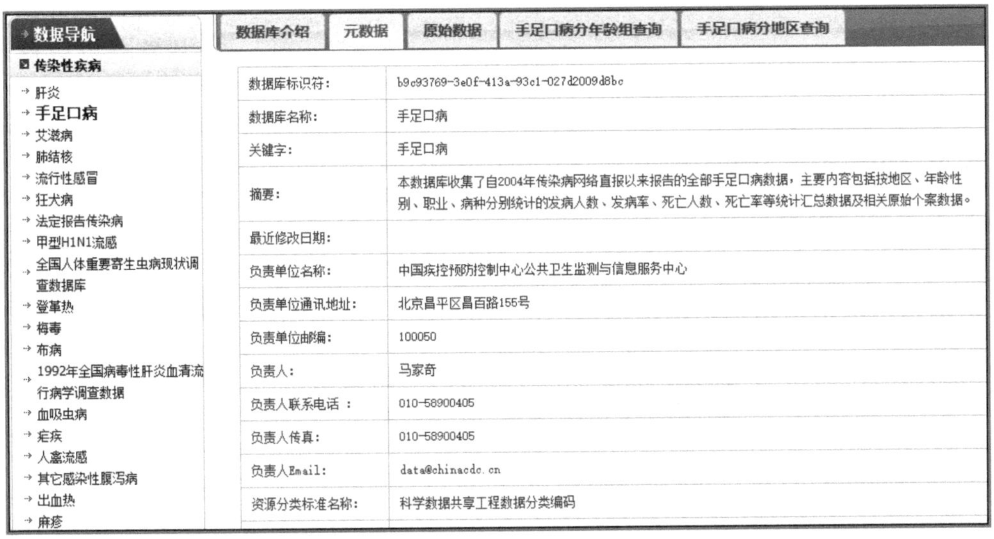

图 7-4　传染性疾病数据查询页面

2. 慢性非传染病　包括糖尿病、高血压、慢性病患病率、慢性病疾病系统构成别数据。数据集来源于 1993 年、1998 年、2003 年、2008 年 4 次国家卫生服务调查数据。主要指标为患病率，并从性别、地区、年龄别等多个维度进行分类。慢性病疾病系统别构成数据则对寄生虫、肿瘤、内分泌、营养代谢、血液造血、精神病、神经系统、眼、耳、循环系统、呼吸系统、消化系统、泌尿生殖系统、皮肤皮下组织、运动系统、损伤中毒、其他和症状不明确等 17 个疾病系统别构成比的数据进行了数据整理。

3. 健康危险因素　包括中国健康与营养状况、中国青少年健康危险行为、2002 年居民营养与健康状况调查数据库、1996 年中国吸烟行为流行病学、地方病防治数据库、2010 年全球成人烟草调查-中国和中国老年人口健康状况调查数据库。

4. 生命登记 生命登记数据提供我国死因构成数据。主要内容是全国疾病监测系统死因监测网络报告数据库和3次全国死因回顾抽样调查数据(1973～1975年,1991～2000年，2004～2005 年)。死因信息是反映人群健康状况、确定人群疾病控制优先领域、指导卫生资源有效配置的基础信息，是制定我国人口和卫生政策的重要依据。同时，死亡信息还是社会管理，包括养老保险、遗产继承、户籍管理等活动所必需的信息，社会各相关部门对死亡信息存在大量的需求。

5. 基本信息 包括人口数据库、行政区划数据库、疾控机构基本信息数据库、机构编码数据库和2000年人口普查分县资料。

二、公卫百科

公卫百科是开放的网络公共卫生平台，包含丰富的健康知识。对涉及公共卫生的专业术语、概念以百科全书的形式呈现，包括文字、表格、图片等，目前有词条 3500 多条。既可按主题分类和按字母顺序浏览，也提供词条全文检索（图 7-5）。

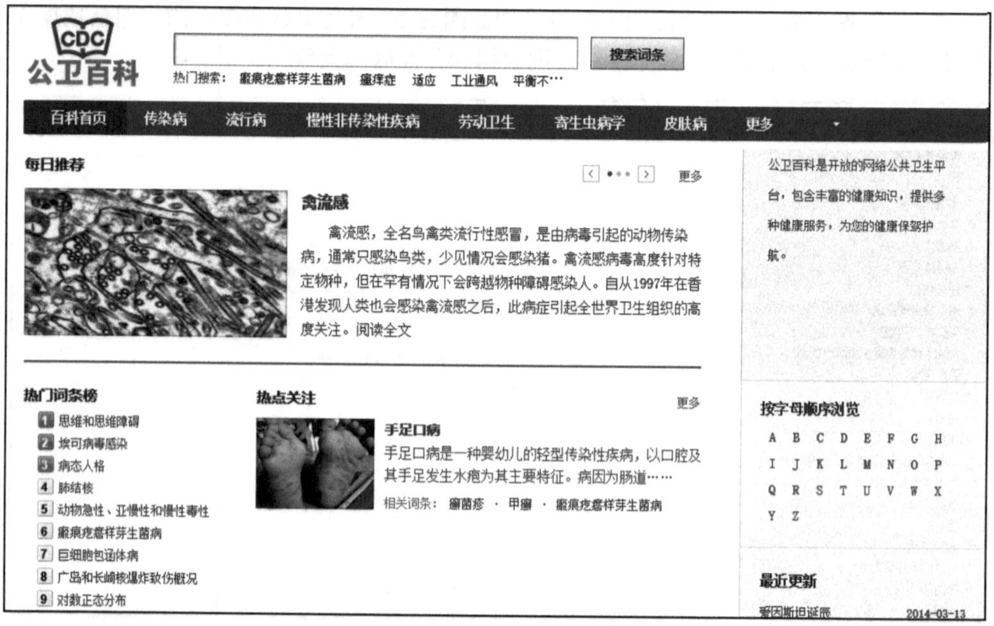

图 7-5 公卫百科主页

第三节 国家数据

国家数据（http://data.stats.gov.cn/）是中华人民共和国国家统计局建设的平台，汇聚了各专业领域的主要指标时间序列数据，包含月度、季度、年度数据，以及地区数据、普查数据、国际数据6类统计数据近800万条。数据来源于国家各部委，其中卫生和社会服务数据来源于民政部、国家卫生健康委员会，国内生产总值、农业、人口、就业工资、工业、能源、固定资产投资、房地产开发投资、建筑业、批发零售住宿餐饮、价格指数、城乡居民收入与支出等数据来源于国家统计局。

国家数据平台提供多种文件输出、制表、绘图、指标解释、表格转置、可视化图表、数据地理信息系统等多种功能，数据包括翔实的月度、季度、年度数据以及普查、地区、部门和国际数据。

一、卫生相关统计数据

在“年度数据”类可以查询有关卫生相关指标数据，包括卫生资源、卫生服务利用、法定传染病、居民死因监测、5 岁以下儿童和孕产妇死亡与卫生费用等 20 个大类的卫生统计年报表相关信息，每个大类下有若干指标。

国家数据平台是一个比较成熟的数据平台，对近 20 年的卫生相关数据指标进行基本统计描述，并将结果以统计图和表的形式进行可视化（图 7-6）。“数据管理”可进行指标筛选、统计量计算、新变量计算和缺失数据删除；“报表管理”可对数据报表进行编辑、维度转换和数据转置。

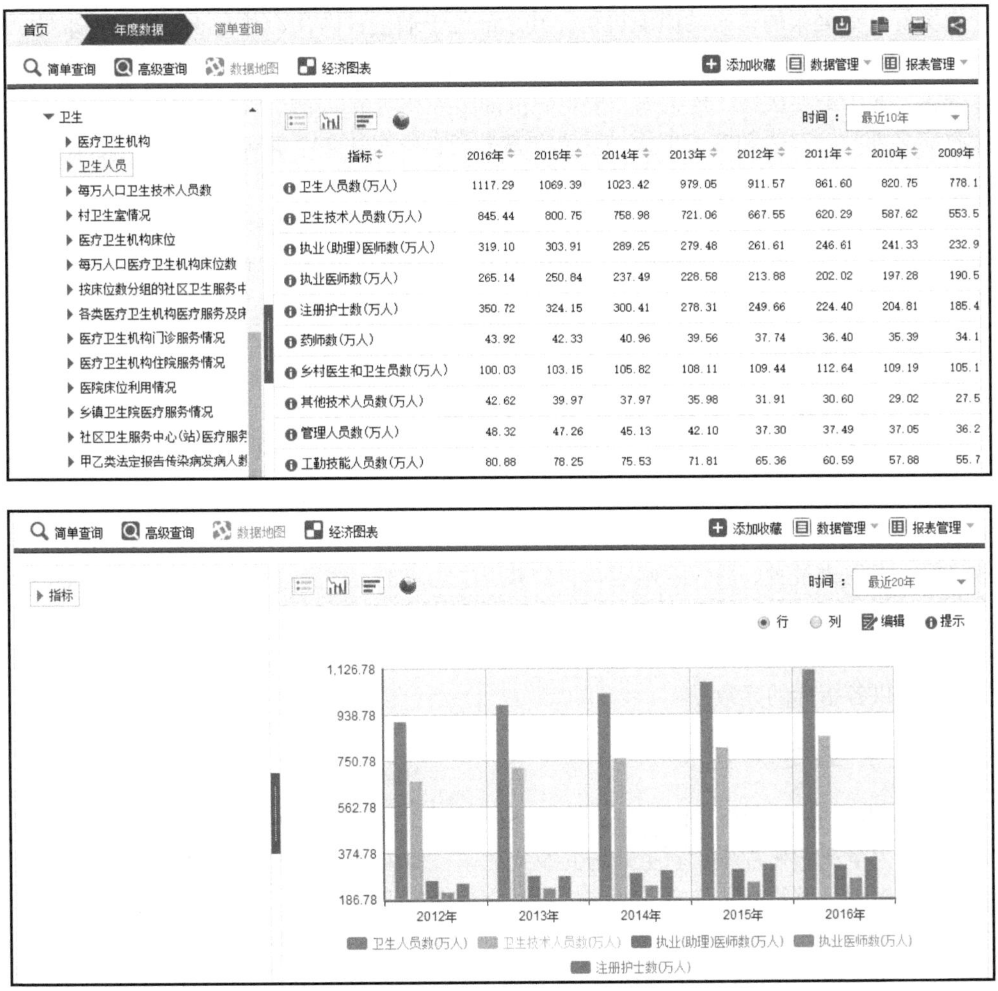

图 7-6　国家数据-卫生相关数据查询界面

二、部门数据

部门数据提供各行业部门的数据门户检索。点击其中“卫生健康委员会”即可链接到国家卫生健康委员会统计网页（http://www.moh.gov.cn/zwgkzt/pwstj/list.shtml）。包括全国卫生统计年鉴、年报和月报，年报和月报内容涉及全国医疗服务情况、二级以上公立医院病人费用情况、全国突发公共卫生事件信息和全国卫生事业发展情况简报。目前，卫生健康委员会统计中心发布的数据以文本的形式提供，不支持数据检索。

第四节　世界卫生组织

世界卫生组织（World Health Organization，WHO）是致力于为世界各地人们创造一个更美好、更健康的未来的组织机构。其总部位于瑞士日内瓦，共有 6 个区域办事处，150 个国家办事处，全球现有 7000 多名工作人员。工作领域涉及卫生系统、生命全程促进健康、非传染性疾病、传染病、全组织范围服务和防范/监测/应对。WHO 支持国家协调政府多部门、双边和多边机构、基金和基金会、民间社会组织和私营部门等合作，以实现国家卫生目标，落实国家卫生政策和战略。

世界卫生组织网站包括汉语、英语、阿拉伯语、法语、俄语和西班牙语版。网站栏目包括健康主题、数据和统计数字、媒体中心、出版物、国家、规划和项目、管理和关于世界卫生组织。主要数据资源包括全球卫生观察站数据、世界卫生组织出版物、疾病相关规划和项目数据等。

一、全球卫生观察站数据储存库

全球卫生观察站（Global Health Observatory，GHO）是 WHO 关于世界各地卫生相关统计数据的网站（图 7-7），包括来自 194 个国家的 1000 余项指标数据，其目的是帮助政府、卫生决策者、研究者确定基于公共卫生需求的卫生重点问题，监测全球可持续发展目标（sustainable development goals，SDGs）进展。GHO 包括数据库、报告、地图展和指标标准。GHO 数据库可通过主题浏览、分类浏览及按指标浏览和按国别浏览，网站同时提供各指标的元数据。

（一）主题浏览

GHO 的分主题浏览（“By theme”）与 SDGs 的卫生指标相关，根据 SDGs 的卫生相关指标分为孕产妇死亡率、新生儿与儿童死亡率、传染性疾病、非传染性疾病与精神卫生、药物滥用、道路交通伤害、性与生殖健康、全球卫生覆盖、环境污染病死率、烟草控制、基本药物与疫苗、卫生筹资与卫生人力资源、国家与全球健康风险、儿童营养不良、清洁与卫生、暴力，共 16 个主题。

（二）分类浏览

GHO 的分类浏览是根据健康相关主题进行分类，并按首字母排序。

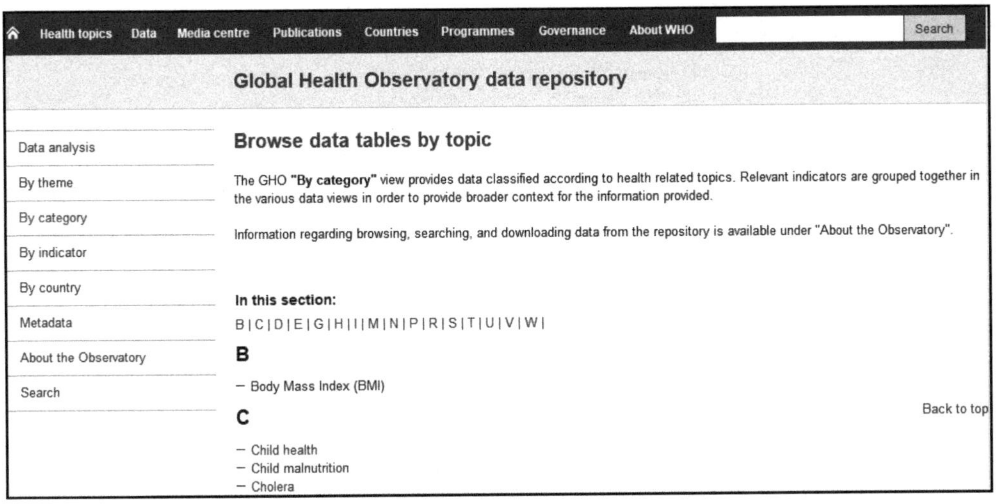

图 7-7 全球卫生观察站分类浏览页面

（三）按指标浏览

按字母顺序列出 GHO 包含的所有指标，每个指标内容包括指标的定义和该指标的统计数据。

（四）按国别浏览

按国别浏览可获取各国高度概括的卫生相关指标。包括艾滋病病毒感染人群的抗反转录病毒治疗覆盖率、手机使用率、人均国民收入、最近一次人口普查年份、15～49 岁成人 HIV 流行率、总生育率、结核治疗覆盖率、霍乱报告数、5 岁以下儿童死亡率、新生儿死亡率、婴儿死亡率、出生死亡率、H5N1 流感报告数、新生儿病死率、麻风病报告数、霍乱报告确诊人数、避孕率等 30 余项指标。

（五）元数据

元数据提供了组织数据的各字段定义代码文本，视图中的每个条目都包含了指标的索引和描述，方便二次使用。

（六）报告

GHO 报告是针对卫生的重要问题现状与趋势报告，最主要的是每年出版的《世界卫生统计》。另外，还出版一些其他与卫生相关的千年发展目标进展简报，如《2015 年卫生：从千年发展目标到可持续发展目标》（图 7-8）；涉及各方面的主题分析报告，如关于妇女和健康及疾病负担的报告。

《世界卫生统计》采用世界卫生组织区域办事处编辑和制作的出版物和数据库资料。对国家卫生现状和卫生系统进行全面综述，主要涉及以下 9 个领域：死亡率和疾病负担，死因别死亡率和发病率，部分传染病，卫生服务覆盖率，危险因素，卫生人力资源、基础设施与基本药物，卫生费用，卫生不公平，人口和社会经济统计。世界卫生统计所有报告都能以 Adobe PDF 形式下载。

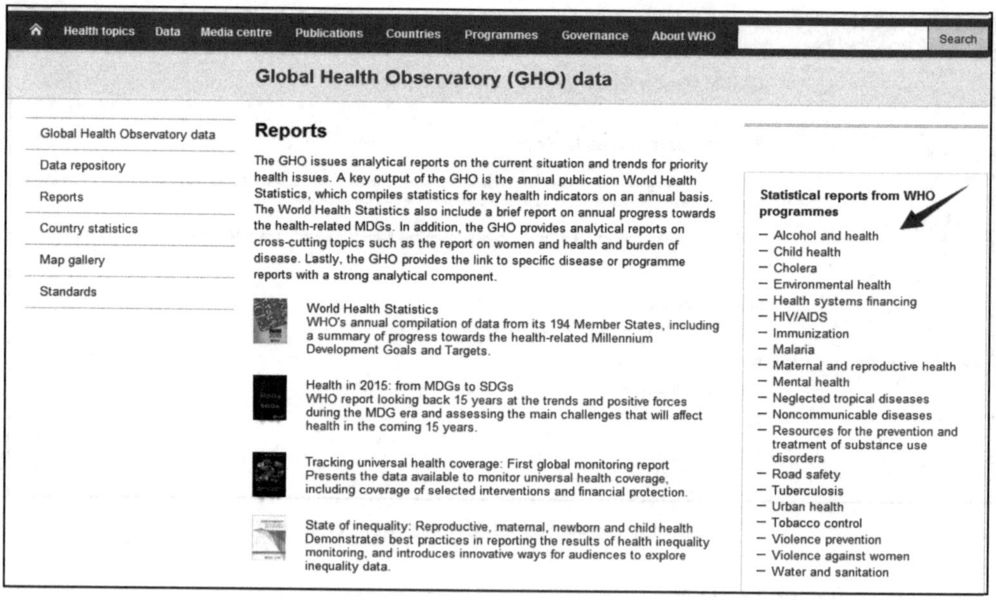

图 7-8 WHO 报告查询页面

二、世界卫生组织出版物

世界卫生组织出版物（publications）包括 WHO 主要出版物，如世界卫生报告、国际卫生条例、国际疾病分类和国际药典等；期刊，如世界卫生组织简报、地中海卫生杂志、疫情周报和世界卫生组织药物信息；区域出版物，如非洲区域、美洲区域和东南亚区域等。可在世卫组织图书馆数据库（WHO Digital Library）检索与下载相关文献（图 7-9）。

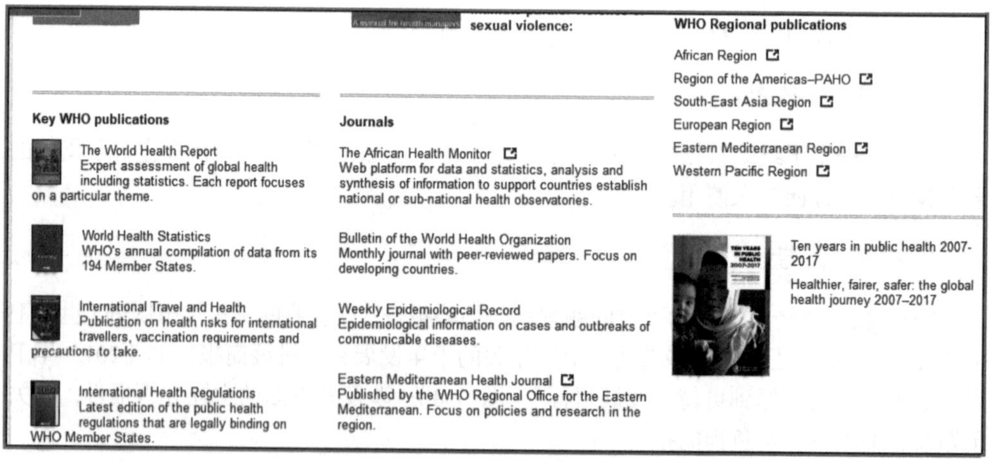

图 7-9 WHO 出版物页面

三、规划和项目

世界卫生组织规划和项目按照字母顺序排列（图 7-10），内容包括项目介绍、项目全球调查数据、出版物和相关政策介绍。

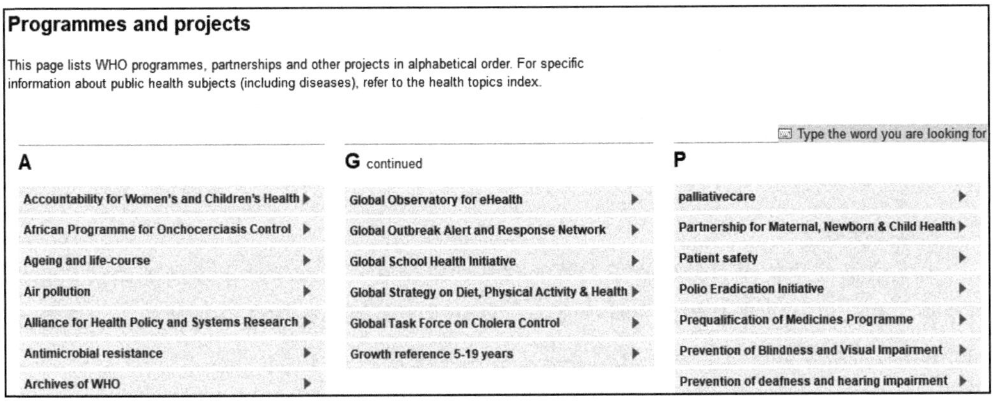

图 7-10　WHO 规划和项目页面

（吕亚兰）

第八章　医学信息利用

【内容提要】

本章依据医学教学、科研临床人员的信息需求特点，介绍一些主要的医学信息分析平台和工具，以及医疗大数据分析平台等，包括常用数据库的信息分析功能，以及基于PubMed的信息分析平台、知识发现工具、文献计量学工具等。

信息搜索的动力是因为信息需求存在，但是经常搜索出来的信息是零散的、杂乱的、无序的，这里信息包括自己工作中产生的信息（如医院信息系统中的医生撰写的患者病案资料等）。信息的再利用必须通过一定的技术方法与工具对信息进行加工，如采集、传递、存储、提取、清洗、转换等，可以应用一些科学方法与技术进行分析，包括科学计量学方法与文献计量学方法（如引文分析法、共现分析法等）、关联分析、文本挖掘、大数据分析法等。目前也有一些专业的分析平台与工具可以利用，如 GoPubMed、PubMedPlus、CiteSpace 等。

学术文献：

我国 1983 年颁布的《文献著录总则》中规定“文献是记录有知识的一切载体”。在应用工作中，文献的存在形式有文字文献、数字文献、图像文献和有声文献等。在研究工作中利用较多的是文字文献和数据文献（数据库）。

并非所有与研究问题有关的文献在内容上都符合学术文献的要求。学术文献指经过审核的文献，主要包括专业学术杂志和书籍、研究报告和学位论文、学术会议论文等。

第一节　医学信息评价与分析方法

一、文献阅读的技巧

（一）文献阅读的目的

阅读文献，特别是学术文献，对于医学信息的评价和分析，具有重要的意义。首先，文献阅读能够避免缺乏依据的研究或不必要的重复工作；其次，文献阅读可以帮助研究者了解研究的前沿领域，从而确定研究的前瞻性；再次，文献阅读可以分析以前的研究哪些成功，哪些不成功，是什么原因造成这种结果，有哪些研究途径尚未得到尝试，为研究工作提供指导思路；最后，通过文献阅读掌握信息分析的发展背景，揭示问题的概念框架，为自己的研究假说和假定提供依据。因此，文献阅读的主要目的是识别和描述研究背景。

（二）文献阅读的方法

一般情况下，文献阅读应从最新文献开始，主要原因在于可以了解到最新的研究进展，并且提供以往研究的相关信息。同时，文献阅读应该重点关注本领域综述性期刊文章，这类文章将多种来源的文献资料综合组织在一起，给读者提供一个有关该领域思想发展过程的清晰脉络，以及对不同认识的解释、分析、比较，并指出需要注意的理论和方法问题，从而为研究工作打下一个较全面的理论框架。但如果面对烦冗复杂的文献感觉无从下手，具体可参考如下的方法：

1. 先看摘要，即略读　先完整地读一下摘要，看看是否与自己的研究方向相关。

2. 再看引言，即概读　看看引言中是怎么阐述其研究思路的，是怎么得出所做研究的结论的。

3. 阅读全文，即精读　如果略读和概读的结果都合乎自己的研究方向，那么就可以开始仔细地阅读全文。

（三）文献阅读的注意事项

对于文献阅读，除了掌握必要的阅读方法，还需要注意：

1. 多数文献看摘要，少数文章看全文　阅读文献不在于多，而在于精。大批的文献必须要仔细研读其摘要，经过人为的筛选，选取比较经典及更具价值的文献进行精读，因为并不是所有的全文都真正有用。

2. 标记文献和做好记录　文献标记对阅读文献大有裨益，通过文献记录和总结使得文献阅读成为论文写作的工具。

3. 注意文献的参考价值　刊物的影响因子、文献的被引次数都能反映其考价值，同时需要注意被引用文献的评价意见。

4. 勤于思考　思考不仅是了解别人做了什么，还要考虑别人没做什么，带着挑剔的眼光去阅读文献，而不要盲目崇拜。同时阅读文献要懂得抓重点，找思路，学习别人思考和分析问题的方法。

5. 善于交流　和本领域的人交谈，交流各自所了解领域某一具体方向的研究进展。此外，还要抓住机会与其他领域的人交谈，有时候这种交谈所得到的启发要比看文献大得多。经常进行集体讨论也是非常必要的，通过分工阅读不同的文献，按序开讲，讨论交流。

二、文献计量学

（一）文献计量学的概述

1. 定义　文献计量学是将数学和统计学的方法运用于文献及其他交流介质研究的一门学科。文献计量学产生于20世纪初，20年代到40年代形成了构成其主要理论框架的几个经典定律。1969年出现了“文献计量学”这个名词，并成为情报学的重要组成部分。现在文献计量学已成为图书情报领域内最活跃的一个分支学科，体现了当代学科定量化的趋势。

文献计量学以文献体系和文献计量特征为研究对象，采用数学、统计学等计量研究方法，研究文献信息的分布结构、数量关系、变化规律和定量管理，并进而探讨科学技术的某些结构、特征和规律的一门学科。文献计量学可以定量地揭示某一学术领域的发展历程、研究重点及未来的研究方向。目前文献计量分析已被看作总结历史研究成果、揭示未来研究趋势的一种重要工具。

2. 特点

（1）文献计量学的研究内容主要是文献情报流的机制探讨：如论文作者指标、引证文献与被引证文献及二者之间的关系、文献的利用情况、书目、文献、索引等。

（2）文献计量学的关键是定量：用定量化方法对文献特征进行分析处理，采用情报学与数学、统计学相结合的研究手段。文献计量学通过采集和处理数据，深刻、准确地观察和描述各种现象及规律。

（3）以若干基本定律和规律为基础进行文献分布研究：布拉德福定律、洛特卡定律和齐普夫定律的建立，为文献计量学奠定了坚实的基础。

3. 发展 随着信息科学和信息技术的迅速发展，信息资源向着电子化、数字化、网络化的方向发展，给人类社会、政治、经济、科技和文化带来巨大的影响和深刻的变革。在新的社会环境和技术条件下，文献计量学的发展呈现新的趋势。具体表现为以下三方面：

（1）计量单位的深入：文献计量学已经不仅仅停留在以篇、册、本为单位的文献单元的计量上，而开始深入到文献的内部知识单元和文献的相关信息进行计量研究，如题目、关键词、词频、知识项、引文信息、著者、出版者、日期、语言、格式等都已成为计量的对象。

（2）文献计量研究工具现代化：随着计算机的普及，研究者开始利用计算机进行文献计量工作。通过建立系统化、规范化的数据来源体系和原始数据的获取渠道，利用计算机等现代化方法和手段进行数据处理和分析研究。

（3）网络计量学产生并且有了一定的发展：网络信息计量学是采用数学、统计学等各种定量方法，对网上信息的组织、存储、分布、传递、相互引证和开发利用等进行定量描述和统计分析，以便指示网络信息数量特征和内在规律的一门新兴分支学科。信息资源网络化的发展为网络计量学的产生提供了基础条件和研究对象。

（二）文献计量学的主要原理及应用

1. 布拉德福定律及其应用 布拉德福（Bradford）定律亦称为文献分散定律，它是英国文献学家布拉德福于 1934 年提出的描述文献分散规律的经验定律。布拉德福在其专著《文献工作》中提出，“在数量很大的文献体中，文献按某一规律的模型分散”。具体来说，该定律主要描述某一学科论文在相关期刊中的分布规律。它定量地揭示了科学论文在期刊中的集中与离散分布规律，在今天仍然具有不可替代的理论价值和实际意义。

布拉德福认为，在文献研究中，通过文献区域分析、图像观察和数学推导等可以发现，尽管学科不同，但相关论文在相应期刊有着同样的分布规律。在具体应用中，首先，布拉德福定律可以指导期刊采购工作，通过确定“核心期刊”，为期刊选订提供依据。同时可以分析各个出版社关于某一学科或专业的著作出版情况，确定此学科的“核心出版社”，以指导图书馆的采购工作。其次，它可以进行动态馆藏的维护。通过分析流通期刊的最小核心，以及核心读者所感兴趣的学科的最小核心，准确地为收藏服务，使馆藏保持一种有序状态。最后，它可以指导读者利用期刊，并以“核心期刊”的概念指导读者利用期刊。

2. 洛特卡定律及其应用 1926 年，洛特卡最先研究了科学文献数量与著者数量之间的关系，并创造性地提出了“科学生产率”的概念，即通过统计和分析科研人员的论著数量，揭示科学文献按著者的分布规律。

洛特卡定律认为：科研人员与其撰写的论著间存在着一定的数量关系，具体包括两方面。一是与论著数量相对应的作者数量；二是著者频率，即相应的著者占著者总数的百分比，上述内容两个部分均按论著数量增序排列。在对数据的研究过程中，洛特卡在名为《科学生产率的频率分布》中，论述了化学与物理领域中作者频率与论文数量的分布规律，提出了描述这二者关系的一般公式，同时还阐明了科学生产率的经验规律，即洛特卡定律，又称“倒数平方定律”。

在具体应用中，在图书馆学情报学方面，洛特卡定律用来预测发表不同数目文章的著者数量和特定学科的文献数量；在预测科学方面，按照洛特卡定律，可以通过统计或计算科学著者数量来预测文献数量的增长速度和文献流的动向，便于掌握文献的交流规律，同时从文献计量学的角度出发，也可以预测科学家数量的增长和科学发展的规模及趋势等；在科学学和人才学方面，洛特卡定律可以用来研究科学家的活动规律，研究人才的著述特征等。

3. 齐普夫定律及其应用 词汇在科技文献中的使用和出现频率是有一定规律的，许多学者对此进行了探索和研究，其中最为著名的是齐普夫定律。1949 年，美国语言学家齐普夫发表了专著《人类行为与最省力法则》，提出了“最省力法则”，即人们在解决任何一个问题时，总是力图把所能付出的平均工作消耗最小化，达到最省力的地步。

在具体应用中，在词表编制方面，根据齐普夫定律的频率分布方法，通过标引实验，找出被标引文献与叙词使用频率的分布特征，确定合乎需要的参数值。在信息检索方面，按照齐普夫定律计算词频出现的概率，可以用于估计信息检索系统所需要的存储量。在图书情报管理方面，通过齐普夫定律合理选择图书馆或者信息中心的最佳地理位置，使得使用者能以最省力途径方便到达，据此设计图书馆、信息中心资料库的排架。

三、引文分析法

（一）概述

作者在撰写或编辑论著时，常以尾注、脚注、文中注和参考文献的形式标明所引用的概念、理论、方法、文献资料等的来源出处，为自己的论述提供佐证和依据，形成被引文献记录即引文（citation）。通过追寻这种引证联系，可以找到一系列内容相关的文献，从中可以找出某些学术观点的演化发展脉络，某一领域的研究动态、走向和规律，某一学科的核心作者群，学术研究中的起承转合关系，以及某一名词、概念、方法出现的时间、频次和衰减情况。引文数据库可以提供以引证关系为特征的特殊的文献检索方法，客观准确地揭示文献之间跨时空、跨学科、多领域的网状联系。在科研评价中，引文数据库可以从文献的“数量”（科研产出率）和“质量”（成果影响力）方面提供有关学科分布、作者、机构、期刊和地区的多项统计数据和指标。

（二）分类

引文分析包括耦合分析、同引分析和引文数量分析。耦合分析指的是多篇论文引用同一篇文献，这些多篇论文之间的关系称为耦合，耦合关系的强弱由共同引用的参考文献的篇数决定，通过耦合分析可以在学科内部划分出耦合度较高的论文簇。同引分析是指两篇文章同时被后来的文献引用，可用于跟踪学术前沿，映射研究领域。引文数量分析，则用于对期刊和论文学术价值的评价。

（三）应用

1. 测定学科或主题的影响和重要性 通过文献引用频率的分析研究可以测定某一学科的影响和某一国家某些学科的重要性。

2. 研究学科或主题的结构 通过引文聚类分析，特别是从引文间的网状关系进行研究，能够探明有关学科之间的亲缘关系和结构，划定某学科的作者集体；分析推测学科间的交叉、渗透和衍生趋势；还能对某一学科的产生背景、发展概貌、突破性成就、相互渗透和今后发展方向进行分析，从而揭示科学的动态结构和某些发展规律。

3. 研究学科或主题信息源分布 通过文献间的相互引证关系，分析某学科（或专业）文献的参考文献的来源和学科特性，不仅可以了解该学科与哪些学科有联系，而且还能探明其信息的来源及分布特征，从而为制定本学科的信息管理方案和发展规划提供依据。

4. 确定核心期刊 引文分析方法是确定核心期刊的常用方法之一。这种方法的主要特点，是从文献被利用的角度来评价和选择期刊的，比较客观。加菲尔德通过引文分析，研究了文献的聚类规律。他将期刊按照期刊引用率的次序排列，发现每门学科的文献都包含其他学科的核心文献。这样，所有学科的文献加在一起就可构成一个整体的、多学科的核心文献，而刊载这些核心文献的期刊不过 1000 种左右。利用期刊引文的这种集中性规律可以确定学科的核心期刊。

5. 研究文献老化规律 对于文献老化的研究，一般是从文献被利用角度出发的，普赖斯曾利用引文分析探讨文献的老化规律，他通过对“当年指标”和“期刊平均引用率”的分析，即期刊论文是由半衰期决然不同的两大类文献构成的、即档案性文献和有现时作用的文献。对引文的年代分布曲线进行分析，可以测定各学科期刊的“半衰期”和“最大引文年限”，从而为制定文献的最佳收藏年限、对文献利用进行定量分析提供依据。

6. 研究信息用户的需求特点 利用引文分析方法进行信息用户研究是一种重要途径。根据科学文献的引文可以研究用户的信息需求特点，一般而言，参考文献是作者所需要和利用的最有代表性的文献。因此，引文的特点可基本反映出用户利用正式渠道获得信息的主要特点，尤其是某信息中心对其所服务的用户所发表的论文的引文分析，更具有直接的指导意义。

7. 评价人才 在人才评价方面，常采用引文分析方法，这是因为某著者的论文被别人引用的程度可以作为衡量该论文学术价值和影响的一种测度，同时，也从科研成果被利用的角度反映了该著者在本学科领域内的影响和地位。因此，引文分析法通过分析引文数据为人才评价提供了依据。

四、内容分析法

内容分析法是一种对文献内容做客观系统的定量分析的专门方法，其目的是弄清或测验文献中本质性的事实和趋势，揭示文献所含有的隐性情报内容，在此基础上对事物发展趋势作情报预测。

按分析单元划分，内容分析法可以分为词频分析和篇幅分析，词频分析具体包括主题词词频分析和指示词词频分析两大类，主题词词频分析指用主题词作为分析单元，以统计所分析的对象中有关主题词出现的频次为基础进行分析和推断；指示词词频分析，是用特定的指示词作为分析单元，根据其频次进行分析判断。而篇幅分析是以具有独立意义的内容篇幅作为分析单元，根据对有关内容的比重、结构、数量变化等进行分析和推测。

从内容分析法的特点来说，首先它具有系统性，内容分析法使得信息内容或类型的取舍具有一以贯之的取舍标准，从而避免只有支持研究者假设前提的资料才能被纳入研究对象的情况。其次具有定量性，它在研究中运用统计学方法对类目和分析单元出现的频数进行计量，用数字或图表的方式表述内容分析的结果，其目的是精确地描述信息整体，使研究结果简明扼要，且有助于结论的解释和分析。最后它具备客观性，内容分析法的分析必须基于明确指定的规则执行，从而确保不同的人可以从不同的文献中得出同样的结果。

内容分析法广泛地应用于社会科学与情报研究中，它可以充分展示信息情报人员的文献积累优势及其专业能力，使信息情报部门能够利用专业优势密切关注社会发展状况及热点，并提出相应的建议，成为政府等管理部门的参谋。同时还可有效地与其他方法进行融合，从而为科技评价、科学管理与预测的研究提供必要的依据，其中 Meta 分析是内容分析法在信息分析领域的一个重要应用。

20 世纪 60 年代 Meta 分析思想最早应用于教育、心理学等社会科学领域，20 世纪 70 年代扩大到医学健康领域，于 20 世纪 80 年代盛行起来，被广泛应用于医学研究的各个领域，其方法学也逐渐系统、完善，以后逐渐扩展到可应用于任何实验研究和观察性研究，而且由定性研究发展到定量研究。目前 Meta 分析在医学中主要应用于以下几个领域：人群中重大健康问题的研究，如心脑血管疾病问题、恶性肿瘤问题等；疾病病因探索中因果联系的强度和特异性研究；疾病预防、治疗或干预等措施影响的强度和特异性研究；临床医学研究中诊断试验方法的有效性、临床药物疗效的判定以及疾病治疗的成本效益分析等。

Meta 分析必须遵循科学研究的基本原则：

1. 提出需要并可能解决的问题，拟定研究计划　进行 Meta 分析首先应提出问题，进行科研设计并制定研究方案，应拟定一个详细周密的课题计划书。

2. 确定检索策略，检索相关文献　问题确定后，第一步就是收集资料，确定检索词及其之间的搭配关系，制定检索策略和检索范围。

3. 制定纳入标准，评价文献质量并筛选合格的研究　根据具体的研究目的和专业知识等制定统一标准。

4. 提取纳入文献的数据信息　每一个研究都应按事先制定的资料摘录表内容提取信息并进行分类整理，创建数据库。

5. 统计分析　其过程依次为选择评价指标、选择效应量指标、异质性检验、选择分析模型、发表偏倚等。

6. 报告和解释结果　对结果的分析与讨论，要按科技论文的写作格式写出总结报告。

【问题】

慢性阻塞性肺疾病（COPD）是以持续气流受限为特征的慢性气道疾病，发病率高，全球约 6%的成人患有 COPD。而无创通气（NIV）在用于慢性阻塞性肺疾病急性加重期（AECOPD）所致高碳酸血症性呼吸衰竭、心源性肺水肿、免疫抑制或缺陷患者，以及有创呼吸机的撤离方面具有明显的优势及重要的临床价值。为此，通过对 NIV 用于 HES 的 AECOPD 患者的相关研究进行 Meta 分析，为 NIV 的应用提供循证医学证据。（刘奇，陈荣昌，贾留群，等. 2016. 无创通气用于肺性脑病患者疗效的 Meta 分析. 中华危重病急救医学，28（1）：57-62.）

通过计算机检索美国国家医学图书馆 PubMed、荷兰医学文摘 Embase、Cochrane 临床试验数据库、中国知网（CNKI）数据库、万方数据库，自建库起至 2015 年 1 月公开发表的学术专业期刊文献。英文检索词：hypercapnic encephalopathy syndrome、hypercapnic coma、chronic obstructive pulmonary diseases、noninvasive mechanical ventilation（or NIV）、bilevel ventilation（or bipap）；中文检索词：HES、无创通气、双水平正压通气、持续气道正压通气、慢性阻塞性肺疾病。

检索数据库获得文献 283 篇，最终有 6 篇文献符合纳入条件（图 8-1）。

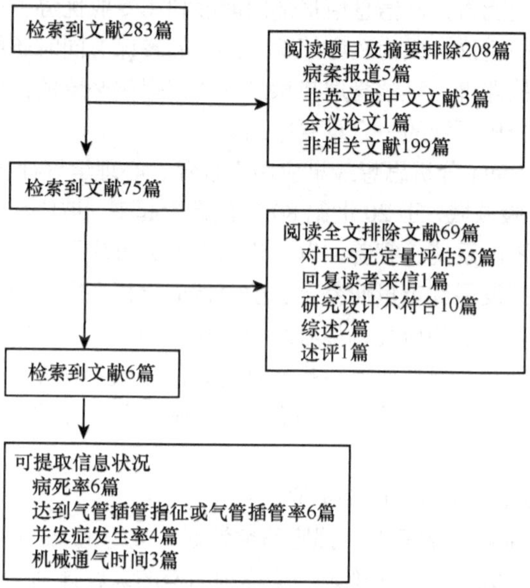

图 8-1 对比 NIV 与 CMV 对 HES 患者疗效的 Meta 分析文献检索及纳入流程

通过基本特征及质量评价分析可以发现，研究对象 225 例，其中 NIV 组 112 例，CMV 组 113 例；各研究中患者的平均年龄为 70 岁左右；所有患者均为 AECOPD 或存在 COPD 基础病合并肺炎等导致的急性 HES，且均对 HES 进行了定量评分。纳入研究均符合 CASP 清单筛选条目，失分主要因为在文献中未强调对研究者采用盲法、部分研究对象无明确的近期肺功能数据，失分不会明显影响本次 Meta 分析结果。纳入文献基本特征及 CASP 清单评分情况见表 8-1。

表 8-1 对比 NIV 与 CMV 对 HES 患者疗效的基本特征及质量评价

作者	发表年份	研究设计	分组	例数（例）	HES 定量评分[分，$\bar{x}\pm s$ 或 M(范围)]	pH（$\bar{x}\pm s$）	$PaCO_2$（mmHg，$\bar{x}\pm s$）	$PaCO_2/FiO_2$（mmHg，$\bar{x}\pm s$）	病情程度评分[分，$\bar{x}\pm s$ 或 M 分（范围）]	CASP 评分（分）
Briones 等	2008	病例对照	NIV 组	12/5[a]	6.3±1.3[b]	7.15±0.07	85±15	109±81	25.7±1.8[f]	11
			CMV 组	12	5.6±1.3[b]	7.18±0.05	75±14	103±43	26.2±2.0[f]	
Conti 等	2002	RCT	NIV 组	23	3±5[c]	7.20±0.05	85±16	168±38	38.8±5.8[f]	9
			CMV 组	26	2.5±0.6[c]	7.20±0.05	87±14	171±38	37.7±5.7[f]	

续表

作者	发表年份	研究设计	分组	例数（例）	HES 定量评分[分，$\bar{x}\pm s$ 或 M(范围)]	pH（$\bar{x}\pm s$）	$PaCO_2$（mmHg，$\bar{x}\pm s$）	$PaCO_2/FiO_2$（mmHg，$\bar{x}\pm s$）	病情程度评分[分，$\bar{x}\pm s$ 或 M（范围）]	CASP 评分（分）
Corrado 等	2004	RCT	NIV 组	22/19[a]	14（3～15）[b]	7.20±0.04	96±16	192±60	32（17～42）[g]	11
			CMV 组	22/13[a]	14（7～15）[b]	7.20±0.04	100±18	172±62	35（20～47）[g]	
Honrubia 等	2005	RCT	NIV 组	20	3～5[b]	7.27±0.09	72±28	119±66[e]	25±7[f]	8
			CMV 组	18	3～5[b]	7.27±0.13	70±30	120±59[e]	24±10[f]	
Scala 等	2007	病例对照	NIV 组	20/14[a]	3.4±0.6[c]	7.22±0.02	88±15	162±33	34±7[g]	10
			CMV 组	20/15[a]	3.4±0.6[c]	7.22±0.05	90±10	161±32	36±6[g]	
Scala 等	2010	病例对照	NIV 组	15/12[a]	3.4±1.2[c]	7.27±0.02	76±7	163±60	71±9[h]	9
			CMV 组	15/9[a]	3.2±1.0[c]	7.27±0.03	78±13	165±13	73±6[h]	

NIV 对病死率的影响（图 8-2）：6 项研究报告了病死率，各研究间不存在异质性，故采用固定效应模型进行 Meta 分析。结果显示，与 CMV 组比较，NIV 组可明显降低患者的病死率（20.5%比 32.7%，RR=0.63，P=0.04）。

研究或亚组	NIV 组 事件	NIV 组 总数	CMV 组 事件	CMV 组 总数	权重（%）	RR值 M-H，固定效应模型，95%CI
Briones 等	2	12	4	12	10.8	0.50 [0.11, 2.23]
Conti 等	6	23	5	26	12.7	1.36 [0.48, 3.86]
Corrado 等	4	22	6	22	16.2	0.67 [0.22, 2.04]
Honrubia 等	3	20	7	18	19.9	0.39 [0.12, 1.27]
Scala 等	5	20	5	20	13.5	1.00 [0.34, 2.93]
Scala 等	3	15	10	15	27.0	0.30 [0.10, 0.88]
总计 (95%CI)		112		113	100.0	0.63 [0.40, 0.98]
总事件	23		37			

异质性检验：Chi^2=5.37，df=5（P=0.37）；I^2=7%
总体效益检验：Z=2.04（P=0.04）

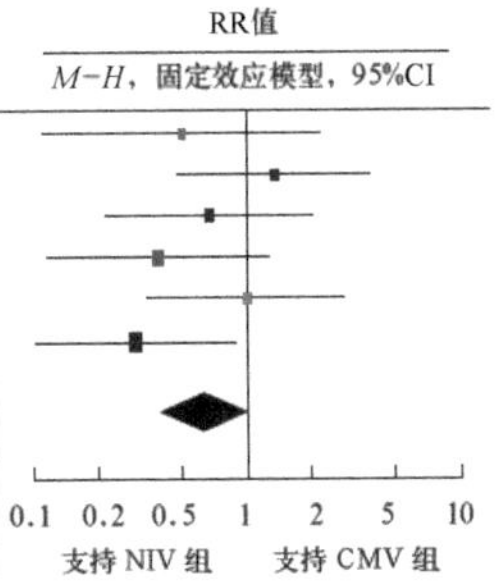

图 8-2　对比 NIV 与 CMV 对 HES 患者病死率影响的 Meta 分析

偏倚分析发现（图 8-3）：漏斗图两侧基本对称，提示纳入研究有关病死率的发表偏倚非常小，表明 NIV 可以明显降低住院病死率这一结果的可信度较高。

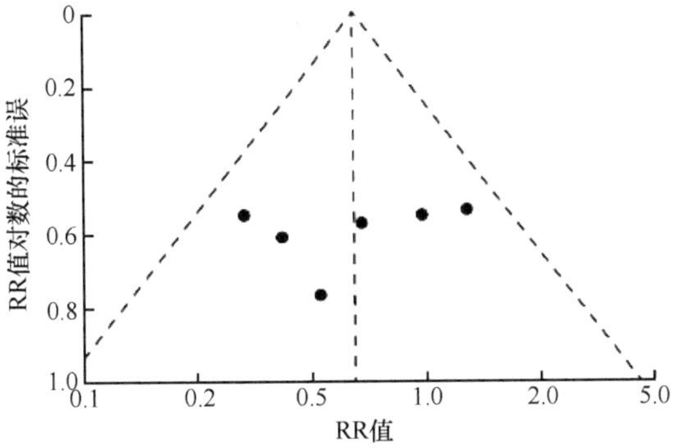

图 8-3　对比 NIV 与 CMV 对 HES 患者病死率影响的 Meta 分析纳入文献发表偏倚的漏斗图

大数据分析：

大数据分析即“从数据中发现隐含的、先前不知道的、潜在有用的信息的非平凡过程”，其目的是把大量的原始数据转换成有价值的、便于利用的知识。自从数据挖掘和知识发现的概念于1989年8月首次出现在第11届国际联合人工智能学术会议以来，大数据分析领域的研究和应用均得到了长足的发展，形成了一些行之有效的理论和方法，并逐渐成为计算机信息处理领域的研究热点。

Meta分析显示，与CMV相比，NIV不仅能够降低HES患者的气管插管率、减少并发症的发生、缩短机械通气时间，还能显著降低患者的院内总体病死率，具有明显优势。

五、大数据分析法

随着科学技术的进步，新的数据采集和获取技术不断发展，使得数据库中所存储的数据量也随之急剧增长。但数据处理技术的发展却相对落后，数据库技术仍然停留在相对简单的录入、查询、统计、检索阶段，对数据库中的数据之间存在的关系和规则、数据的群体特征、数据集内部蕴涵的规律和趋势等，却缺少有效的技术手段将其提取出来，从而出现所谓的“被数据淹没，却饥渴于知识”的现象。为了解决这种现象，科学家们于20世纪80年代末期创立了一个新的研究领域，即大数据分析，这是在数据库技术、机器学习、人工智能、统计分析等基础上发展起来的一个交叉性的学科。

数据挖掘是一个多学科交叉研究领域，它融合了数据库技术、人工智能、机器学习、统计学、知识工程、面向对象方法、信息检索、高性能计算及数据可视化等最新技术的研究成果，利用数据挖掘技术可以分析各种类型的数据，如结构化数据、半结构化数据及非结构化数据、静态的历史数据和动态数据流数据等。关系数据库中通常存储和管理的是结构化的数据，它将一个实体的各方面信息通过离散的属性进行描述；而文本数据库或文档数据库，通常存储和管理的是半结构化的数据，如新闻稿件、研究论文、电子邮件、书籍及Web页面等属于半结构化数据；空间数据库、多媒体数据库中存放的是非结构化数据，如地图、图片、音频、视频等都属于非结构化数据。相对半结构化和非结构化数据来说，针对结构化数据的数据挖掘技术比较成熟，如IBM Intelligent Miner、SAS Enterprise Miner、SGI MineSet、Clementine及Microsoft SQL Server 2000等。

聚类分析方法是一种典型的大数据分析法，它是根据实体的特征对其进行聚类或分类，进而发现数据集的整个空间分布规律和典型模式的方法。它主要是对样本或指标进行分类的一种多元统计分析方法，其讨论的对象是大量的样本，要求能合理地按各自的特性进行合理的分类，没有任何模式可供参考或依循，即在没有先验知识的情况下进行。

聚类分析认为：研究的样本或变量之间存在着程度不同的相似性，根据一批样本的多个观测指标，找出一些能够度量样本或变量之间相似程度的统计量，以这些统计量作为分类的依据，把一些相似程度较大的样本聚合为一类，把另外一些相似程度较大的样本聚合为一类，直到把所有的样本都聚合完毕，形成一个由小到大的分类系统。

【问题】

运用聚类分析方法，从文献分析角度梳理国外重症医学学科研究热点，为国内重症医学领域学者提供一个整体上宏观的概括结果和国外研究热点分析，以期在今后的学科发展中作为有益的参考（李强，李维，徐速，等. 2016. 重症医学国外研究热点聚类分析. 中华危重病急救医学，28（3）：200-204）。

通过检索PubMed数据库，系统收集2004年1月1日至2015年11月8日国外发表的主题词或关键词中涉及重症医学的文献，检索词为 critical illness、critical care、intensivecare units，共检索到相关文献48 133篇。

使用书目信息共现挖掘系统（BICOMS）将上述检索出的文献进行计量分析，统计主题词的出现频次并排序，将出现频次≥29 次、累积出现频次百分比达到 49.932 0% 的 34 个主题词作为重症医学的研究热点（表 8-2）。

表 8-2 PubMed 数据库涉及重症医学的主要研究热点（2004 年 1 月 1 日至 2015 年 11 月 8 日）

序号	主题词	频次	百分比（%）	累积百分比（%）	序号	主题词	频次	百分比（%）	累积百分比（%）
1	critical illness	1313	13.727 1	13.727 1	18	delirium	46	0.480 9	44.202 8
2	critical care	785	8.207 0	21.934 1	19	parenteral nutrition	45	0.470 5	44.673 3
3	intensive care	625	6.534 2	28.468 4	20	cross infection	42	0.439 1	45.112 4
4	intensive care units	268	2.801 9	31.270 3	21	hypnotics and sedatives	37	0.386 8	45.499 2
5	blood glucose	146	1.526 4	32.796 7	22	severity of illness index	36	0.376 4	45.875 6
6	hypenglycemia	126	1.317 3	34.114 0	23	respiratory distress syndronte adult	36	0.376 4	46.252 0
7	insulin	123	1.285 9	35.399 9	24	Hypoglycemia	36	0.376 4	46.628 3
8	hospital mortality	111	1.160 5	36.560 4	25	conscious sedation	36	0.376 4	47.004 7
9	enteral nutrition	105	1.097 8	37.658 1	26	fluid therapy	33	0.345 0	47.349 7
10	respiration artificial	92	0.961 8	38.620 0	27	multiple organ failure	33	0.345 0	47.694 7
11	hypoglycemic agents	88	0.920 0	39.540 0	28	cause of death	33	0.345 0	48.039 7
12	sepsis	83	0.867 7	40.407 7	29	intensive care units pediatrie	32	0.334 6	48.374 3
13	aculte kidney injury	73	0.763 2	41.170 9	30	renal replacement therapy	32	0.334 6	48.708 8
14	mouitoring physiologic	71	0.742 3	41.913 2	31	nurse's role	30	0.313 6	49.022 5
15	nutritional support	69	0.721 4	42.634 6	32	practice guidelines as topic	29	0.303 2	49.325 7
16	anti-bacterial agents	53	0.554 1	43.188 7	33	quality of life	29	0.303 2	49.628 9
17	wounds and injuries	51	0.533 2	43.721 9	34	family	29	0.303 2	49.932 0

上述 34 个主题词生成主题词词篇矩阵，使用 Gcluto 1.0 软件，对矩阵进行聚类，采用 cosine 函数进行相似性计算，聚类标准函数为 I^2。根据实际聚类效果将主题词聚为 8 类，生成主题词聚类树状图（图 8-4），并做成可视化高斯曲线拟合形成的山峰图（图 8-5）。

从图 8-5 看出，每个山峰代表一类文献形成的集合体，山峰的体积、高度、位置和颜色都反映出其代表类群的相关信息。山峰的体积代表此类群中包含的文献数量，体积越大代表文献数量越多；山峰的高度反映出此类群中文献内容的相似性，山峰越高，山丘越陡峭，相似程度越高。以聚类 0 为例，生成的山峰最为陡峭粗壮，体积最大，峰顶颜色为红色，说明该聚类文献数量最多，且研究主题也高度一致，具有代表性的文献有 PMID24535207、PMID24378668、PMID2339236 等。分析这些文献后发现，研究主题主要集中在重症患者的血糖控制上。

同时，通过对 PubMed 数据库中所有关于“重症医学”的相关文献汇总后进行聚类分析，可以看出重症医学自学科成立以来研究文献的数量一直处于稳步增长的态势（图 8-6）。

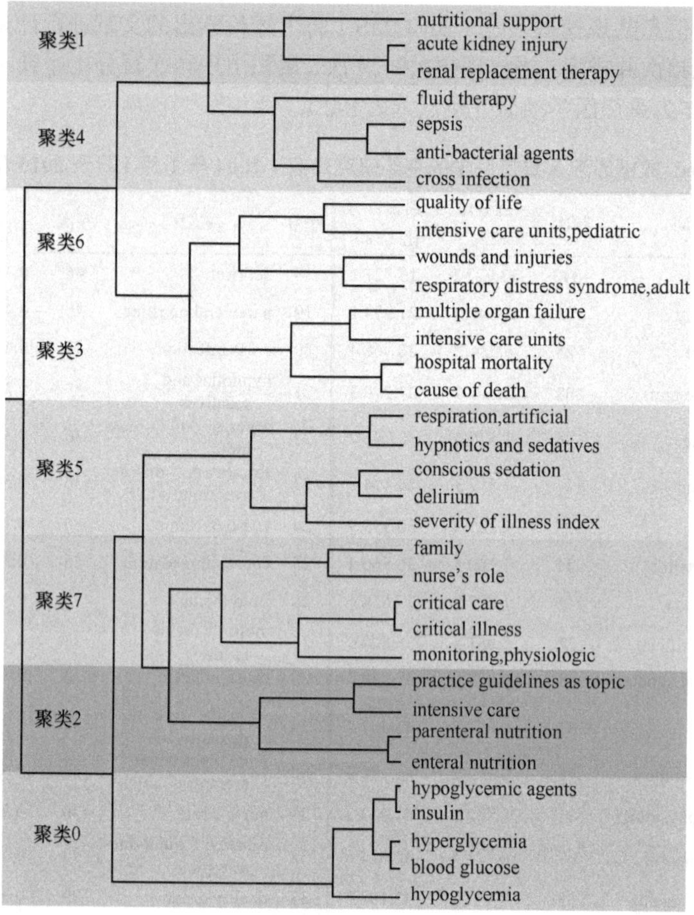

图 8-4 PubMed 数据库涉及重症医学的主题词聚类树状图（2004 年 1 月 1 日至 2015 年 11 月 8 日）

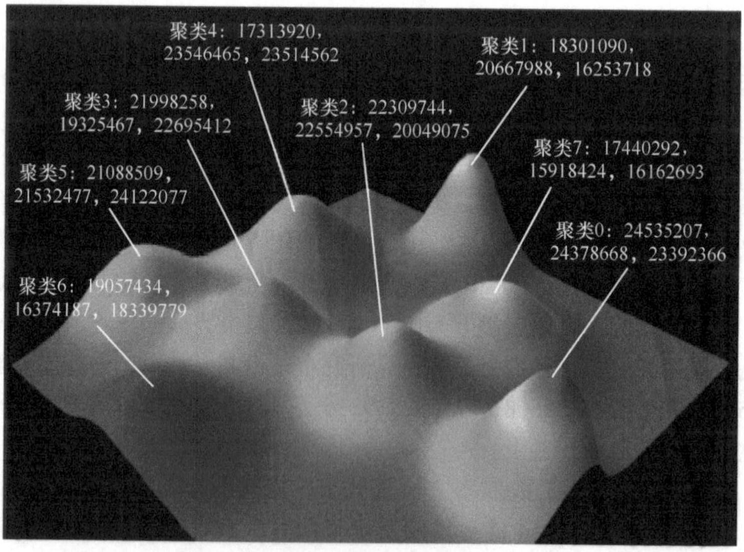

图 8-5 PubMed 数据库重症医学主题词

可视化高斯曲线拟合山峰图（2004 年 1 月 1 日至 2015 年 11 月 8 日）

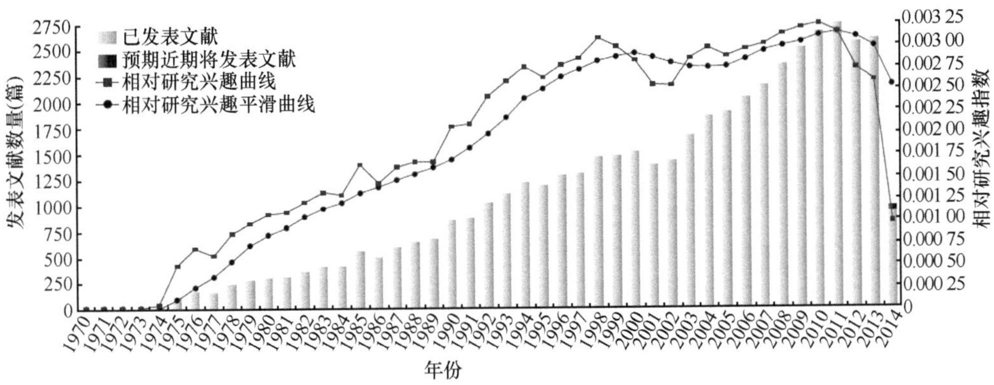

图 8-6　PubMed 数据库重症医学文章增长趋势（2004 年 1 月 1 日至 2015 年 11 月 8 日）

（浦科学）

第二节　医学信息分析平台与工具

一、文献分析平台与工具

随着技术的进步，一些数据库逐渐开始开发统计分析功能，部分数据库还具有引文分析、共引分析、共现分析等功能，从多角度对检索结果进行分析，检索者可以节约大量文献阅读时间。

（一）中文数据库分析平台

常用的中文数据库 CBM、CNKI、万方等都具有一定的数据分析功能。

1. 中国生物医学文献数据库（CBM）　可以实现对主题、学科、期刊、作者、时间、地区的统计分析，并且对主题和学科可以进行聚类分析（图 8-7），根据需要选择相应的主题分类，层层点击展开就可以快速浏览所需要的主题文献（主题后面的数字是对应的文献数量）。点击“统计”链接可以看到以分栏形式显示的主题、学科、期刊、作者、时间和地区的统计分析结果，每栏括号中的数字是文献数量，也可以查看其相应的统计图。

2. 中国知网（CNKI）　中国知网数据库的检索结果具有统计分析功能，能对检索结果按照学科、发表年度、研究层次、作者、机构、基金进行分组浏览，并从文献来源、资源类型、关键词、文献类型等几个方面进行了统计，方便读者查看，其结果以“文字+命中文献数量”形式显示，也可以点击图标以图形方

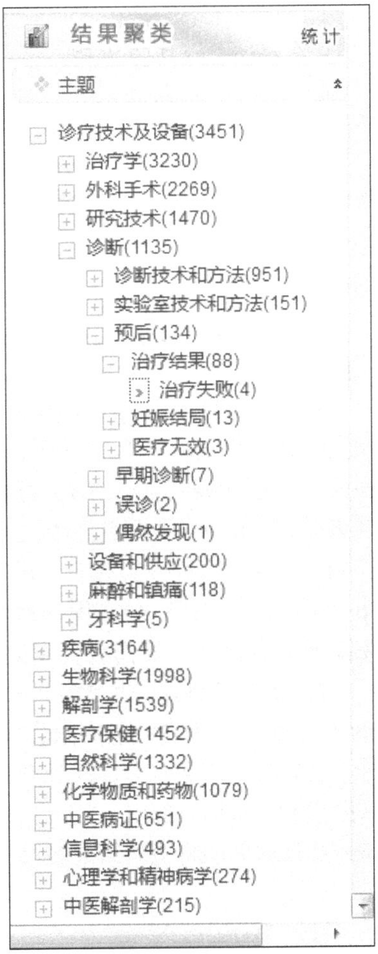

图 8-7　CBM 数据库主题聚类

式显示，读者可以点击“计量可视化分析”选择“已选文献分析或全部检索结果分析”查看分析结果，其结果包括总体趋势、关键词共现网络（共现分析法）、分布，并提供比较分析功能（图 8-8）。

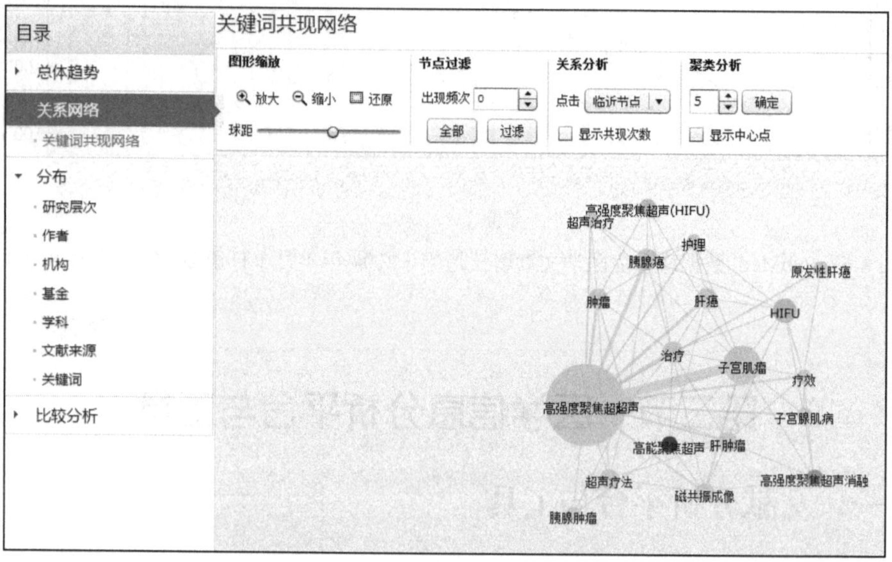

图 8-8 CNKI 结果计量可视化

3. 万方数据库 万方数据库的检索结果左侧栏可以从资源类型、学科分类、年份、语种、来源数据库、出版状态、作者、机构进行统计分析，并提供智能扩展功能，展示检索词语的同义词、上位词、下位术语、相关概念和优选术语等，以及提供按时间统计的年度发文趋势图。

（二）基于 PubMed 检索结果的文献分析平台

1. GoPubMed（http://www.gopubmed.com） 是德国 Transinsight 公司和德国德累斯顿大学合作开发的一个文献分析工具，利用生物信息学相关知识（基因本体——GO 和医学主题词表——MeSH）可以对 PubMed 检索结果进行探索、分析。GoPubMed 结果分析（图 8-9）提供高频词、研究的领域分布、研究者分布、国家/城市分布，以及期刊发文、年度发文统计，通过高频词了解该领域的研究热点，通过作者合作网络图、世界范围的研究分布图和趋势图，让检索者快速对该研究的总体趋势、研究热点、主要研究者及其主要作者合作关系（图 8-10）等有一个大致的了解。

2. PubMedPlus 也称为 PubMed 分面检索与聚类分析系统（http://www.pubmedplus.cn/），由北京唯博赛科技有限公司开发，属于收费工具，除了支持 PubMed 的检索功能外，旨在实现语义检索，并对 PubMed 的检索结果进行分面检索与聚类分析。系统可以按照期刊、机构、部门、年份、作者、国家、城市、主题词等 50 多项进行统计和聚类，按照出现的频率将检索结果展示出来（图 8-11）。

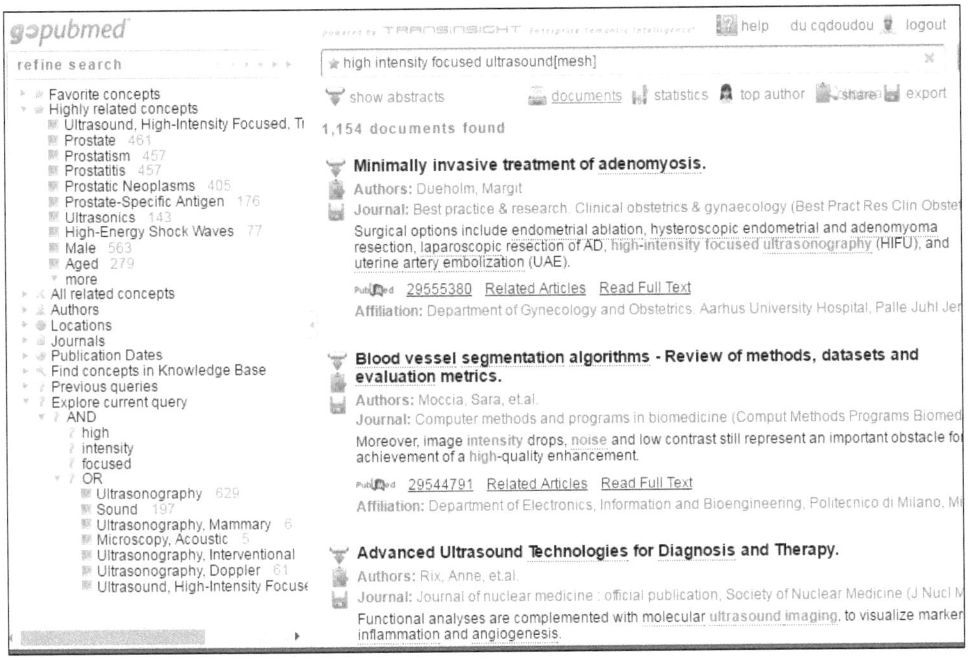

图 8-9　GoPubMed 检索结果显示页面

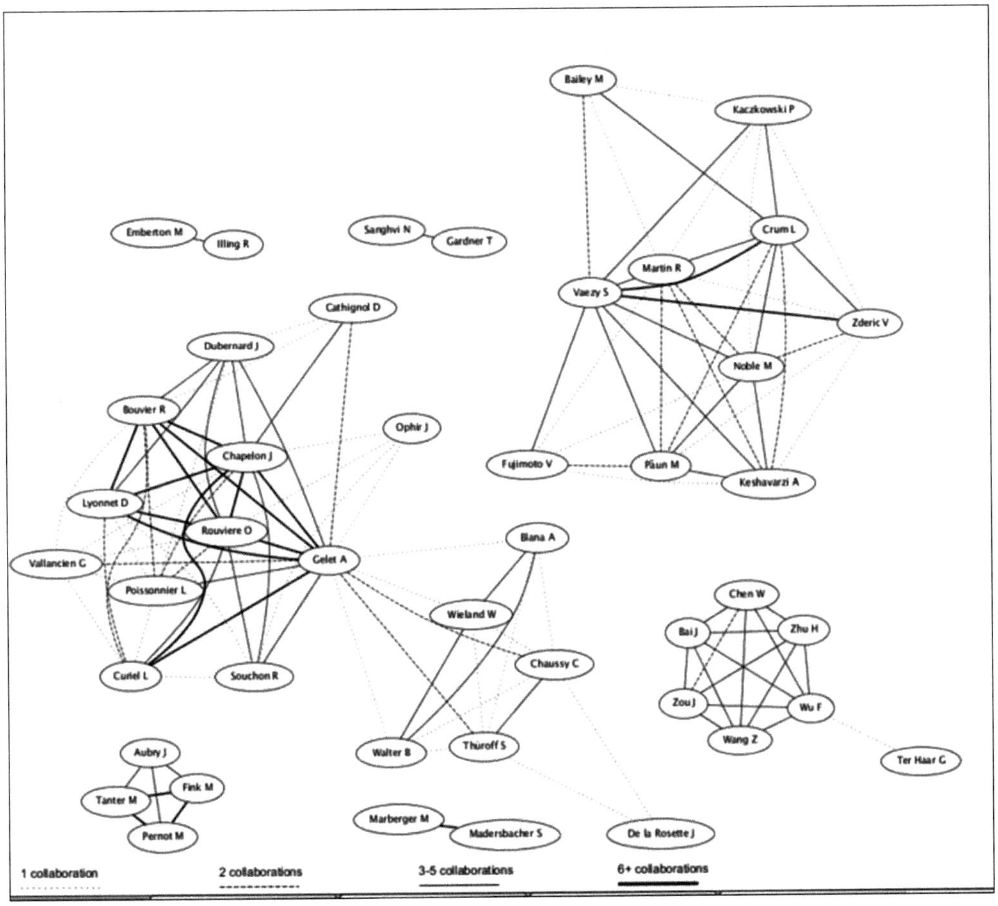

图 8-10　GoPubMed 主要作者合作网络

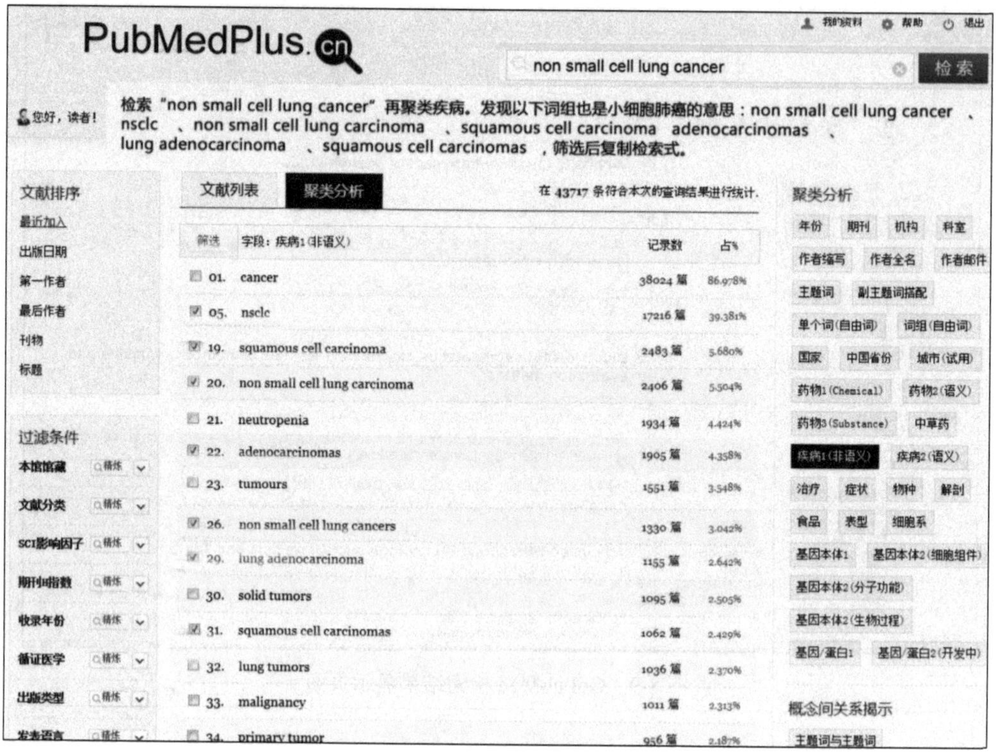

图 8-11　PubMedPlus 检索结果界面

3. Anne O'Tate　是美国伊利诺伊大学芝加哥分校开发的基于 PubMed 来源的文献分析系统，其网址为 http://arrowsmith.psych.uic.edu/cgi-bin/arrowsmith_uic/AnneOTate.cgi。可以对 PubMed 检索结果按照重要词语、重要短语、重要主题词、所属单位、作者姓名、期刊和出版年进行分组浏览，按照词语进行聚类分析发现研究热点，点击"Mine the Gap"来挖掘一些潜在的联系（图 8-12）。

1 - 8 of 8　page 1 of 1　20 items per page　Export as a file

Article count: 2988

MeSH Pairs Expected but Missing	Current Search: MeSH 1 Frq	Current Search: MeSH 2 Frq	Current Search: Expected Co-occur	All of PubMed: MeSH 1 Frq	All of PubMed: MeSH 2 Frq	All of PubMed: Expected Co-occur	All of PubMed: Co-occur	All of PubMed: Art Odds	All of PubMed: Auth Odds	Arrowsmith 2-Node Search: nA	nC	nAC	nTot	nR	pR
1 In Vitro Techniques::Prostatic Neoplasms	93	559	17.4	373230	98165	1745.2				99	589	0	220	59	0.268
2 Microbubbles::Prostatic Neoplasms	91	559	17.1	2660	98165	12.4	23	1.7608	0.7834	99	589	0	239	58	0.241
3 High-Energy Shock Waves::Prostatic Neoplasms	60	559	11.2	1285	98165	6.0	2	0.1829	0.9422	68	589	0	218	47	0.218
4 Aged, 80 and over::Liver	178	178	10.6	669068	389142	12402.2	3077	0.4060	1.1250	183	194	0	232	66	0.286
5 Follow-Up Studies::Swine	170	181	10.2	527341	178957	4495.3	673	0.1063	0.6271	180	202	0	259	93	0.360
6 Prostate-Specific Antigen::Transducers	161	191	10.2	20224	13410	12.9	4	0.1872	0.6905	166	211	0	181	55	0.306
7 Pressure::Treatment Outcome	51	597	10.1	63803	695525	2113.8	1391	0.6212	0.9275	61	642	0	229	81	0.352
8 Follow-Up Studies::Liver	170	178	10.1	527341	389142	9775.1	3089	0.4075	1.0703	180	194	0	231	66	0.286

1 - 8 of 8　page 1 of 1　20 items per page　Export as a file

图 8-12　Anne O'Tate 结果分析页面

4. Coremine Medical 是挪威与中国科学院、中国医学科学院、美国国家医学图书馆等机构联合开发的国际上最先进的医学信息检索平台（图 8-13）。其是本体语言、语义网络、智能分析技术支持相关数据、文献、信息、知识资源的检索、分析和获取的知识发现平台，有中文支持。

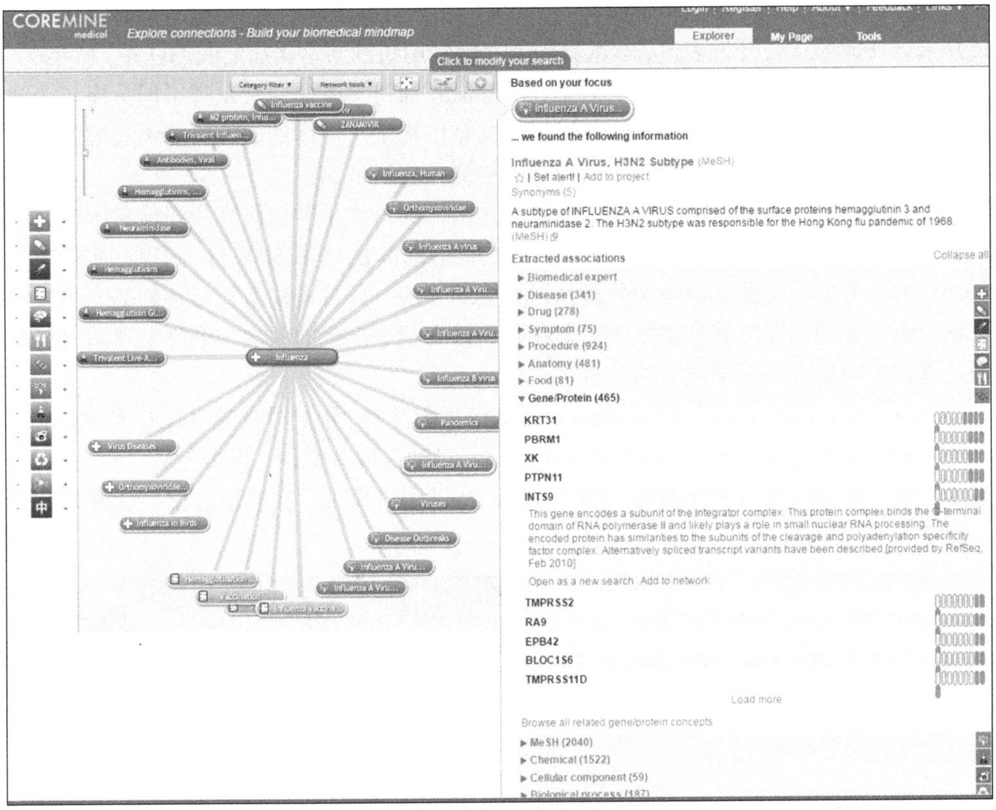

图 8-13 Coremine Medical 检索分析界面

（三）基于文献的知识发现工具

基于文献的知识发现工具主要用于发现和表示文献或概念之间的潜在联系。是一种基于非相关文献的知识发现方法。它是 1986 年由 Swanson 教授首先提出的，该术语目前尚无完整的定义，根据 Swanson 历次发表的论文，可将基于文献的知识发现含义归纳为："从公开发表的非相关文献中发现某些知识片段间的隐含联系，并在此基础上提出科学假设或猜想，引导科研人员进行攻关或实验，从而发现新知识。"这里的"发表的非相关文献"是指两篇或多篇公开发表的文献不彼此引用或不共引其他文献。"知识片段"是指知识单元或知识单元集合。最后提出的科学假设只是一种推测，尚需实验佐证，方能生成新知识，为科学界所认可。

1. Arrowsmith 由 Swanson 等开发的一个可以在网上免费运行的知识发现软件（http://arrowsmith.psych.uic.edu/cgi-bin/arrowsmith_uic/start.cgi），通过将不同主题的文献集中共有的标题词列举出来，由此来反映两个表面上无联系的时间或者联系微弱的时间之间的潜在联系。

1986 年 Swanson 发现，雷诺病是一种病因和治疗方法均未知的血液循环紊乱疾病。

有的文献记载了部分雷诺病患者血液中有些异常（如血液黏度偏高），又有一些文献记载了食用鱼油能纠正这些异常（如它可降低血液黏度）。Swanson 将 34 篇论述血液变化可导致雷诺病的生物医学文献分为一组（A），而将 25 篇论述食用鱼油可引起血液某种变化的生物医学文献分为另一组（C），通过雷诺病主题词（B）将两组文献联系在一起。在此基础上，Swanson 提出科学假设："食用鱼油会对雷诺病患者有益。"当时，这一假设并未以任何形式公开发表过，学术界尚未发现食用鱼油与雷诺病之间的联系。两年后，这个科学假设被临床实验所证实。后来，Swanson 通过文献研究又发现了偏头痛与镁的 11 条被忽略掉的联系。他在 1998 年发表的文章中提出了"镁的缺乏可能引起偏头痛"的假设，后来也被临床实验和脑中镁含量的检测报告所证实。

2. GenClip2.0（http://ci.smu.edu.cn） 是南方医科大学肿瘤研究所汪佳宏等在黄仲曦开发的第一版基础上开发的一个基于文献挖掘的网络服务平台，其原理来自于 Chaussabel 提出的根据文献轮廓分析基因功能的方法，即首先检索到与各种基因相关的文献，统计各种基因与某些重要关键词在同一篇文献中出现的频次，最终发现基因与这些关键词之间具有生物学意义的关联。

GenClip2.0 集成了四大功能模块，包括基因功能注释、分子网络构建、GO 和 Pathway 分析、关键词相关基因搜索，集成了文献检索、自动抽取关键词、聚类分析、随机模型、构建基因关系网络及可视化功能（图 8-14），帮助用户直观、实时地发掘、理解大量基因数据背后的知识。

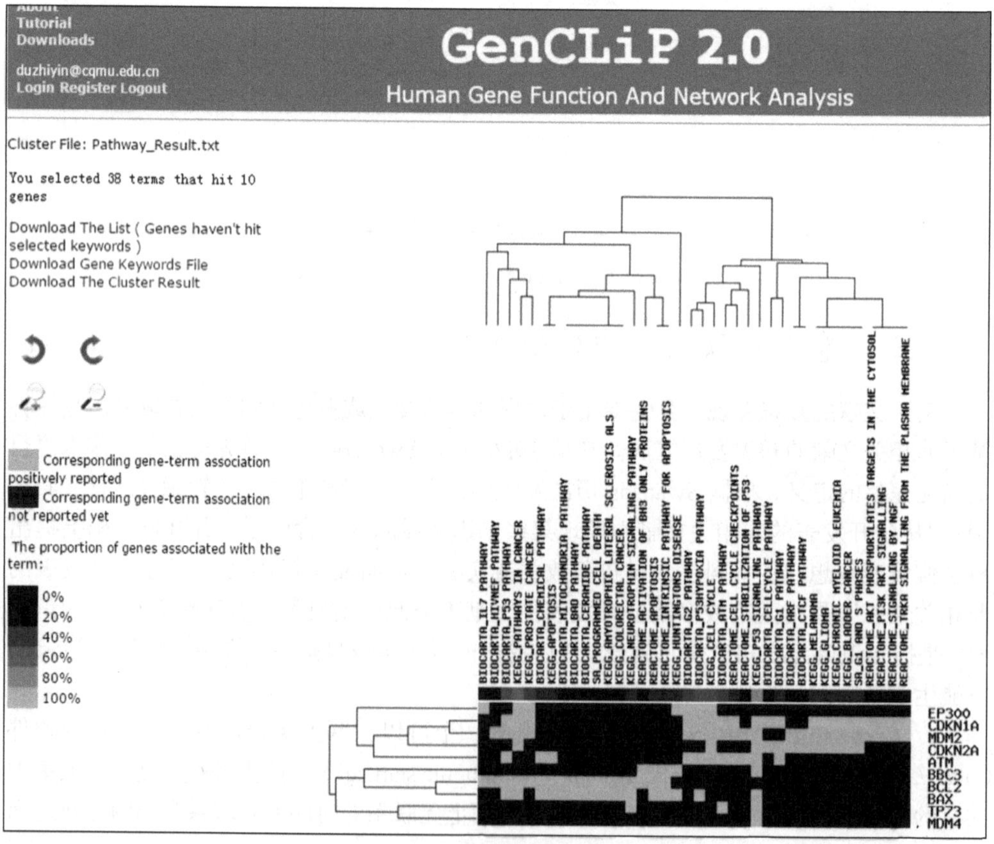

图 8-14 GenClip 通路分析

GenClip2.0 可以分析一组人基因富集的关键词和它们之间的分子相互作用。相较于同类软件，它独特之处在于：以自由词来注释人基因功能，自由词可以是文献挖掘产生也可以是用户提交；从 MEDLINE 摘要中准确识别和整合广泛的分子相互作用，以此构建基因网络及自由词相关的子网络。在阐明疾病的分子机制，构建疾病的分子网络，发现治疗靶点等方面具有优势。但缺点是假阳性较高。

（四）文献计量分析工具

1. CiteSpace　是美国德雷克赛尔大学信息科学与技术学院陈超美教授开发的一款基于科学计量学、数据可视化而发展起来的一款引文可视化分析软件（http://cluster.cis.drexel.edu/～cchen/citespace/）。由于是通过可视化的手段来呈现科学知识的结构、规律和分布情况，因此也将通过此类方法分析得到的可视化图形称为“科学知识图谱”。

CiteSpace 是基于 JAVA 平台的一款运用十分广泛的，多元、分时、动态的第三代网络信息可视化分析工具。其主要功能包括了关键词共现分析、作者共引分析、作者合作分析、机构合作分析、文献被引分析，通过聚类视图和时区视图可以快捷清晰地绘制出某一知识领域的研究热点、动向、前沿与发展趋势（图 8-15）。

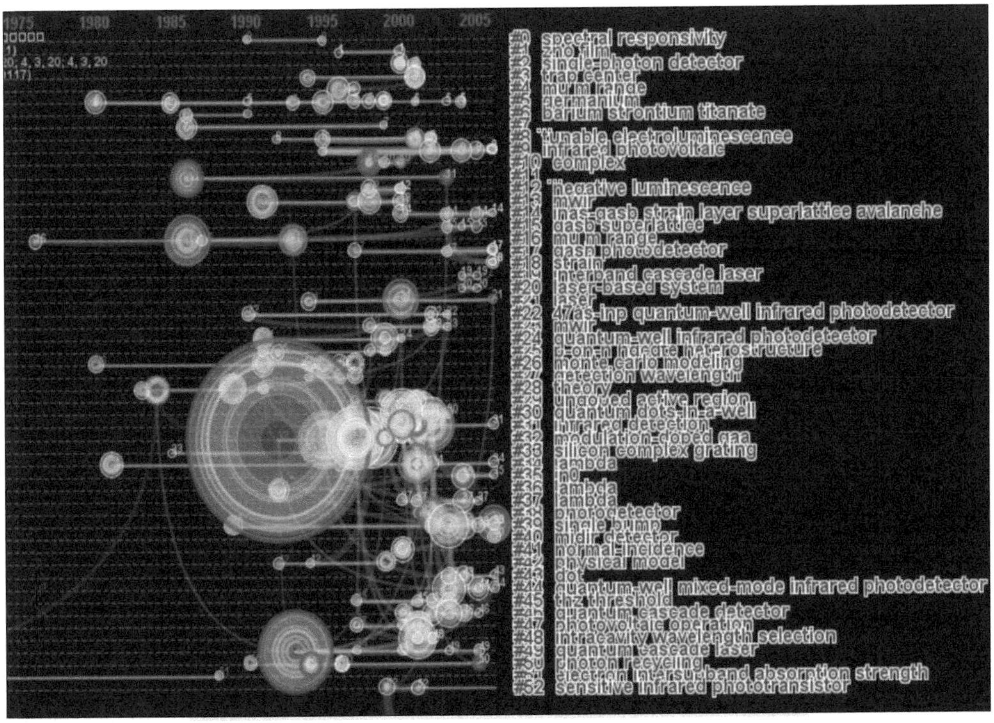

图 8-15　CiteSpace 依据时区图得到研究进展

2. Thomson Data Analyzer（TDA）　是 Thomson Reuters 开发的一款文本信息分析和可视化的商业软件。可以对文献信息和数据进行整理、分析和汇总，尤其是数据处理过程中的数据清洗功能有独特之处。该软件不仅能分析英文文献，还能分析中文文献，是目前较为强大的文献信息分析可视化工具。其使用步骤：①导入可以支持的 Web of Science 提供的各种数据库格式，以及兼容的其他格式；②数据清洗，支持设置多个可维护的叙词表，同时允许自建词表对分析数据中的各字段及主题的同义词进行清洗，从而保证结果的准确性；③数据分析，生成共现矩阵和相似矩阵；④分析结果中的国家、机构、科研人员间或各种技术间的关系，进行可视化显示，并生成分析报告。

3. Bibexcel　是瑞典科学技术学家皮尔逊开发的文献计量学免费软件，其主要功能包括基本统计分析、引文分析、共引分析、引文耦合分析、聚类分析和绘制图谱等。其支持的数据源有 Web of Science、Scopus 等。

4. HistCite（引文图谱分析软件）　是美国著名情报学家尤金·加菲尔德及其同事开发的一款文献分析可视化工具，能够用图示的方式展示某一领域不同文献之间的关系。可以快速帮助我们绘制出一个领域的发展历史，定位出该领域的重要文献及最新的重要文献。其主要功能包括：数量统计分析；显示文献时间分布图；搜索研究文章间的引用关系；生成引文矩阵；生产变编年图（图 8-16）。

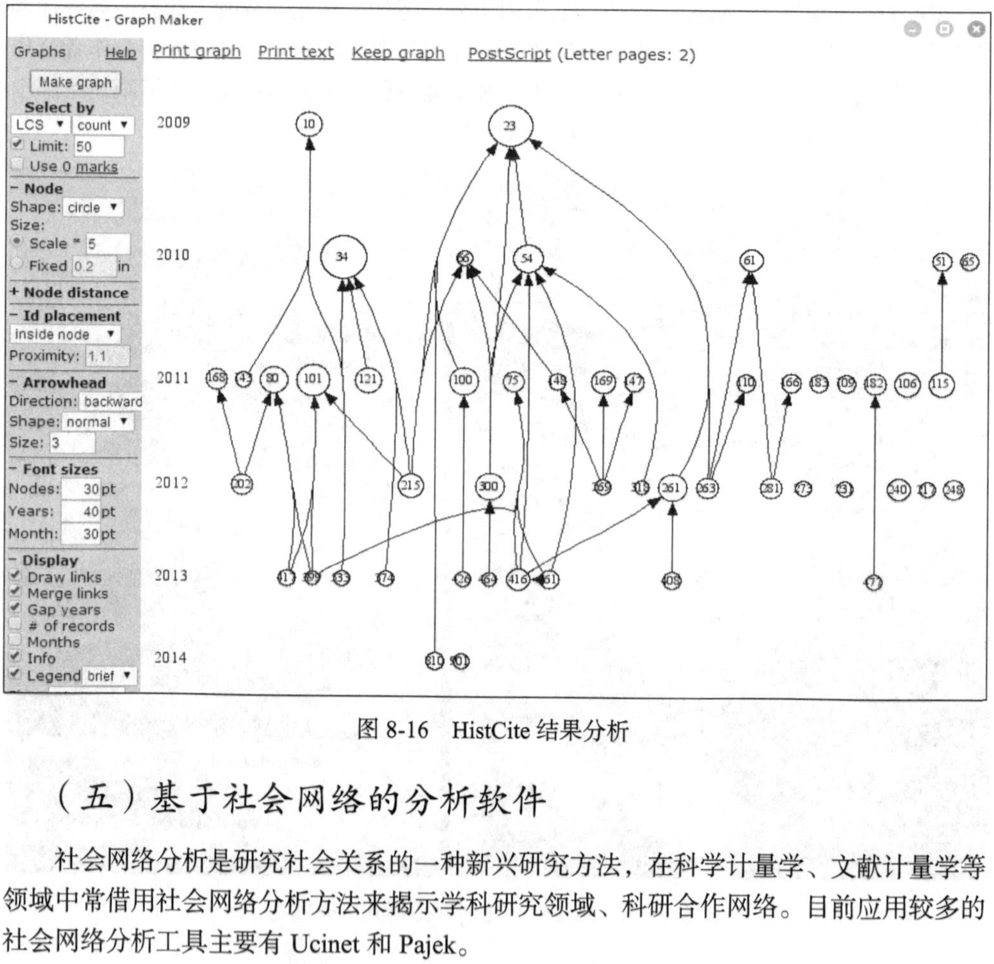

图 8-16　HistCite 结果分析

（五）基于社会网络的分析软件

社会网络分析是研究社会关系的一种新兴研究方法，在科学计量学、文献计量学等领域中常借用社会网络分析方法来揭示学科研究领域、科研合作网络。目前应用较多的社会网络分析工具主要有 Ucinet 和 Pajek。

1. Ucinet　是目前最流行的社会网络数据分析集成软件。Ucinet 为商业软件，有 60 天的全功能免费试用期。其主要功能包括：集成多种分析工具，包括一维与二维数据的绘图软件 NetDraw，三维绘图软件 Mage，以及大型网络分析软件 Pajek；能读取多种不同数据格式；分析功能强大，可以处理大型数据（图 8-17）。

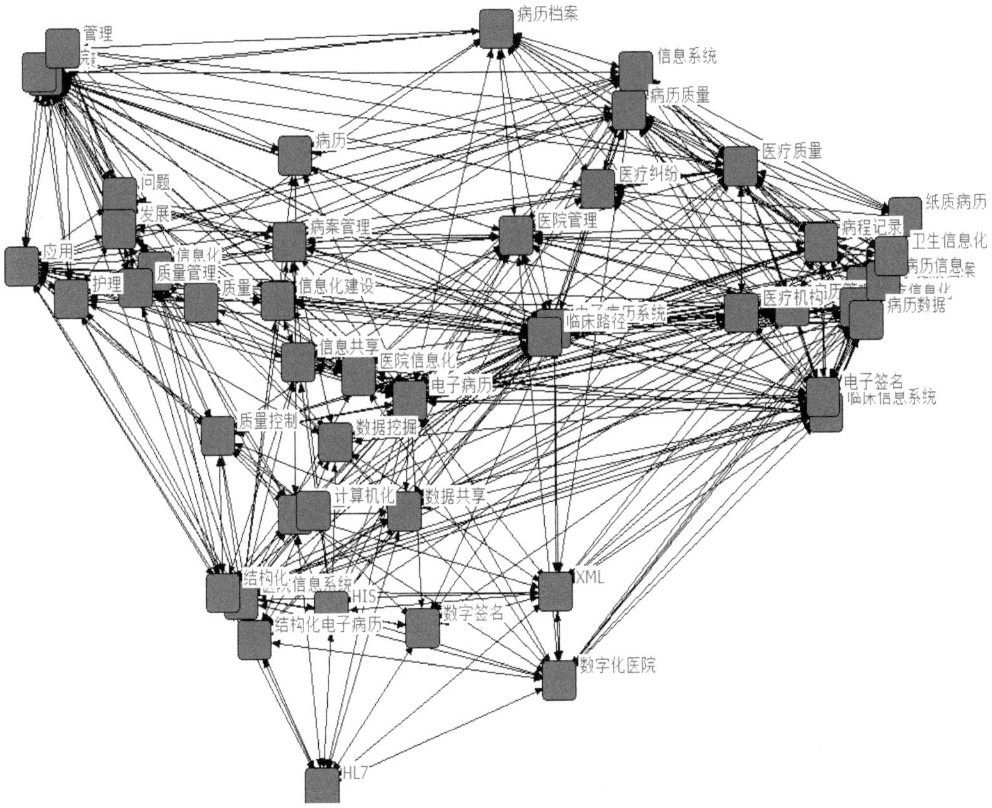

图 8-17　Ucinet 共词分析网络图

2. Pajek　在斯洛文尼亚语中“Pajek”是蜘蛛的意思，是一款基于 Windows 的大型网络分析和可视化软件，用于研究目前所存在的各种复杂非线性网络。Pajek 在 Windows 环境下运行，用于上千乃至数百万个结点大型网络的分析和可视化操作。

二、电子病历应用与电子病历挖掘平台

中国医疗信息化建设已经进行了近 30 年，随着技术的成熟，一些有条件的医院已经开始逐步应用电子病历系统，有的甚至已经开始建立临床信息中心。非医疗领域大数据的分析技术和工具的进步，吸引了一些大公司进入医疗大数据领域，而真正引爆医疗大数据发展的是大数据应用的需求、电子病历等医疗数据的膨胀、非医疗公众数据的融合、分析技术和工具的进步及政府对医疗大数据的推动。

政府推动医疗大数据研究与开发利用的原因是什么呢？长期以来老百姓反映看病难，看病贵，如何解决医疗资源短缺的事情已经摆在政府的台面，公立医院改革也已经开始进行，政府希望借助医疗大数据推进医疗卫生领域的供给侧改革，提高健康医疗服务效率和质量，增加有效医疗供给。政府对医疗大数据寄予厚望，其对推动医疗大数据的兴趣甚至超过了医疗信息化 IT 公司。

医疗大数据的数据主要来自于电子病历系统所搜集的信息，包括文字、图片、视频、数字等包括一些结构化和非结构化的数据，政府、医院、公司都希望对临床大数据展开研究与应用，医院希望借助大数据来进行诊疗手段的改进，提高工作医生工作效率，节

省医院成本，为老百姓带来实惠；政府希望能借助医疗大数据加强医院的监督、评估和管理，对医院和医生的医疗行为进行监督，减少大处方、减少医疗开支，减轻患者的负担，也减轻医保负担，让老百姓看得起病，看好病。

参与开发和应用的公司主要分为三类：首先是基于医疗 IT 解决方案的公司，这些公司在多年的发展过程中，与相当可观的医院建立了非常高的信任度，对医院管理、医疗行业也有了一定的深入了解，并具备一定的医疗数据处理经验，是医疗大数据领域的重要参与者。其次是在医疗 IT 解决方案的基础上，部分医疗信息化公司开始尝试对数据的二次开发，有的是基于医院管理需求、有的是基于临床诊断治疗或科研需求，用户主要还是医院和医生。最后一类是新创办的医疗数据公司，其瞄准医疗大数据的二次开发，更多的是聚焦于某一个公司拥有的特殊优势的细分领域，如医疗影像、口腔诊所，或是单病种等，主要用户是医院医生，还扩大到新药研发企业的深度参与等。

由于临床数据的特殊性、敏感性、隐私性，虽然参与医疗大数据的公司很多（如荣科科技、易联众、东软集团、医渡云、北大医信等），但是基本没有供广大研究者公开使用的大数据平台，仅仅限于一定范围内的经过清洗的数据的研究。因此，本部分以能获取研究用数据的某医疗大数据研究平台为例进行介绍。

由于经过大数据相关技术的数据清洗、建立医学主题词表、临床数据词表、SNOMED-CT、同义词库的应用等，建立医疗大数据平台。在此平台上医生可以方便地进行临床信息检索（图 8-18），也可以在平台上以时间轴查看患者就诊时间与次数（图 8-19）、疾病发生发展演变情况（图 8-20），同时也可以浏览医生给患者在哪些时间节点做了哪些检验检测、手术、开了什么药，以及护理记录、患者的生命体征等信息。

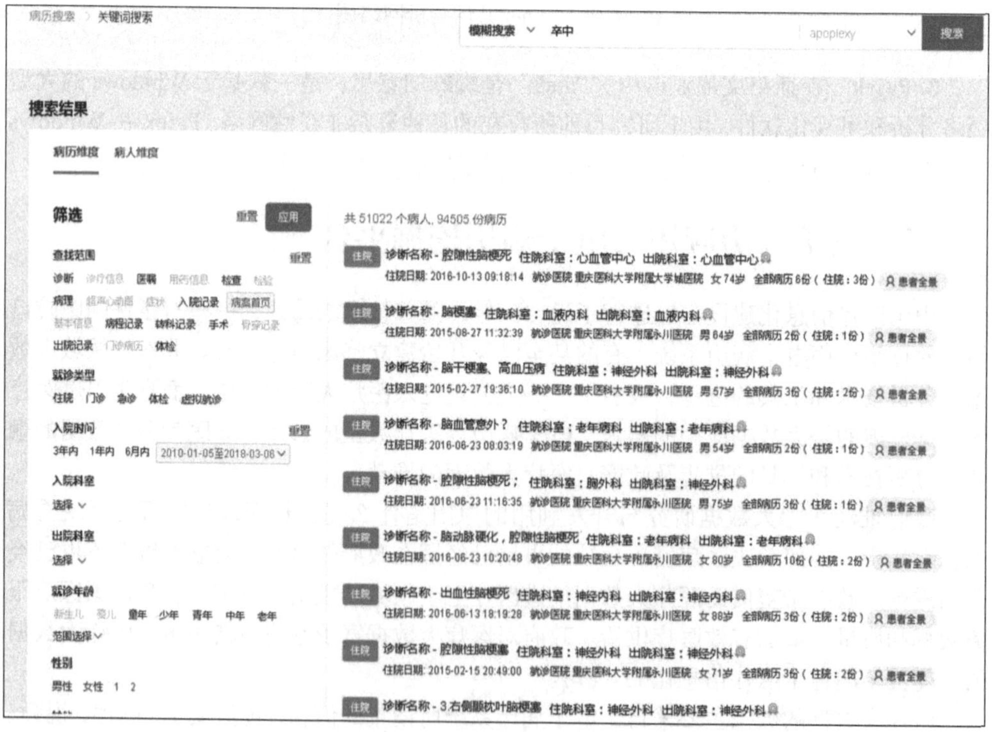

图 8-18　医疗大数据研究平台临床信息检索

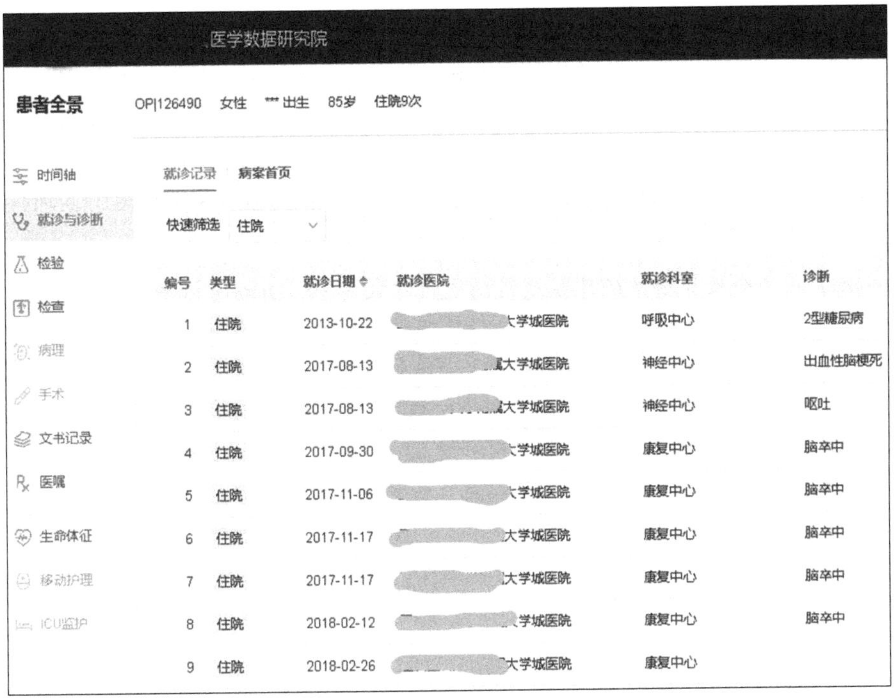

图 8-19 患者就诊时间与次数

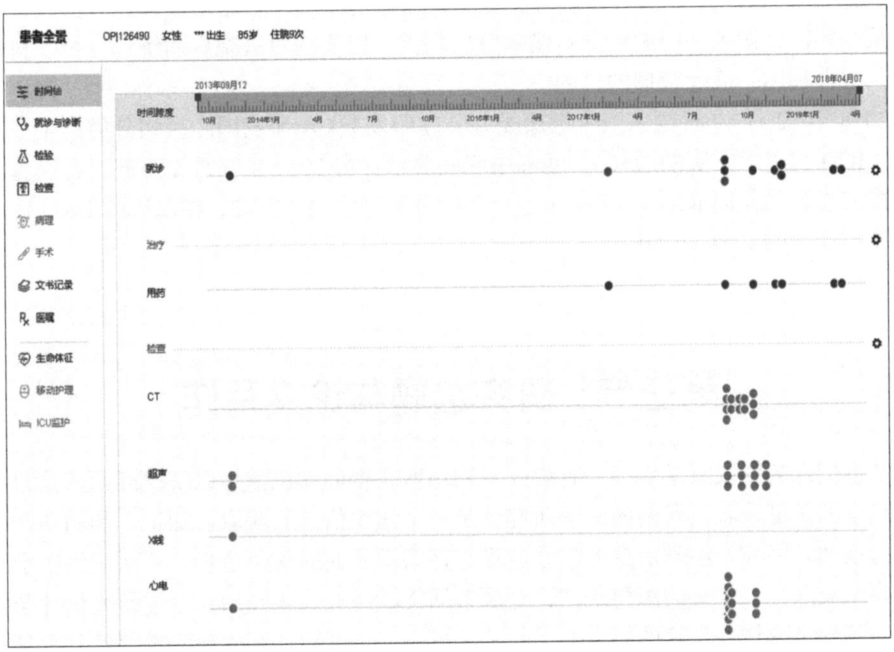

图 8-20 疾病发生发展演变情况

三、DRG

DRG（diagnosis related group）译为（疾病）诊断相关分类，它根据患者的年龄、性别、住院天数、临床诊断、病症、手术、疾病严重程度，合并症与并发症及转归等因素把患者分入 500～600 个诊断相关组，然后决定应该给医院多少补偿。其定义包括了三层意义：第一，DRG 是一种患者分类的方案，其核心思想是将具有某一方面相同特征的病例归为一组，以方便管理。第二，DRG 分类的基础是患者的诊断。在此基础上考虑患者的年龄、手术与否、并发症及合并症等情况的影响。第三，它把医院对患者的治疗和所发生的费用联系起来，从而为付费标准的制定尤其是预付费的实施奠定了基础。

扩展阅读

DRG 是当今世界公认的比较先进的支付方式之一。DRG的指导思想：通过统一的疾病诊断分类定额支付标准的制定，达到医疗资源利用标准化。有助于激励医院加强医疗质量管理，迫使医院为获得利润主动降低成本，缩短住院天数，减少诱导性医疗费用支付，有利于费用控制。在实施的过程中，许多国家发现了其进一步的优点：有效地降低了医疗保险机构的管理难度和费用；有利于宏观预测和控制医疗费用；为医疗质量的评估提供了一个科学、可相互比较的分类方法。DRG 用于医疗费用支付制度的基本出发点是，医疗保险的给付方不是按照患者在院的实际花费（即按服务项目）付账，而是按照患者疾病种类、严重程度、治疗手段等条件所分入的疾病相关分组付账。依病情的不同、患者的不同、治疗手段的不同会有不同的DRG 编码相对应。

DRG 要顺利实施，必须要有严格规范的 ICD-9-CM-3 和 ICD-10 编码。ICD-9-CM-3 即美国国际疾病分类临床修订本第三卷，20 世纪 80 年代我国卫生部决定在我国使用 ICD-9-CM-3。ICD-10 是国际疾病分类第十次修订的简称，它是用编码的方法，根据疾病的某些特征，按照一定的规则对疾病分门别类，以实现对医院疾病统计分析、科研、检索、综合利用、医疗管理的目的。

2018 年 12 月 17 日国家卫生健康委办公厅印发《关于印发国际疾病分类第十一次修订本（ICD-11）中文版的通知》，通知中明确要求：自 2019 年 3 月 1 日起，各级各类医疗机构应当全面使用 ICD-11 中文版进行疾病分类和编码。因此，在以后的 DRG 实施中都要使用规范的 ICD-11 编码。

（杜志银）

第三节　研究选题与论文写作

知识信息的获取只是手段，有效开发利用所获得的知识信息以解决问题才是目的。从信息学的角度来看，所谓的医学研究就是一个知识信息的获取、加工、利用与产出的高智力活动。因此，医学信息检索亦就贯穿在医学研究的整个过程，从而成为医学研究的重要组成部分。广义的医学研究，是从查阅文献遴选课题开始，经过研究设计与实践操作，到论文写作与发表的一系列工作及其过程，本节简述其中较为重要的几个环节，以深化对信息检索与利用的认识。

一、研究课题的选定

科学是从发现问题、分析问题和解决问题开始的。科学始于问题，早已成为学术界的共识。而科学问题，不同于一般意义上的疑惑或学习过程中的疑问。科学问题是指科学工作者在特定知识背景下提出的，关于某一领域的科学知识和科学实践中需要解决而尚未解决的问题，包括一定的求解目标和应答域，只是尚无确定的答案，所以需要去探索和寻找。就医学科学发展和医疗实践需求而言，医学研究的课题遴选，要遵循以下 4 个基本原则。

1. 需要性原则 选题应从社会需要和科学自身发展的需要出发。就医学而言，选题应集中体现在维护和增进人民群众的健康这一永恒的话题，诸如常见病、多发病，尤其是严重威胁人类健康的恶性肿瘤、心脑血管疾病的预防、诊治和控制的技术、方法、策略等。上述内容通常反映在国家或地方所制订的各种科技发展规划、计划和科研招标指南中。这类研究往往有着明确的应用目的，属于应用研究和开发性研究范畴。

需要性原则的另一层含义是考虑科学自身发展的需要。医学及其所属各学科在形成和发展过程中会遇到或提出种种带有根本性的问题或争论，会暴露出各式各样知识上的空白点或技术上的难点，解答这些基本规律和基本原则性质的问题正是科学发展的内在动力，如恶性肿瘤的病因及发病机制、心脑血管疾病的危险因素与转归特征等。这类研究旨在增加科学技术知识和发现新的探索领域，目的在于揭示观察到的现象和事实的基本原理，而不是针对任何专门的用途，属于基础研究或基础理论研究的范畴。

在选题的实际操作过程中，往往是从社会的需要入手，最后落脚在学科发展的需要。例如，中草药复方对人鼻咽癌细胞系生长的影响及其机制的研究，鼻咽癌是我国南方的高发性恶性肿瘤，围绕鼻咽癌的研究是符合社会的需要。而揭示哪几位中草药的怎样的复方，对鼻咽癌细胞有着怎样的影响，尤其是存在着怎样的机制和机理等，这一系列的追问就是围绕此课题的、从中医药学和肿瘤学学科发展角度的需要。

2. 创新性原则 科学研究贵在创新，创新性是科研活动最为本质的特点。郑板桥曾写过一副名联："删繁就简三秋树，领异标新二月花。"若以前一句来概括善于取其精华的读书学习，那后一句便是对科学研究的创新本质的最为精美贴切的描述。但是，对于医学科学研究中新颖性的判定却是一个不可一概而论的复杂问题。一般来说，基础性的实验研究最忌低水平重复，如果受试对象、处理因素、观测指标和实验效应等关键要素都与他人雷同，即被视为重复劳动。

从理论上讲，如果一个科学问题已经被他人通过不同方法得到解决，再去重复验证它就失去了意义。然而在现实科学活动中，科学从不是如此简单和非此即彼的。在医学研究中，只有很小比例的研究内容开创了完全崭新的领域，而为数不少的研究却只是为判断某一假说正确与否提供了点滴的证据。因此，遵循创新性原则的前提，是要弄清楚所选课题的国内外研究现状，避免因掌握信息不全面而造成重复劳动；遵循创新性原则的关键，是要善于运用相同、相似的方法研究不同的问题，用不同的方法研究相同、相似的问题。

例如，肿瘤防治研究中，最初主要是揭示肿瘤实质即肿瘤细胞的生长特性。考虑到肿瘤细胞的生长、浸润和转移，离不开肿瘤间质中固有的血液循环，后者在为肿瘤生长输送营养物质、排除代谢产物的同时，又自然成为携带癌细胞离开原发病灶形成转移瘤的媒介和通道。为此，另辟蹊径，从肿瘤血供的角度展开了一个新的肿瘤研究领域。进而，肿瘤血管的形态学特征、形成机制和功能特性等又成为此领域的不同研究方向。

3. 科学性原则 科学性是科学研究的意义和价值之根本之所在。选题的科学性原则就体现在课题的遴选应具有一定的事实根据和科学理论根据，课题的论证应符合逻辑规则和学术规范。选题的科学性原则和创新性原则并不矛盾。创新性原则要求选题敢于标新立异，打破传统观念的束缚；但标新立异也得有科学根据，突破旧观念也得以新的科学事实为依据。各种项目申请书的立题依据一栏，就是要申请者阐述立题的科学性之所在。依据不充分，科学性不强，就很难获得资助。

医学科学工作者平时在科研与疾病防治实践中，随时都可能发现一些问题，萌生一些想法。这些想法不一定都能发展成为有价值的研究课题，因为这些原始想法常常带有幼嫩的、粗糙的性质。疑问或初步提出的问题，能否成立、能否形成一个科学问题，有赖于系统全面的文献调研，对相关文献资料做一番批判性评述。看看这个问题是否前人尚未研究过或尚无明确答案；如果有人研究过，问题解决到何种程度，分歧或争论在哪里；从前人的有关工作中，在科研思路、技术方法等方面可以借鉴哪些有益的东西。

4. 可行性原则 选题的可行性原则指确定课题时应充分考虑从事研究的主客观条件，也包括研究方案的切实可行与否。主要包括：①原有研究工作的积累。选题通常不是从零开始，一般都对拟选课题已具有某些工作基础，或者在原有研究工作基础上找到了新的生长点，可以进一步深入；或者原先虽未开展该项研究，但具有一定的相关工作积累，为拟选题目做了理论或方法学的准备。②人才因素，包括课题负责人的学术素养和组织协调能力，课题组的年龄结构、知识结构与技能组合等。③实验条件，包括课题组本身的实验条件以及可借用的国家或部门开放实验室的条件、实验动物等。

二、开题报告的要求

如果说科研选题是研究者自己确定拟做什么，开题报告则是其自然的后续环节，是研究者对自己要做、准备做的整个研究工作以文字形式作出的详细而具体的说明和陈述，以作为同行专家评议的依据并以此征询专家的指导。开题报告一般包括要做什么及其背景缘由、如何做及其理论依据、可能做出来什么样的预期结果，以及时间安排等。对于研究生而言，开题是研究生培养过程中的一个至关重要的环节，在提交开题报告的基础上，组织开题报告会，学生借助于 PPT 做现场陈述，专家给予点评指导。

1. 开题报告的内容 按照科学研究的规范程序，选题之后，最为重要的一个环节就是科研设计，它是保障科研活动得以进行的前提。一项科研工作能否取得成果和成果的大小，在很大程度上取决于科研设计的水平。好的科研设计可以用创造性思维来弥补客观条件的不足；用巧妙的构思和简捷明快的方法来解决复杂的问题。因此，开题报告中，在以简要综述形式梳理知识脉络、呈现知识空白点以显现选题的意义之后，亦即明确了要做什么之后，就要展示如何着手操作的研究方案，这是开题报告的核心。

科研设计（research design）是研究者对研究课题的预期目标、研究内容、技术路线、研究方法的基本构想和计划安排。国家自然科学基金申请书中的研究方案部分，就包含了科研设计的主要内容。当然，和申请书相比，作为课题组的科研设计还应有更多具体细节，以便研究过程中有所遵循。

科研设计包括专业设计（disciplinary design）和统计学设计（statistical design）两方面的内容。专业设计指的是运用专业理论知识和科学思维来选择研究课题，形成假说，构思调查或实验内容以验证假说，选定技术路线和研究方法，提出拟解决的关键问题，借以保证研究工作的目的性和先进性。统计学设计是实验设计（experimental design）的重要内容，指的是运用数理统计学知识指导调查或实验内容的合理安排，以保证研究结果的可重复性和经济合理性。

科研设计是研究者对所研究的问题及其如何进行研究的方法与技术等诸多细节的深入而细致的思考和清晰且明确的表述过程，蕴含其中的就是科学思维活动。在科研设计的思维过程中，同样需要遵循在前面提到的科学性和可行性原则，一般以技术路线图和时间进程表予以直观呈现。究其实质，开题报告所呈现和展示的，是科学工作者围绕某一选题的科学思维活动过程及其结果。

2. 开题报告的形式　没有内容是脱离形式的，但形式要服务于内容。目前虽然没有开题报告的统一要求，但有相对共识的基本格式，各个大学的研究生院一般都明确规定其格式要求和书写规范。从形式上看，开题报告通常按照如下的逻辑顺序展示相关内容：

（1）选题的背景、目的和意义：通过对国内外研究现状的述评，以梳理相关知识脉络，显现知识的空白点，进而阐述研究目的，从而使选题的意义即研究此课题的必要性和迫切性跃然纸上。

（2）研究的方案、技术路线：在借鉴已有同类或相关研究的基础上，对研究目标、研究内容、研究方法、研究过程做清晰而明确的陈述，尤其是拟解决的关键问题及其策略与方法，这是研究创新点的集中而具体的体现。以临床研究为例，研究的方案、技术路线主要包括病例选择的纳入与排除标准、是否随机分组；干扰因素或干扰变量如何控制；观察指标及其选定的原则和依据；抽取和处理数据的统计学方法与技术等。

（3）完成课题所需要的条件：包括已有的和需要新增的智力和物力资源，如经费、文献资料、仪器设备等。

（4）研究工作的进度计划：任何科学研究工作都不是一蹴而就的，是随着时间进程而逐步进行和完成的。每一个课题及其研究工作，都会进一步分解为一系列既有联系、更有区别的具体任务。从时间维度来看，这些任务及其完成亦即阶段性工作内容、目标及预期结果，是预设在一个个大致的时间段内。以实验研究为例，什么时间段做文献调研、什么时间段完善科研设计方案、什么时间段做预实验、什么时间段做实验、什么时间段做数据处理，乃至什么时间段撰写论文，在开题报告中都要有一个大致的基本构想。

（5）主要参考文献：科学研究的继承性，体现在每一项研究都与前人的研究有着千丝万缕的联系，都要利用前人的成果，都是以前人研究的成果为起点。而给予研究者诸多启迪的知识信息蕴含在其查阅的许多参考文献的字里行间。在开题报告末尾，要将主要的参考文献以题录形式，按照规范化的著录格式予以列出。这样做，既可以为开题报告中所阐述内容提供佐证，更是对他人科学劳动的承认和尊重，是科研道德的一种体现形式。

3. 开题报告的的注意事项　作为一种目的性非常明确的应用性文体，开题报告的书写：

整体而言，各项内容的呈现要条理清晰且层次分明，尤其是展现内容背后的严谨的逻辑性，给人以框架性的认识。

行文而言，要简洁而清晰，可采用整句式或整段式提纲形式，不做更多、更细致、更深入的叙述或解释。但对于核心概念或关键技术，务必清晰而准确地阐述定义或要点，不能回避、不能模糊。

形式而言，要图文并用，根据内容和目的，分别以文字或图示的形式予以呈现。

三、医学论文的格式

作为揭示医学科研成果的医学论文，不仅有其学术性的知识内容和逻辑性的呈现方式，更有着规定性极强的格式要求。以目前国际通用的《对生物医学期刊文稿的统一要求》（简称温哥华格式）为依据，简述医学论文几个主要项目及其写作要求。

1. 标题 论文标题，是标明或呈现论文核心内容的简短语句。医学论文的标题，有如下两个基本要求：

一是简洁明了，即强调揭示论文主题内容的标题字数不得过多、语句不得过长，一般以 20 字为宜。例如，“急性心肌梗死静脉溶栓与时间限定性补救性经皮腔内冠状动脉介入顺序疗法临床效果的初步评价研究”一题，长达 44 字，且过繁而不易一目了然。若改为“急性心肌梗死静脉溶栓与补救介入治疗的临床效果评价”，则更利于读者捕捉关键信息。

二是提供信息，即强调标题的语句要真正表达文章内容，不得模糊、不得笼统。例如，“抗生素治疗生殖道感染 1234 例分析”一题，由于抗生素的种类甚多，文中所述具体哪一类、哪一种不甚清楚；生殖道感染也包含很多种或型，同样没有明确指明具体是哪种感染。根据文中内容重拟为“甲硝唑治疗妊娠期滴虫阴道炎 1234 例分析”，则具体而确切。

标题往往不是一个完整的句子，由一个或几个并列的名词加上必要的修饰语构成的“单部句”或者“词组”，一般没有谓语成分。为了言简意赅，可将“关于”“有关”“调查”“观察”“报告”“study of”“investigation on”“observation on”“a report of”等不能反映论文实质内容的语词省略。但对于表达题意至关重要的词语，切不可因字数所限而予以删减。

2. 著者 任何科研课题都是一个个具体的研究者做的，每一篇学术论文同样出自于一个个具体的研究者之手，论文以署名方式表明研究者的贡献早已成为学术界通用的学术规范。为此，温哥华格式明确规定了署名的条件：酝酿课题与研究设计、具体操作以获得数据、对所获得的数据等研究结果进行分析和理论解释；撰写论文，或对论文重要内容做出关键性修改；参与最后定稿，并决定最终稿的发表。

而对于那些在研究与论文写作的某些工作上曾给予帮助，但又不符合上述署名条件的人，可在文末“致谢”中说明其贡献。例如，发表在《中国肿瘤生物治疗杂志》2017 年 11 期上题为“单份与双份非亲缘脐血移植治疗血液疾病临床效果的比较”的文章，在正文的后面和参考文献的前面，致谢安徽省立人民医院等 8 个为课题研究提供数据的医院。

国内外许多医学期刊，都以星花、信封等标识在署名作者中标注一位通信作者（corresponding author）或责任作者（responsible author），并写明其联系方式，如 E-mail。通信作者是享有该文知识产权的标志，并负责与该文稿相关的联系事宜，包括与编辑部的联系、读者咨询、索取或订购抽印本或单行本，及提供文稿复印件等。

3. 摘要 医学论文的字数一般在 3000～5000 字（英文文献的篇幅较长），为了方便读者一目了然地了解文章的梗概，一般在正文之前以 150～300 字的文字高度概括文章的基本内容，即通常所说的“摘要”或“文摘”。国家标准（GB/T379.1-009）规定，文摘是“对文献内容作实质性描述的文献条目”。进一步解释，文摘是简明、确切地记述原文献重要内容的语义连贯的短文，因而成为原文献的浓缩的替代品。医学文献中常用的摘要有两种形式。

一是报道性摘要（informative abstract），也称信息性摘要，旨在概括文章的实质性内容，给读者提供最基本的信息。适于以实验研究、临床研究结果为素材写成的原始论著（一次文献）。例如，发表在《中国动脉硬化杂志》2017 年第 2 期上的“冠心病患者冠状动脉病变程度与颈动脉粥样硬化及脑梗死的关系”一文，其摘要如下：

【摘要】

目的 探讨冠心病患者冠状动脉病变程度与颈动脉粥样硬化及脑梗死的关系。方法 入选经冠状动脉造影确诊为冠心病的病例319例。将319例冠心病患者按照冠状动脉病变程度分为4组，比较各组之间颈动脉硬化等级积分、Crouse斑块积分、斑块数、脑梗死发生率的差异。另将319例冠心病患者根据有无脑梗死分为两组：脑梗死组、非脑梗死组，比较两组颈动脉斑块性质、颈动脉硬化等级积分、Crouse斑块积分、斑块数的差异。**结果** 3支病变组、左主干病变组的颈动脉硬化等级积分、Crouse斑块积分、斑块数明显高于1支病变组、2支病变组（$P<0.05$）。3支病变组脑梗死发生率为27.53%，左主干病变组脑梗死发生率为38.27%；1支病变组、2支病变组未发现脑梗死病例。脑梗死组不稳定性斑块发生率显著高于非脑梗死组（90.00%比46.02%，$x=6.2949$，$P<0.05$）。结论 冠心病患者冠状动脉病变程度越严重，颈动脉粥样硬化越重，脑梗死发生率越高。颈动脉不稳定性斑块更易诱发脑梗死。

二是指示性摘要（indicative abstract），也称描述性摘要，旨在对文章内容做一提示或简介，并不表述具体的内容。适用于综述、述评等三次文献。例如，发表在《癌症进展》2017 年第 6 期上的“生育三烯酚抗肿瘤作用研究进展”一文，其摘要如下：

【摘要】

生育三烯酚属于维生素E家族，在体内外均具有抗肿瘤作用，主要通过抑制肿瘤细胞增殖、诱导肿瘤细胞凋亡、抗血管生成及调节相关信号转导途径来实现。本文就生育三烯酚的抗肿瘤作用及其机制作一综述，以了解其生物学功能。

4. 导言 是一篇论文正文的开头部分，具有导引和统领全文的功能。导言通常包括如下内容：该研究的目的、性质、范围，讲清楚所要解决的问题是什么；该研究的背景材料，联系有关文献，交代问题的来龙去脉，指出什么是知识的空白点或争论的焦点；拟通过什么方法解决所提出的问题。导言里无须表述方法学的细节，仅交代解决问题的基本途径。例如，发表在《中华内科杂志》2017 年第 12 期上的“糖尿病肾病与伴糖尿病的非糖尿病肾脏疾病患者临床病理特征分析”一文，其导言如下：

导言：我国糖尿病患病人数已居全球首位，并呈逐年升高的趋势[1]，而其主要并发症糖尿病肾病（DN）已超过原发性肾小球肾炎，成为国内慢性肾脏病第一大病因[2]。既往 DN 诊断均基于临床表现，如糖尿病病程、合并糖尿病视网膜病变、有无血尿等[3-4]，鲜有患者接受肾穿刺。部分研究指出，在糖尿病肾组织活检人群中，非糖尿病肾脏疾病（NDRD）的比例高达 36%～84%[4-6]。相较 DN 治疗效果不佳，NDRD 有较好的疗效，肾脏预后较好[7]。因而如何在 2 型糖尿病患者中，通过临床表现及实验室指标判断存在 NDRD 的可能成为临床医生的一大挑战。本研究纳入经肾组织活检病理证实为 DN、NDRD、NDRD 合并 DN 的 2 型糖尿病患者，分析总结其病理和临床特征，筛查对 DN 和 NDRD 有判别意义的临床及实验室指标，为临床鉴别两者提供循证医学依据。

5. 材料与方法 任何科学研究都涉及以什么方法、研究什么内容并预期获得什么结果这三个最为基本的要素。从实验研究角度，三个要素被称为受试对象、实验因素和实验效应。就实验研究论文而言，受试对象、处理因素应在该部分叙述，作为结果的实验效应本身虽然不在此表述，但观察实验效应所采用的方法和指标也应在此介绍。

以临床病例作为观察对象，应说明例数、年龄、性别及对观察结果有重要影响的其他事项，诊断或分期、分型的标准，抽样和分组的方法等。温哥华格式规定，当以人体作为试验对象时，应说明所施加的处置符合所在单位或地区制定的医德标准及 2013 年修订的《赫尔辛基宣言》，并填写“知情同意书”。例如，发表在《中华心血管病杂志》2017 年第 10 期上的“二尖瓣脱垂患者的临床特点及预后分析”一文，其方法部分如下：

资料与方法

1. 研究对象：选取 2012 年 1 月至 2015 年 12 月在阜外医院行外科手术的 MVP 患者 148 例，回顾性分析其临床资料。研究对象的纳入标准：（1）确诊为 MVP 的患者；（2）已行二尖瓣修复成形术或置换术。排除其中临床资料不完整的患者。研究对象的年龄范围为 12～77 岁，平均年龄（48.7±13.7）岁；男性 100 例，女性 48 例，男女比例为 2.08 : 1。

2. 分组方法：将研究对象中有瓣叶和腱索病理检查结果的 71 例 MVP 患者分为黏液样变性组（52 例）和非黏液样变性组（19 例）。

3. 诊断标准及定义：（1）MVP 的诊断标准按照参考文献[3]。在胸骨旁或心尖长轴切面可见二尖瓣前叶和后叶之一或两瓣叶均在收缩期向上移位，达到或超过瓣环以上 2 Bin 水平是诊断 MVP 的重要标准。（2）二尖瓣的病理分型的诊断按照参考文献[4]。（3）高血压的诊断标准按照 2010 年的欧洲高血压学会指南[5]。（4）血脂异常的诊断标准按照 2009 年的加拿大心血管学会指南[6]。（5）冠心病通过临床症状、心电图、心肌坏死标志物和冠状动脉造影结果等综合诊断。（6）肥胖定义为体重指数≥28kg／m^2[7]。（7）左心室功能不全指左心室射血分数 30%～60%和（或）左心室收缩末期内径≥40mm。

4. 随访方法：采取患者至阜外医院门诊就诊和电话随访相结合的方式，术后至少每 2 年进行 1 次随访。随访内容主要包括术后用药情况、症状和体征、超声心动图变化（二尖瓣术后再发反流和心脏房室内径等）及有无全因死亡等事件。

5. 统计学分析：采用 SPSS 21.0 软件进行统计学处理。正态分布的计量资料以 $\bar{x} \pm S$ 表示，黏液样变性组与非黏液样变性组间的比较采用独立样本 t 检验，术前与术后超声心动图结果的比较采用配对 t 检验；偏态分布的计量资料以 M（Q_1，Q_3）表示，两组间的比较采用 Mann-Whitney U 检验。计数资料以构成比表示，两组间的比较采用 χ^2 检验。采用双侧检验，$P<0.05$ 为差异有统计学意义。

6. 结果 是论文的核心部分，是表明研究的价值和阐述作者观点的基础和依据。包括观察到的现象和收集的数据，经整理和必要的统计学处理后，用文字或统计图、表等形式报道叙述出来。例如，发表在《中华胰腺病杂志》2017 年第 4 期上的“经腹膜后路径微创治疗重症急性胰腺炎合并胰周坏死十例临床分析”一文，其结果部分如下：

7 例腹膜后穿刺液的细菌学检查为大肠埃希菌、假单胞菌属、鲍曼不动杆菌、粪肠球菌等；3 例细菌培养阴性。B 超引导腹膜后穿刺引流成功率为 100%，穿刺过程中无气、血胸及脏器损伤等并发症。

7 例患者穿刺引流后出现感染，经积极抗感染及通畅的引流，感染均得到有效控制，患者主要症状在 2～4d 内得到缓解，淀粉酶 3～7d 恢复正常。3 例因坏死范围较大及置管引流效果欠佳，改行经皮肾镜胰腺坏死组织清除术，其中 2 例行 2 次清除术，术后 CT 复查胰周坏死性积液情况较术前明显好转。患者住院时间 10～34d，平均 19.4d。

结果部分的科学性和准确性体现在：一是只写自己的实验或调查结果，不夹杂前人、他人的工作，不引用参考文献；二是只写自己的实验或观察结果，不加主观分析、推理的内容；三是要用确切的文字，不能含糊不清。不宜用“有增多（或减少）的趋势”“有……倾向”之类的含糊之词，来掩盖无明显统计学意义的结果；四是与预想结果一致的要写，矛盾的也要写。不应片面地认为与预想结果或文献上的结果不一致就是实验失败，就没有价值。只要认真核实实验设计、采用的材料与方法，是正确无误的，这种不一致（矛盾、差异）极有可能是有价值的新发现，从而得出新的结论。

近年来，许多医学论文的结果部分，在不同内容前面冠以序号和标题，便于读者快速捕捉到所需的知识内容。

7. 讨论　是论文中最不好写的部分，也是判断论文水平，进而衡量作者水平高低的部分。如果说前面的部分是摆事实，讨论部分则要讲道理，是对调查或实验结果的综合分析和理论说明。不同于论文中以客观叙述或阐述为主的其他部分，讨论部分则是研究者针对研究结果乃至整个研究的见仁见智的主观分析和说明，意在阐述学术观点。一般而言，讨论部分的内容包括如下：

一是对现象的解释和说明，应揭示各种观察结果之间的联系，重点是阐述事实之间的联系，论述其规律性，从中引出自己的结论。例如，发表在《中国病原生物学杂志》2017年第2期上的题为“急性呼吸道感染患儿肺炎支原体和肺炎衣原体病原学特征分析”的论文，其讨论部分的一段文字：

本研究从 1376 例急性呼吸道感染住院患儿血清样本中共分离 233 株病原体，其中肺炎支原体 214 株，占 91.85%，结果表明肺炎支原体仍然是急性呼吸道感染住院患儿感染的主要病原体。据报道，肺炎支原体感染情况可能因年龄、环境、年份和季节、就诊方式以及实际检测方法而不同[5-6]。2013～2015 年各年度急性呼吸道住院患儿病原体分离率连续三年呈上升趋势，这与国内外报道的研究结果一致，临床上应给予高度重视[7]。

二是讨论应回答导言中提出的拟解决的问题，明确说明是否已达到预期目的，是否能证明原先提出的假说。例如，发表在《中华老年心脑血管病杂志》2017 年第 11 期上的题为“慢性阻塞性肺病与脑白质高信号相关性研究”一文，在导言中明确交代研究旨在“前瞻性探讨脑白质高信号与 COPD 的相关性，从而为脑白质高信号临床防治提供依据”。其讨论回答了导言中提出的拟解决的问题：

本研究结果显示，COPD 组脑室旁白质高信号评分明显高于对照组，差异有统计学意义。且 logistic 回归分析显示，将年龄、既往高血压和吸烟年限作为影响因素加入调整，COPD 与侧脑室旁白质高信号明显相关。深部白质高信号评分与对照组比较无统计学差异，与既往研究结果相一致。说明 COPD 可能增加患者脑室旁白质高信号的易患性，且 COPD 年限越久，脑室旁白质高信号越严重。

三是对于实验或调查中发现的某些出乎意料的特殊现象或新线索，可以在讨论中作必要的说明。例如，发表在《中华老年心脑血管病杂志》2017 年第 11 期上题为“慢性肾脏病与扩大的血管周围间隙相关性研究”一文，其讨论部分：

本研究多因素 logistic 回归分析结果提示，2 期、3a 期及 3b 期 CKD 仍是基底节区发生中重度 dVRS 的独立危险因素，而在半卵圆中心区 CKD 与 dVRS 严重程度之间无相关性。目前研究尚不能解释上述现象。

四是对于研究存在的缺陷，某些实验条件未能控制之处，或一些尚未解决的问题，对于研究工作的理论意义和实际应用的可能性，要实事求是地加以客观说明。例如，发表在《中华老年心脑血管病杂志》2017 年第 11 期上题为“慢性肾脏病与扩大的血管周围间隙相关性研究”一文，其讨论部分：

但本研究也存在一定的局限性，首先，虽然通过血肌酐计算 eGFR 在临床中广泛应用，但血肌酐可能受到肾外因素，如药物、饮食等的影响；其次，本研究为横断面研究，无法推断 CKD 与脑小血管病是否存在因果关系，这有待于进一步的前瞻性队列研究证实。

8. 结论 与讨论不同，讨论允许有分析、推测或预见，结论必须论据确凿，不能有推测性。结论不像讨论，不能展开，不能引用参考文献。从形式上，结论可以是一个段落，也可以是分为几个小点阐述的几个段落，但不能过多、过细。

例如，发表在《中华老年医学杂志》2017 年第 12 期上的“老年 2 型糖尿病患者亚临床甲状腺功能减退与糖尿病肾病的关系”一文，其目的和结论部分如下：

目的：探讨老年 2 型糖尿病患者亚临床甲状腺功能减退与糖尿病肾病的关系。

结论：综上所述，2 型糖尿病患者亚临床甲状腺功能减退与糖尿病肾病具有密切相关性，甲状腺功能减退患者较易发生糖尿病肾病，因此 2 型糖尿病肾病患者有必要行甲状腺功能筛查，以便及时对甲状腺功能减退予以干预，进而有效减缓或控制糖尿病肾病的发生和发展。

9. 参考文献 目前常用的参考文献著录格式是顺序编码制，即在文中引用处注明序号，按此顺序在文末逐一著录每篇参考文献的完整题录，包括如下项目：

（1）序号。

（2）著者姓名：若 3 名以内作者全部列出，4 名以上只列出前 3 名，后加“等”或“et al.”；西文姓名著录时一律姓在前名在后，名为首字母缩写。

（3）题名：题名之后分别以[C]、[D]、[J]、[M]、[N]、[P]、[R]、[S]等符号表示“论文集”“学位论文”“期刊”“普通图书”“报纸”“专利”“报告”“标准”等文献类型。

（4）出处：若为期刊论文，应著录刊名（西文期刊刊名为缩写形式）、出版年、卷（期）及起止页码；若为图书，应著录版次（第一版无须著作）、出版地、出版者、出版年、页码。例如：

[1] 陈平，唐春. 经腹腔镜后入路引流治疗重症急性胰腺炎[J]. 中华消化外科杂志，2010，12（5）：928-930. DOI：10. 3760/cma. j. issn. 1673-9752. 2010. 05. 026.

[2] 王心如. 毒理学实验方法与技术[M]. 北京：人民卫生出版社，2003：70-71.

[3] Matsushima T，Hayashi M，Matsuoka A，et al. Validation study of the in vitro micronucleus test in a Chinese hamster lung cell line（CHL/I-U）[J]. Mutagenesis，1999，14（6）：569-580.

与关键词的著录一样，对于参考文献的著录格式，尽管有国家标准和一些国际规范，但由于不同学科的特点，尤其是每个期刊各自的传统，致使每一种期刊的著录形式可能存在大同小异的个性化风格。所以，投稿者必须认真研读拟投期刊的稿约，并留意该刊包括参考文献著录、关键词标引等在内的细节要求。

虽然温哥华格式对医学论文的内容，尤其是形式有一个大致的规定，但是数以千计的国内外医学期刊，各有各的学科特点、各有各的文化背景、各有各的历史传统，尤其是各有各的个性化风格。所以，研究者在撰写论文和投稿之前，务必认真研究并弄清楚拟投期刊的具体写作要求，尤其是形式上的具体规定，以提升中稿率。

（于双成）